Robert LeFaouët

Tiefer Fall

Henriette Courgette (2): Medizinische Leitlinien

Robert LeFaouët

Tiefer Fall

Henriette Courgette (2): Medizinische Leitlinien

Roman

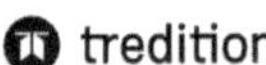

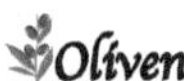

ISBN 978-3-384-18525-9

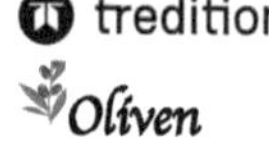

Lektorat von: Susanne Reeck
Coverdesign von: Robert LeFaouët und Florian Brunner
Satz & Layout von: Harald Hoos

Druck und Distribution im Auftrag des Autors:
tredition GmbH, Heinz-Beusen-Stieg 5, 22926 Ahrensburg, Germany

Kapitel 1

— Saarbrücken, Mittwoch, 29.8.2018

Roberta Miltrat war tief in die Handlung eines Romans versunken, als ihr Handy klingelte. Sie sah, dass es Schäfer war, einer ihrer Kommissare, den sie wegen seiner Zuverlässigkeit sehr schätzte, und nahm das Gespräch an. Es war 21:30 Uhr.

Kommissar Schäfer entschuldigte sich für die Störung und berichtete von einer Leiche am Schwarzenbergturm. Es könne ein Selbstmord sein, aber es gebe auch andere Hinweise. Außerdem handele es sich vielleicht um einen Schweizer Staatsbürger, und bei möglichen internationalen Komplikationen wolle die Chefin ja unbedingt sofort informiert werden. Man werde sie von ihrer Wohnung am Eschberg abholen.

Roberta bemühte sich um einen freundlichen Ton, als sie zusagte, und beendete das Gespräch. Normalerweise wurde sie nicht spätabends angerufen, wenn etwas passiert war. Aber Schäfer tat so etwas nicht unüberlegt, und sein Hinweis auf ein mögliches Opfer aus der Schweiz war ein sehr guter Grund, sie auch nach einem anstrengenden Tag abends aus dem Sessel zu holen. Trotzdem stöhnte sie leicht auf.

Roberta war Leiterin des Landeskriminalamts Saarbrücken. Weil so viel zu tun war, hatte sie ihr Büro erst um 19 Uhr verlassen können und wollte eigentlich einen entspannten Abend zu Hause verbringen. Nach dem Essen goss sie sich ein zweites Glas Weißburgunder ein und lümmelte sich mit ihrer aktuellen Lektüre in der Hand in ihren Lieblingssessel. Roberta war 40 Jahre alt, mittelschlank, mit blonden, halblangen Locken. Die meisten fanden sie attraktiv, und unter den Kollegen kursierte die wohlwollende Charakterisierung »blond und intelligent«. Einige männliche Kollegen ergänzten diese Darstellung mit »unnahbar«, was wohl darauf zurückzuführen war, dass angenommen wurde, sie sei lesbisch.

Sie riss sich zusammen, zog Jeans, einen leichten Pullover und Sneakers an, da klingelte es auch schon an der Haustür. Ein junger Kollege begrüßte sie förmlich und begleitete sie zu einem Polizei-Jeep. Er fuhr schnell und sicher, die letzten Kilometer ging es auf einem Schotterweg bergauf durch den Wald. Es dämmerte jetzt stark, im Wald war es schon ziemlich dunkel. Von Weitem sah sie den Lichtschein der Scheinwerfer, mit denen die Umgebung des düster und bedrohlich wirkenden Schwarzenbergturmes erleuchtet wurde.

Hinter der Absperrung nahm sie Kommissar Schäfer, ein großgewachsener, älterer, grauhaariger Mann, in Empfang.

»Guten Abend, Frau Miltrat. Schön, dass Sie so schnell kommen konnten.«

»Guten Abend, Herr Schäfer. Sie leiten die Untersuchungen?«

»Ja, Frau Miltrat. Und ich hielt es für besser, Sie umgehend zu informieren.«

»Na, dann erzählen Sie mal.«

»Der Tote liegt auf dem Dach des Elektrohäuschens.« Dabei zeigte er auf einen circa fünf mal fünf Meter großen und vier Meter hohen Betonquader, der unten an der Rückseite des Turms angebaut war. »Es ist kein schöner Anblick, der Tote ist völlig zerschmettert. Der Rechtsmediziner meinte, dass die Leiche nur wenige Stunden dort gelegen haben könne. In einer Hosentasche befanden sich ein Autoschlüssel für einen Range Rover und ein Ticket der Rhätischen Bahn. Das ist eine regionale Bahngesellschaft in Graubünden. So sind wir zu der Annahme gelangt, dass es sich um einen Schweizer handeln könnte. Leider gibt es noch keine Hinweise auf seinen Namen, wir wissen also noch nicht, wer der Tote ist. Das Auto wird gesucht.«

»Ist die Aussichtsplattform nicht sehr gut gesichert?«, fragte Roberta. »Ich erinnere mich an hohe Gitter und sogar so etwas wie einen Überhang.«

»Das stimmt. Aber mit einer Strickleiter kommt man da sehr gut hoch.«

»Sagen Sie jetzt nicht, dass unser Toter mit einer Strickleiter auf das Absperrgitter geklettert sein soll.«

»Na, zumindest befindet sich genau oberhalb des Toten eine Strickleiter am Gitter. Und einen Rucksack haben wir gefunden.«

»Das würde auf einen besonders spektakulären Selbstmord hindeuten, oder?«

»Könnte sein, muss aber nicht. Die Spurensicherung hat auf der Plattform einen Jackenknopf mit einem daran hängenden Stofffetzen gefunden. Die Jacke des Toten hat einen Reißverschluss, daher kann der Knopf nicht stammen. Es könnte also einen Kampf zwischen unserem Toten und einer zweiten Person gegeben haben, die ihn dann über die Strickleiter auf das Absperrgitter getragen und hinuntergestoßen hat.«

»Dann müsste die Rechtsmedizin bei einer gründlichen Laboruntersuchung des Toten passende Faserreste oder Hinweise auf Verletzungen finden, die ihm vor dem Sturz zugefügt wurden.«

»Das sehe ich genauso«, stimmte Schäfer zu. »Der Knopf kann auch von der Jacke einer völlig unbeteiligten Person stammen.«

Er blickte Roberta an. »Bisher ist das alles, was wir haben. Was wollen Sie sich selbst anschauen?«

»Den Toten und die Plattform«, sagte Roberta mit deutlicher Entschiedenheit. »Aber sagen Sie, wie wurde der Tote gefunden? Man kann ja vom Weg nicht auf das Dach des Elektrohauses blicken.«

Schäfer fasste sich an den Kopf.

»Richtig, das hatte ich vergessen. Der Turm wird um 20 Uhr geschlossen, und das Schließpersonal muss natürlich vorher nachsehen, ob noch jemand oben ist. Dabei wurde die Strickleiter entdeckt, und der arme Herr Poczinski, der heute Dienst hatte, kletterte dann mit einer Leiter, die im Elektrohäuschen lag, auf das Dach und entdeckte den Toten. Der arme Kerl ist immer noch völlig fertig.«

Schäfer deutete mit dem Arm zu einem Mann, der zusammengekauert auf einer Bank saß, neben sich eine Polizistin.

»Er hat ausgesagt, dass er um 19:50 Uhr am Turm angekommen ist, und dass weit und breit kein Mensch zu sehen war. Er ist dann nach oben gestiegen und hat weder im Turm noch auf der Plattform jemanden gesehen, aber die Strickleiter entdeckt. Weil man wegen des Gitters von oben das Dach des Elektrohäuschens nicht einsehen kann, kam er auf die Idee, mit der Leiter auf das Dach zu steigen, um nachzusehen, und dann hat er uns angerufen.«

»Gut«, meinte Roberta. »Das bedeutet, dass der Sturz nicht lange vor 19:50 Uhr stattgefunden haben kann, weil der Tote oder sein Mörder die Strickleiter wohl kaum aufgehängt hat, während noch andere Besucher auf dem Turm gewesen sind.«

»Das passt auch zu der ersten Angabe des Rechtsmediziners«, bestätigte Schäfer Robertas Überlegung.

»Wir müssen unbedingt die Menschen befragen, die heute Nachmittag und heute Abend auf dem Turm waren«, setzte Roberta ihre Überlegungen fort.

»Der Aufruf in den Medien ist schon erfolgt«, entgegnete Schäfer knapp.

»Entschuldigen Sie, das hätte ich mir denken können.« Roberta legte ihre Hand besänftigend auf seinen Arm. »Dann schaue ich mir jetzt mal den Toten an.«

»Wenn Sie meinen. Aber es ist wirklich kein schöner Anblick. Der Rechtsmediziner und die Spurensicherung sind übrigens schon fertig.«

Als Roberta auf der Leiter stehend über den Rand des Daches blickte, musste sie sich ziemlich zusammennehmen. Sie hatte schon einige Leichen gesehen, aber diese Zerstörung war brutal. Fotos mit dem Gesicht des Toten konnten sie jedenfalls nicht veröffentlichen, es gab keins mehr. Sie konzentrierte sich im Licht der Scheinwerfer auf die Kleidung, erkannte einen blauen Blouson mit Reißverschluss und eine beige Hose. Der Tote trug einen Schuh, der nach sehr guter Qualität aussah. Den anderen Schuh konnte sie auch außerhalb der großen Blutlache nicht entdecken.

Sie stieg die Leiter herunter und fragte Schäfer behutsam: »Habt ihr den zweiten Schuh?«

»Ja, Frau Miltrat. Er wurde vom Fuß gerissen und sogar vom Dach geschleudert. Die Spurensicherung hat ihn im Gras gefunden. Es ist ein Maßschuh mit einem eingenähten Firmenemblem. Leider ist das Emblem unleserlich, der Schuh ist anscheinend schon lange getragen worden. Vielleicht kann man es bei dem anderen Schuh besser erkennen. Wir wollten ihn allerdings vorläufig am Fuß lassen. Möglicherweise können wir den Toten auf diesem Weg identifizieren, falls wir den Schuhmacher finden können.«

»Das könnte zumindest eine Chance sein.« Roberta sah ihn optimistisch an. »Dann steigen wir mal nach oben.«

Sie nahmen die 241 Stufen ohne Pause, Schäfer musste ganz schön pusten und äußerte sich lobend über die Fitness seiner Chefin. Oben angekommen, fragte Roberta einen Mitarbeiter des Spurensicherungsteams, das gerade mit seiner Arbeit auf der Plattform fertig war, ob sie sich auch das Innere des Turms und die Treppen angesehen hätten.

»Aber selbstverständlich, Frau Miltrat!«, kam die Antwort. Roberta kannte den Namen dieses Mitarbeiters nicht, umgekehrt war das anscheinend anders, aber das ging ihr häufiger so. Er gab die Plattform frei: »Sie können sich gerne umsehen, wir sind für heute durch. Den Rucksack hat unser Chef schon mitgenommen. Die Strickleiter haben wir hängen lassen, damit Sie sich ein Bild machen können. Wenn Sie genug gesehen haben, packen wir sie ein. Bitte fassen Sie die Leiter nur hiermit an.« Er gab ihr ein Paar Latexhandschuhe.

Roberta verzichtete darauf, sich den Rucksack noch einmal zeigen zu lassen. Sie war sich sicher, dass ihn Schäfer schon inspiziert hatte, und die Spurensicherung würde ihn im Labor genauestens untersuchen.

»Vielen Dank«, sagte sie stattdessen freundlich, und nach einer kleinen Pause: »Wie ist Ihr Name?«

»Michael Schuster, Frau Miltrat.«

»Also, noch einmal vielen Dank, Herr Schuster.« Schuster verschwand im Turm.

Roberta wandte sich an Schäfer: »Was ist das für ein Rucksack?«

»Der lag neben der Strickleiter auf dem Boden. Er ist leer und ein üblicher mittelgroßer Trekkingrucksack, wie man ihn überall kaufen kann. Wir versprechen uns nicht viel davon, nehmen aber an, dass die Strickleiter damit transportiert wurde.«

»Okay.« Sie schaute Schäfer fragend an. »Wo hängt die Strickleiter?«

»Auf der anderen Seite«, erklärte er, »die kann vom Weg aus nicht eingesehen werden.«

Sie gingen auf die hintere Seite der Plattform, und dann sah Roberta die Strickleiter. Das Gitter war um die ganze Plattform herum etwa drei Meter hoch und hatte oben einen 50 Zentimeter breiten Überstand nach innen. Das Ganze war ohne Hilfsmittel nur schwer zu überklettern. Aber hier hatte jemand mit zwei Stahlhaken an der Innenseite des Überstands eine Strickleiter aus schwarzem Kunststoffseil mit schwarzen Tritten aus Hartplastik aufgehängt. Das erleichterte die Aufgabe kolossal. Zusammengerollt konnte die Leiter gut in einen mittelgroßen Rucksack passen.

Roberta versuchte sich vorzustellen, wie hier jemand hochstieg, auf den Überstand kletterte und hinuntersprang. Körperlich sollte das kein großes Problem darstellen. Mit einem bewusstlosen oder auch toten Mann über der Schulter hochzusteigen wäre schon schwieriger. Aber einmal oben angekommen, bräuchte man die Last nur noch auf den Überstand zu wälzen und dann hinunterzustoßen. Das ginge schon.

Schäfer schien Robertas Gedanken zu erraten. »Beide Varianten wären denkbar, oder?«

»Ja, ich halte beides für grundsätzlich möglich«, antwortete sie nachdenklich. »Aber ich frage mich gerade, warum der Selbstmörder oder Mörder die vom Weg abgewandte Seite ausgewählt hat, wenn er dann die Strickleiter und den Rucksack auf der Plattform lässt. Es musste ihm doch klar gewesen sein, dass der Tote unter diesen Umständen sehr schnell gefunden wird. Wenn er die Strickleiter und den Rucksack ebenfalls auf das Dach des Elektrohäuschens geworfen hätte, würde das viel länger dauern.« Und nach einer kurzen Pause: »Vielleicht sogar mehrere Tage, bis sich jemand über die vielen Krähen und Raben auf dem Dach gewundert hätte.«

Schäfer musterte Roberta aufmerksam. Sie sah nicht aus, als ob sie die letzte Bemerkung zynisch gemeint hätte.

»Vielleicht wollte er nur nicht bei der Aktion gestört werden, und die Dauer bis zum Auffinden der Leiche war ihm nicht wichtig. Wir stehen eben erst am Anfang der Ermittlungen«, erwiderte er deshalb in ernsthaftem Tonfall.

Roberta nickte.

Beim Hinuntergehen schwiegen sie beide. Unten verabschiedete Roberta sich von Schäfer, bat ihn, sie auf dem Laufenden zu halten, und wünschte ihm viel Erfolg. Dann ging sie zum Polizei-Jeep, vor dem der junge Kollege wartete, und ließ sich nach Hause fahren.

Inzwischen war es 0:30 Uhr. Sie wusste, dass sie jetzt nicht sofort einschlafen konnte, goss sich ein frisches Glas Weißburgunder ein und zündete eine Kerze an. Im Halbdunkel saß sie in ihrem Sessel und hörte leise einen Internet-Jazzsender.

Sie war schon einmal mit ihrer Freundin Sybille und einigen anderen Ausflüglern an einem sonnigen Nachmittag auf dem Schwarzenbergturm gewesen. Sybille hatte diesen gemeinsamen Ausflug vorgeschlagen. Man hatte von der Aussichtsplattform in circa 40 Metern Höhe bei schönem Wetter einen guten Blick über Saarbrücken und das Umland. Für Roberta war dieser Ort deshalb bis zu diesem Abend eine schöne touristische Attraktion mit einer angenehmen Erinnerung an Sybille gewesen.

Und jetzt hat hier ein armer Tropf den Tod gefunden. Was da wohl für eine Geschichte dahintersteckt? Aber Schäfer wird es schon herausfinden, hoffentlich.

Roberta dämmerte mit Gedanken an Sybille und auch an ihre andere Freundin, Henriette, dahin. Henriette nahm langsam mehr Gedankenraum ein als Sybille, und Roberta genoss die Wärme, die sie spürte, wenn sie an Henriette dachte. Der tote Schweizer entfernte sich langsam.

Kapitel 2

— Saarbrücken, Sonntag, 15.4.2018

Karl Limbach und Henriette Courgette hatten gestern, an ihrem 17-jährigen Jubiläum, in Karls Maisonettewohnung in der Nauwieser Straße einen sehr schönen Abend mit reichlich Crémant und gutem Essen verbracht Auch die Erotik war nicht zu kurz gekommen, aber das kam bei ihren Treffen ohnehin höchst selten vor.

17 Jahre war es her, dass der damals 33-jährige Karl an der Hamburger Uni als Mitglied des Lehrkörpers die 23-jährige Studentin Henriette erfolgreich angebaggert hatte. Seitdem war ihre Beziehung sehr vertrauensvoll und stabil, auch über die große Distanz zwischen Hamburg und Saarbrücken, wo Karl einen Ruf als Professor für Experimentelle Psychologie an der Psychologischen Fakultät der Universität des Saarlandes angenommen hatte.

Dann kamen sie sich räumlich wieder sehr nahe, nachdem Henriette vor fast drei Jahren Chefredakteurin des wöchentlich erscheinenden Journals der »Neuen Saarbrücker Zeitung« wurde und ins Saarland zurückzog, wo auch ihr Vater lebte. Das Journal verfolgte neben dem schon länger bestehenden Anspruch, gehaltvolle Artikel zu Kultur und Politik des Saarlandes zu verfassen, seit Henriettes Einstellung das Ziel, regelmäßig mit investigativen Beiträgen eine größere Zahl kritischer Leser zu interessieren.

Henriette und Karl wohnten nicht zusammen und waren auch nicht verheiratet, obwohl Karl eigentlich nicht abgeneigt war. Sexuelle Treue war keine Bedingung für ihre Beziehung. Es war allerdings vor allem Henriette, die einen starken Freiheitsdrang hatte. Er konnte diesem Agreement im Grunde nur zustimmen. Anderenfalls hätte er Henriette verloren.

Karl war sich manchmal unsicher, ob diese Vereinbarung auch wirklich zu ihm passte. Er selbst spürte diesen sexuellen Freiheitsdrang weniger, dachte er dann. Nun ja, es hatte ein paar Treffen mit seiner Ex-Freundin aus Hamburg gegeben, aber das war lange her. Und das Techtelmechtel mit der jungen Professorin aus der Pädagogik war auch nicht wichtig gewesen und lange vergessen. Er hatte es Henriette nie erzählt, sie hatten explizit keine Berichtspflicht vereinbart.

Henriette hatte dagegen neben Karl immer wieder verschiedene Beziehungen, meist mit Frauen, kaum mit Männern. Bei ihren Frauenbeziehungen wollte sie sexuell dominant sein, mit Karl waren ihre Rollen eher gleich verteilt. Dauerten diese Frauenbeziehungen länger, erzählte sie Karl meistens davon, aber nicht immer.

Seit schon zwei Jahren war Roberta Miltrat eine feste Größe in Henriettes Beziehungsleben. Sie hatten sich im Fitnessstudio kennengelernt, seitdem trafen sie sich regelmäßig, genossen sich gegenseitig und redeten über Gott und die Welt. Aktuelle Angelegenheiten ihrer Jobs – Roberta als Leiterin des Landeskriminalamts in Saarbrücken und Henriette als Chefredakteurin des Journals der »Neuen Saarbrücker Zeitung« – waren auch immer Gesprächsthema. Beide hatten in ihrer kurzen gemeinsamen Vergangenheit gelernt, dass sie aufeinander bauen konnten. Es tat beiden gut, auch heikle Themen ohne Angst vor Indiskretionen direkt von Frau zu Frau besprechen zu können.

Karl kannte und schätzte Roberta, nur manchmal sah er sie als Konkurrentin. Ab und zu waren sie zu dritt auf klassischen Konzerten oder beim Jazz, und dann gab es sehr interessante Diskussionen mit ihr. Wenn sie zu dritt unterwegs waren, hatten weder er noch Roberta das Gefühl, fünftes Rad am Wagen zu sein. Henriette hatte die Gabe, ihre Gunst so zu verteilen, dass sich niemand zweitrangig vorkam.

Seltener wurden sie von Robertas anderer Freundin, Sybille Sygusch, Leiterin des Statistischen Amts des Saarlandes, begleitet. So war es denn heute eher eine Ausnahme, dass sie sich zu viert am Saarbrücker Schloss zum Sonntags-Jazz trafen.

Es war zwölf Uhr und immer noch ziemlich frisch. Henriette und Karl waren um zehn Uhr aufgestanden. Sie waren an ihrem Jubiläumsabend erst spät zur Ruhe gekommen und brauchten beide ausgiebiges Duschen und zwei Lungos, um halbwegs in den Tritt zu kommen.

Karl sah Roberta und Sybille schon von Weitem am Crêpes-Stand stehen, an dem sie verabredet waren. Sybille war vielleicht 50 Jahre alt, also etwa so alt wie er selbst, sehr schlank und hatte kurze graue Haare. Figürlich sah sie Henriette mit ihrer fast knabenhaften Statur ähnlich, nur dass Henriette schwarze Haare hatte und deutlich größer war.

Roberta begrüßte Henriette sehr herzlich, aber auch Karl bekam sein Küsschen. Sybille hielt sich dagegen etwas zurück, jeder bekam eine kurze Umarmung.

»Na, ihr habt auch schon fitter ausgesehen«, meinte Roberta zu Karl und Henriette. »Ist es gestern etwas später geworden?«

»Nur kein Neid«, konterte Henriette. »Mehr will ich dazu jetzt nicht sagen.«

Karl versuchte, das Gespräch in ein ruhigeres Fahrwasser zu lenken, und kommentierte die Performance der Jazz-Combo, die gerade »Take Five« spielte.

»Gut, es ist nicht Dave Brubeck, klingt aber ganz erfreulich, finde ich. Was meinst du, Sybille?«

»Ach Karl, du weißt doch, dass ich es eigentlich eher mit klassischer Musik habe. Aber der Fünf-Viertel-Takt hört sich schon etwas anspruchsvoller an als das, was man sonst so hört.«

»Oha, zählen kann unsere Statistikerin ja wirklich«, frotzelte Karl.

Sybille schaute ihn etwas irritiert an. Alle schwiegen.

Karl wollte seine freche Bemerkung wiedergutmachen: »Fährst du eigentlich dieses Jahr wieder nach Salon?«, schob er an Sybille gewandt nach.

Vor einiger Zeit hatte sie von diesem Kammermusik-Festival in Salon-de-Provence berichtet. Für knapp zwei Wochen träfen sich hochklassige Musiker aus der ganzen Welt, und jeden Tag fänden mehrere Freiluftkonzerte statt.

Sybille war sich nicht sicher, wie sie Karls Themenwechsel einordnen sollte. Meinte er die Frage ernst?

»Ja, bestimmt«, antwortete sie ein wenig zurückhaltend. »Willst du etwa mitkommen?«

Jetzt war es an Karl, irritiert dreinzuschauen.

»So war die Frage nicht gemeint.«

Er schaute hilfesuchend zu Henriette, die ihn daraufhin lächelnd ansah.

»Also, ich glaube schon, dass du sehr gerne mal auf dieses Festival möchtest. Mich hast du ja schon gefragt, ob ich mitkommen würde, aber ich kann mir beim besten Willen nicht vorstellen, mehrere Tage hintereinander Kammerkonzerte anzuhören. Du solltest das wirklich überlegen.«

Henriette schaute fragend zu Roberta, die daraufhin ins selbe Horn stieß: »Ich finde auch, dass ihr das überlegen solltet.«

Zu Sybille gewandt, ergänzte sie: »Du hast mich ja auch schon öfter gebeten, mitzukommen, aber mir geht es eben wie Henriette. Für mich wäre so eine Konzertwoche nicht das Richtige.«

Sybille sagte nichts und schaute Karl fragend an.

»War das denn eine Einladung?«, fragte er Sybille, um den Ball zurückzuspielen.

Sybille hatte sich inzwischen wieder gefangen. »Einladung würde ich jetzt nicht direkt sagen«, antwortete sie mit einem ironischen Unterton. »Aber wenn du Lust hast, können wir ja mal darüber reden, ob wir uns das zutrauen.«

Karl fand die Idee inzwischen wirklich interessant. Klar hatte er große Lust, mal zu diesem Festival zu fahren, und die Provence mochte er sowieso. Aber mit Sybille? Er kannte sie kaum. Konnte er sich das vorstellen?

Er nahm Sybilles ironischen Unterton auf: »Wenn uns unsere beiden Damen so zureden, sollten wir vielleicht wirklich darüber nachdenken.«

»Das Programm müsste in diesen Tagen da sein«, meinte Sybille jetzt ernsthafter. »Vielleicht können wir uns nächste Woche treffen und darüber sprechen?« Und nach kurzem Nachdenken: »Wie wäre es zum Beispiel am Dienstag um 16 Uhr im ›Kulturcafé?‹«

Karl schaute in den Kalender seines iPhones: »Wenn wir 16:30 Uhr sagen, klappt das. Ich habe bis 16 Uhr eine Besprechung und dann einen schönen Grund, die Besprechung pünktlich zu beenden.«

»Dann haben wir ein Date.« Sybille schmunzelte Karl jetzt mit deutlichem Interesse zu.

Henriette lachte und nahm Roberta in den Arm: »Wäre das nicht toll für unsere Klassikfans?«

Roberta stimmte ebenfalls lachend zu: »Wir drücken euch die Daumen, hoffentlich klappt es.«

Henriette löste sich von Roberta und hakte sich bei Karl unter.

»Jetzt brauche ich aber meine Crêpe, ich habe Hunger.«

— Saarbrücken, Dienstag, 24.4.2018

Fünf Minuten nach 16:30 Uhr kam Karl ins »Kulturcafé« am St. Johanner Markt. Sybille saß an einem Tisch am Fenster und war in ihr iPad vertieft. Er trat auf sie zu.

»Hallo, Sybille, wie geht es dir?«

»Hallo, Karl. Entschuldige, ich habe dich nicht kommen sehen«, sagte sie überrascht.

»Kein Wunder, so wie du dich auf dein iPad konzentrierst. Kaufst du neue Schuhe im Internet?«

»Das weniger«, antwortete sie wieder gefasster. »Ich schau mir das Programm von Salon an. Bist du immer noch interessiert?«

»Unbedingt! Deshalb bin ich ja da.«

Karl hatte in der letzten Woche mehr als einmal überlegt, ob er wirklich mit Sybille nach Salon fahren wollte. Kurzzeitig hatte es ihn verunsichert, dass sowohl Henriette als auch Roberta deutlich zu dieser gemeinsamen Reise geraten hatten. Ob da wohl etwas Eigennutz mit im Spiel war? Aber dann beruhigte er sich. Klar würden die beiden die Zeit überbrücken können. Wahrscheinlich würden sie sie sogar genießen. Aber war das nicht völlig in Ordnung, so wie er und Henriette ihr Leben gestalteten? Auf jeden Fall sollte ihn dieser Gedanke nicht davon abhalten, mit Sybille nach Salon zu fahren.

Über Sybille hatte er sich auch Gedanken gemacht. Er kannte sie kaum, da konnte so eine gemeinsame Reise sehr lang werden. Andererseits interessierte sie ihn auch. Sie wirkte etwas reserviert, und das reizte ihn anscheinend. Als Leiterin des Statistischen Amtes musste sie zudem allerlei auf dem Kasten haben. Er fand sie attraktiv, machte sich aber über eine mögliche erotische Seite ihrer eventuellen Provence-Reise keine Gedanken: Sie bevorzugte anscheinend Frauen.

Sie bestellten Cappuccinos, Sybille dazu noch ein Stück Apfelkuchen mit Sahne. Sie schob Karl das iPad hin und erklärte ihm das Programm. Es gab meistens drei Konzerte am Tag: mittags, um 17 Uhr und um 20 Uhr.

»Wie lange wollen wir denn eigentlich bleiben?«, fragte Karl.

»Was hältst du von einer Woche, Samstag bis Samstag?«

»Eine Woche fände ich gut.« Er wischte ein paarmal über sein iPhone. »Dann schlage ich 28. Juli bis 4. August vor.«

»Das würde passen«, antwortete Sybille, ohne nachzudenken. »Das eigentliche Programm fängt am Montag, dem 30. Juli, an, wie du siehst. Dann hätten wir den Sonntag noch frei, sozusagen zur Akklimatisation, und es wären insgesamt fünf Konzerttage. Meinst du, dass du das schaffst?«

»Je drei Konzerte an fünf Tagen nacheinander sind mir sicher zu viel. Aber müssen wir wirklich überall hin?«

»Nein, aber vielleicht in zwei Konzerte?« Sybille lächelte ihn gewinnend an.

Karl unterbrach die Programmdiskussion. »Hast du eigentlich schon eine Hotelidee?«

»Ich war ja schon ein paarmal da und habe mehrere Quartiere ausprobiert. Am besten hat mir ein schön gelegenes Haus mit drei Appartements gefallen. Da könnten wir uns auch selber etwas kochen. Alle haben private Terrassen mit schattigen Ecken. Sie haben auch eins mit zwei Schlafzimmern.«

Sie nahm sich das iPad, tippte etwas herum und zeigte Karl dann die wunderschöne Ansicht eines alten Hauses im Grünen.

»Schau, es gibt sogar einen Pool, falls du dich mal abkühlen musst.«

Karl rutschte kurz gedanklich auf ein falsches Gleis, fing sich dann aber. »Stimmt. Anfang August kann es dort ziemlich heiß werden. Dann versuch doch mal, ob du dieses Appartement bekommen kannst. Ist der Preis okay?«

Sie scrollte etwas hin und her und war dann bei der Preistabelle. Der Betrag war nicht ganz ohne, aber Karl stimmte zu.

»Und wie kommen wir hin?«, spann Sybille den Faden weiter.

»Na, ich denke, wir fahren mit dem Auto, oder? Ich würde mein altes Mercedes-Cabrio vorschlagen. Was meinst du?«

»Auto muss wohl sein. Mit dem Zug dauert es genauso lange, aber mindestens zur Abbaye de Sainte Croix, das ist ein besonders schöner Veranstaltungsort, oder wenn wir mal einen Ausflug machen wollen, brauchen wir dort sowieso ein Auto. Außerdem würde ich gerne Olivenöl und Rosé mitbringen. Ich habe einen Audi A6 Kombi, aber vielleicht ist ein Cabrio für die Provence angemessener. Und das Öl und den Wein sollten wir unterbringen können, auch wenn wir keinen Kombi benutzen. Wenn also dein altes Auto die Reise überstehen würde… einverstanden.«

»Da habe ich keine Befürchtungen. Gut, dann sind ja einige Rahmenbedingungen schon geklärt. Schauen wir uns doch noch mal das Programm an. Was würdest du dir anhören wollen?«

Sybille klickte zum Programm zurück. Beide gingen die fünf Tage durch und einigten sich auf eine Reihe von Konzerten, die sie besuchen wollten.

Sybille bot an, sich um die Karten und das Appartement zu kümmern. Karl solle schon mal überlegen, ob er dieses Engagement eventuell mit Küchenaktivitäten in Salon ausgleichen könne. Es werde gemunkelt, dass er auf diesem Feld Talent habe. Karl wehrte sich nur zaghaft.

Sie redeten noch etwas über das Programm, jetzt etwas entspannter, und Sybille aß ihren Apfelkuchen auf, der zwischenzeitlich zur Hälfte stehen geblieben war.

Kapitel 3

— Berlin, Freitag, 10.11.1989

Thomas Pfilzner stand am Brandenburger Tor. Er nahm an einem wahrhaft historischen Ereignis teil. Die Grenze zwischen Ost- und West-Berlin war offen. Wildfremde Menschen umarmten sich, es wurden viele Tränen vergossen, alle waren mehr oder weniger euphorisch.

Thomas hatte doppelten Grund, euphorisch zu sein. Am Dienstag hatte seine mündliche Promotionsprüfung, die Disputation, stattgefunden. Es hatte alles gut geklappt, und jetzt war er Dr. Pfilzner. Die Feier am Dienstagabend war im wahrsten Sinne des Wortes berauschend gewesen, und so nutzte er den Mittwoch zur Erholung. Am Donnerstag erschien er dann wieder an seinem Arbeitsplatz am Klinikum Steglitz in der Arbeitsgruppe seines Doktorvaters. Aber so richtig gearbeitet wurde nicht, es war eher ein Schaulaufen.

Er hatte Glück gehabt. Nach seinem Chemie- und Pharmakologiestudium bekam er bei Professor Krümper eine Chance, in die klinische Forschung einzusteigen. Krümper war eigentlich Kardiologe, betrieb aber mit seiner Arbeitsgruppe seit einiger Zeit sehr erfolgreich klinische Forschung im Auftrag der Pharmaindustrie. Thomas erhielt eine Zwei-Drittel-Stelle als Wissenschaftlicher Mitarbeiter in einem Projekt, das die Effekte eines neuen Medikaments zur Senkung des Cholesterinspiegels untersuchen sollte. Mit diesem Projekt sollte er auch promovieren. Seine Stelle wurde zu 100 Prozent von dem Pharmaunternehmen finanziert, das den Markt mit dem neuen Medikament bereichern wollte.

Eigentlich hatte er sich mehr für die grundlegenden Fragen der molekularen Wirkungsmechanismen pharmazeutischer Substanzen interessiert als für die klinische Forschung. Aber das Angebot war zu verlockend: eine international renommierte Arbeitsgruppe, eine Zwei-Drittel-Stelle für zwei Jahre, ein mit Sicherheit für den Doktorvater interessantes Promotionsthema und keine absehbaren methodischen Fallstricke.

Es war dann auch sehr glattgelaufen. Nur an einer Stelle kam es zu einer Kontroverse mit Krümper. Thomas kannte den zentralen Wirkstoff des neuen Medikaments recht gut, und er war sich sicher, dass die gewünschten cholesterinsenkenden Effekte gefunden würden. Ob es längerfristige Effekte im Sinne einer Verringerung von Herz-Kreislauf-Erkrankungen gäbe, konnten sie mit dieser Untersuchung nicht herausfinden. Dazu war sie mit zwei Jahren deutlich zu kurz angelegt. Aus seinen Kenntnissen hatte er aber auch eine größere Anzahl möglicher Nebenwirkungen abgeleitet, die er gerne in die Untersuchung integrieren wollte.

Hiermit war Krümper nicht einverstanden gewesen. Er argumentierte mit statistischen Problemen, die tatsächlich nicht von der Hand zu weisen waren, mit zusätzlichen Kosten und mit dem Risiko für Thomas, sich mit der dadurch großen Zahl von erhobenen Parametern zu verzetteln. Thomas gab nach, was hätte er auch tun sollen. Er berücksichtigte auf Vorschlag von Krümper nur noch zwei potenzielle Nebenwirkungen, die zwar immer wieder in der vorliegenden Literatur diskutiert wurden, von denen er aber annahm, dass sie unter den Bedingungen seiner Untersuchung nicht aufträten.

So kam es auch. Die gewünschten Effekte wurden gefunden, Nebeneffekte nicht. Alle waren zufrieden, auch Thomas, weil er jetzt Dr. Pfilzner war.

Mit Elfi, Kathi und Hannes, dem Hauptmieter ihrer großen, aber heruntergekommenen Kreuzberger Wohnung, lebte er seit einem halben Jahr in einer Wohngemeinschaft zusammen. Die anfänglichen erotischen Verwerfungen hatten sie inzwischen überwunden und konzentrierten sich auf die Alltagsfragen: wer den Abwasch besorgte, den Müll runterbrachte und das Klo putzte. Jetzt saßen sie abends im Gemeinschaftswohnzimmer auf ihren Sperrmüllsesseln und dem alten Sofa von Hannes' Großmutter vor dem Fernseher und stießen zum wiederholten Male mit Söhnlein-Sekt auf Thomas' Erfolg an. Daneben waren die Demonstrationen in der DDR das zweite große Thema.

Die »Tagesschau« berichtete, dass DDR-Bürger ab sofort ausreisen dürften, und die Aufzeichnung der entscheidenden Pressekonferenz wurde ständig wiederholt: Auf die Frage des italienischen Journalisten Riccardo Ehrman, ob das neue Reisegesetz nicht ein Fehler sei, hatte Schabowski mit den historischen Sätzen reagiert:

»Und deshalb haben wir uns dazu entschlossen, heute eine Regelung zu treffen, die es jedem Bürger der DDR möglich macht, über Grenzübergangspunkte der DDR auszureisen. Also, Privatreisen nach dem Ausland können ohne Vorliegen von Voraussetzungen, Reiseanlässen und Verwandtschaftsverhältnissen beantragt werden. Die Genehmigungen werden kurzfristig erteilt. Das tritt nach meiner Kenntnis, ähh, ist das sofort, unverzüglich.«

Als sich im Verlauf des Abends die Nachrichten verdichteten, dass sich am Grenzübergang Bornholmer Straße etwas tun würde, stimmten alle Kathis Vorschlag zu, dort selbst nachzusehen. Sie nahmen die U-Bahn vom Platz der Luftbrücke nach Wedding. Dabei durchfuhren sie die gespenstisch verdunkelten Bahnhöfe in Berlin-Mitte, das zur DDR gehörte, und fuhren dann noch für einige Stationen mit dem Bus.

Als sie am Grenzübergang ankamen, spürten sie die explosive Stimmung. Auf beiden Seiten hatten sich sehr viele Menschen versammelt. Gegen 23:30 Uhr verloren die DDR-Grenzposten schließlich die Nerven und öffneten den

Schlagbaum. Schnell sprang der Funke auf andere Grenzübergänge über. Die Menschen strömten in riesigen Mengen aus Ost-Berlin in den Westteil der Stadt. Ein riesiges Volksfest begann.

Erst im Morgengrauen war die Wohngemeinschaft wieder zu Hause. Nach ein paar Stunden Schlaf und starkem Kaffee machten sie sich wieder auf den Weg, jetzt zum Brandenburger Tor. Es war einfach fantastisch.

— Berlin, Montag, 2.4.1990

Einige Monate später war die politische Euphorie abgeebbt. Es hatte sich angedeutet, dass die deutsch-deutsche Vereinigung auch Probleme mit sich brachte. Das Gleiche galt für Thomas' Promotionseuphorie. Er wurde zwar von Krümper in einem neuen Pharmaprojekt weiter beschäftigt, aber das war für Thomas keine wirklich interessante Perspektive. Er wollte habilitieren, und das ging nicht mit Pharmaprojekten von Krümper, dazu brauchte er ein eigenes Labor, weil er sich jetzt wirklich um grundlegendere Fragen kümmern wollte. Ideen hatte er genug.

Wieder hatte er Glück. Im Rahmen eines Habilitandenprogramms konnten promovierte Wissenschaftler bei der DFG, also der Deutschen Forschungsgemeinschaft, seit Kurzem Anträge stellen, um sich selbst und ihre Forschungsarbeiten für drei Jahre zu finanzieren, wenn damit die Habilitation angestrebt wurde. Mit diesem Programm wollte die DFG dem Professorenmangel entgegenwirken.

Also setzte er sich hin und formulierte in zweiwöchiger Tag- und Nachtarbeit einen Antrag. Krümper hatte mehrere Laborräume, von denen zwei völlig verwaist waren. Es gab hier auch noch ein paar Geräte, die er gebrauchen konnte. Räume und Geräte baute er in den Antrag als Eigenleistung ein, um deutlich zu machen, dass Grundressourcen vorhanden waren. Den Antrag wollte Thomas heute mit seinem

Chef besprechen, denn er brauchte natürlich dessen Zustimmung.

Er hatte einen Termin um elf Uhr und klopfte pünktlich an die Tür zu Krümpers Sekretariat. Die Sekretärin ließ ihn herein, steckte den Kopf durch die Tür zu Krümpers Büro und bat Thomas dann, sich noch kurz zu setzen. Der Chef telefoniere noch.

Nach zehn Minuten kam Krümper aus seinem Büro, gab Thomas die Hand und fragte, um was es denn gehe. Thomas erläuterte zuerst kurz sein Vorhaben, ohne auf irgendwelche Details einzugehen. Krümper sah erstaunt aus, nickte aber.

»Grundsätzlich finde ich eine solche Eigeninitiative, wie du sie zeigst, gut. Aber im Detail wird es manchmal schwierig. Weißt du denn schon genau, was du tun willst?«

Thomas holte seinen DFG-Antrag aus der Tasche. »Ich habe einen Antragsentwurf fertiggestellt, Professor Krümper.«

Krümper wollte auf diese Anrede nicht verzichten, obwohl er andersherum seine Mitarbeiter und auch die Sekretärin wie selbstverständlich duzte.

»Darin sind die Problemstellung, die vorliegenden Befunde sowie eine Reihe geplanter laborexperimenteller Untersuchungen aufgeführt, inklusive Geräte-, Material- und Personalbedarf.«

»Darf ich den Antrag mal sehen?«

»Gerne.«

Thomas gab ihm ein Exemplar. Krümper blätterte den Antrag durch.

»Das sieht auf den ersten Blick ganz vernünftig aus. Die Passagen über die Laborräume und die Geräte verstehe ich allerdings nicht ganz. Du meinst doch nicht meine Laborräume, oder?«

»Doch, Professor Krümper. Die Räume werden ja aktuell nicht mehr genutzt. Aber falls Sie mit den Räumen andere Pläne haben, geht das natürlich nicht. Könnte dann vielleicht die Fakultät aushelfen?«

»Mal sehen. Ich lese mir das erst mal in Ruhe durch, und dann sprechen wir noch einmal darüber.«

Krümper blickte in sein großes Kalenderbuch.

»Ich könnte am Mittwoch um 14 Uhr.«

»Vielen Dank, Professor Krümper, ich werde da sein.«

Krümper schloss die Tür hinter Thomas und dachte nach. Grundsätzlich spürte er einen inneren Widerstand gegen diesen Überfall. Für seine Laborräume und deren Ausstattung hatte er mit der Universität hart verhandelt. Seit sich seine Forschungsstrategie in die klinische Anwendungsrichtung verändert hatte, wurden sie allerdings immer weniger genutzt. Aktuell tendierte die Nutzung zweier Räume tatsächlich gegen null. Es wäre günstig, wenn sich hier etwas täte, auch gegenüber der Fakultät.

Ein DFG-Projekt in seinem Arbeitsbereich würde er natürlich seinen eingeworbenen Drittmitteln zuschreiben. Thomas könnte zwar offiziell über die Mittel verfügen, er selbst würde als Chef aber dafür Sorge tragen, dass die Gelder auf einem seiner eigenen universitären Forschungskonten lägen.

Dass in seinem Arbeitsbereich mal wieder etwas anderes als klinische Wirkungsforschung betrieben würde, wäre für die Außendarstellung auch nicht schlecht. Er, Krümper, würde darauf drängen, als letztgenannter Autor der wissenschaftlichen Beiträgen, die Thomas schreiben würde, genannt zu werden. Schließlich war er der Leiter der Arbeitsgruppe.

Außerdem wäre Thomas für drei Jahre finanziert. Er würde ihn bitten, als Gegenleistung für die Raum- und Gerätenutzung weiter in seiner klinischen Forschungsgruppe mitzuarbeiten, natürlich in einem geringeren Umfang als aktuell. So konnte er sich Thomas‘ Expertise erhalten, ohne dafür bezahlen zu müssen, und er könnte einen neuen Mitarbeiter einstellen.

Wenn es mit der Habilitation klappen sollte, könnte er sich auch dies zugutehalten, die Fakultät würde es goutieren. All dies hätte er Thomas auch gleich sagen können, aber er wollte ihn noch ein wenig zappeln lassen. Außerdem wäre es besser, wenn er den Antragsentwurf wirklich in Ruhe lesen würde.

Kapitel 4

— Salon, Montag/Dienstag, 30./31.7.2018

Die Hinfahrt war anstrengend. Auf der durchgehend vollen Autobahn gab es drei Staus, in denen Karl und Sybille insgesamt länger als eine Stunde standen. Es war heiß, aber sie ließen das Verdeck sowieso lieber geschlossen und die Klimaanlage eingeschaltet. Immerhin konnten sie sich beim Fahren ablösen. Beide waren ruhige Fahrer, sie fassten schnell Vertrauen in die Fahrkünste des anderen, und die Beifahrersituation war dann wirklich entspannt.

Sie kamen später an, als sie vorgehabt hatten, brachten ihr Gepäck ins Appartement und fuhren dann in die Altstadt, um noch etwas zu essen zu bekommen. Ihre Gespräche waren etwas einsilbig, beide waren müde. Im Appartement zogen sie sich schnell auf ihre Zimmer zurück. Karl packte noch seine große Reisetasche aus, und als er ins gemeinsame Bad ging, war bei Sybille schon alles dunkel.

Er erwachte vom Klappern in der Küche. Sybille war also schon auf. Sein iPhone zeigte 8:30 Uhr. Er drehte sich um und schlief tatsächlich noch einmal ein.

Als Karl dann doch irgendwann aufstand, war alles ruhig. Nach einer kurzen Dusche zog er sich an, immer noch hörte er keinen Ton. Er betrat die kleine Küche, um zu sehen, wie denn wohl die Kaffeekultur in diesem Appartement aussähe. Die fand er ansprechend, denn es gab eine Nespressomaschine und jede Menge verschiedener Kapseln.

Von der Küche ging es auf eine geräumige Terrasse hinaus, und da sah er Sybille. Sie lag auf einem Liegestuhl im Schatten eines palmenartigen Baumes und schien zu schlafen. Es war schon ziemlich warm, Sybille hatte ein kurzes Sommerkleidchen an, das ihr im Schlaf etwas über den Slip hochgerutscht war.

Karl betrachtete sie noch eine Weile, dann nahm er geschäftig seine Kaffee-Vorbereitung in Angriff. Als die Nespressomaschine brummte, wachte Sybille auf. Sie strich schnell das Kleid glatt: »Ah, Monsieur Karl geben sich die Ehre. Ist es schon Mittag?«

Karl war etwas überrascht von der saloppen Ansprache.

»Guten Morgen auch, haben die Dame angenehm geruht?«

»Fantastisch! Und selbst?«

»Geht so. Jetzt brauche ich erst mal eine ordentliche Portion Kaffee. Willst du auch welchen?«

Sybille stand jetzt aus dem Liegestuhl auf.

»Ich war vorhin kurz in der Boulangerie und habe Croissants gekauft. Wir könnten ein kleines spätes Frühstück einnehmen, wäre das in deinem Sinne?«

Nach dem Frühstück suchte sich Karl den zweiten Liegestuhl. Es war einfach herrlich, im Schatten zu dösen. Er schlief noch einmal zwei Stunden, die Fahrt war anscheinend wirklich anstrengend gewesen. Als er aufwachte, sah er Sybille im anderen Liegestuhl ein paar Meter entfernt. Sie las in einem dicken Buch und nahm keine Notiz davon, dass er aufgewacht war. Er wollte gerade auf sich aufmerksam machen, besann sich dann aber. Diese Frau ruhte anscheinend sehr in sich, das beeindruckte ihn.

Er ging in die Küche und fragte im Vorbeigehen, ob er ihr auch einen Espresso machen solle.

»Gerne, und was hältst du dann von einem Pool-Ausflug? Der ist auf der anderen Seite des Hauses. Für einen Stadtspaziergang ist es wohl etwas zu heiß, und zu einem Auto-Ausflug habe ich noch keine Lust, nach der Tour von gestern.«

Am Abend gingen sie in die Altstadt und aßen in einem Restaurant. Sie redeten über das Konzertprogramm und die Protagonisten. Sybille kannte sich wirklich hervorragend aus.

Der Montag verlief erfreulich, die Konzerte waren wunderbar. Nachmittags kauften sie etwas ein, und am Abend gab es einen großen Salat niçoise mit Baguette. Beim Wein einigten sie sich auf den Rosé der Region, von dem sie verschiedene Varianten auf Vorrat besorgten.

Karl hatte das Bedürfnis, Henriette anzurufen, aber da sie vorgeschlagen hatte, auf die Telefoniererei zu verzichten, unterließ er es. Sie waren für den kommenden Sonntagabend bei ihm verabredet, und darauf freute er sich schon jetzt.

Am Dienstag fuhren sie nach den Croissants und dem Kaffee zur Olivenölmanufaktur, die Sybille kannte. Beide kauften je einen Drei-Liter-Kanister des normalen guten Öls und einen Liter der Spitzenklasse. Auf dem Rückweg besorgten sie sich noch ein Baguette, etwas Käse, ein paar Tomaten, Lammkoteletts und einige andere Zutaten.

Zwischen den beiden Konzerten am Nachmittag mit Mozart und am Abend mit Mendelssohn saßen sie vor dem »Au Bureau«, nahmen einen kleinen Snack und tranken viel Wasser und etwas Wein. Es war immer noch sehr heiß. Ihr Gespräch drehte sich um Mozart und seine mögliche Todesursache.

Nach dem zweiten Konzert fuhren sie zurück in ihr Appartement. Karl briet die Lammkoteletts und legte sie zum Warmhalten in den Backofen. Im selben Fett schwitzte er dann eine Mischung aus fein gehacktem Knoblauch und einer halben Chili an, reduzierte die Hitze, gab die in Scheiben geschnittenen Tomaten dazu und würfelte etwas Schafskäse darüber. Er legte den Deckel auf die Pfanne, ließ das Ganze zwei Minuten ganz leicht schmoren und servierte die Mischung mit den Lammkoteletts auf der Terrasse. Sybille hatte sich um frische Gläser, Rosé und den Baguette-Korb gekümmert. Es war nicht mehr so heiß. Sie sprachen jetzt über den frühen Tod Mendelssohns, der mit nur 37 Jahren an einem Schlaganfall gestorben war.

Das Lamm war verspeist, die Teller abgeräumt, Sybille hatte den Käse auf die Terrasse geholt und die Gläser nachgefüllt.

»Tja, das hätte mir auch passieren können«, nahm Sybille den Gesprächsfaden wieder auf.

»Wie meinst du das?«, fragte Karl behutsam.

»Vor zehn Jahren hatte ich einen leichten Schlaganfall, und nur mit viel Glück und weil ich sofort versorgt wurde, ist nichts zurückgeblieben.«

»Ach du lieber Gott.« Karl war ehrlich erschrocken.

»Ja, und seitdem muss ich täglich Medikamente nehmen und regelmäßig zu Vorsorgeuntersuchungen.«

Karl schwieg etwas betreten.

»Wie sieht es denn bei dir gesundheitlich aus?«, fragte Sybille ihn jetzt sehr direkt.

»Gut.«

Karl war grundsätzlich zurückhaltend, was Gespräche über seine Gesundheit anging, und außerdem kannte er Sybille kaum.

»Ich nehme keine Medikamente, nur ab und zu ein Aspirin gegen Katerbeschwerden, und das letzte Mal war ich vor fünf Jahren beim Arzt, weil ich beim Wandern umgeknickt bin.«

»Und was hältst du von Vorsorgeuntersuchungen?«

»Also, ich muss gestehen, dass ich mir darüber noch nicht so richtig Gedanken gemacht habe. Zum Arzt gehe ich normalerweise nur dann, wenn es ein Problem gibt. Dieses ganze Vorsorgegedöns passt mir irgendwie nicht. Seit einem Jahr habe ich aber immerhin eine Patientenverfügung und eine Vorsorgevollmacht.«

Er machte eine Pause, lachte kurz auf und sah Sybille an. »Weil sich Henriette darum gekümmert hat.«

»Ich möchte schon wissen, wie es um meine Gesundheit bestellt ist, und dafür sind Vorsorgeuntersuchungen sehr empfehlenswert«, ließ sich Sybille nicht beirren.

Karl wollte von dem Thema wegkommen, es war ihm irgendwie unangenehm.

»Wenn du meinst, dass es für dich richtig ist, kann man dagegen kaum etwas sagen«, startete er einen Versuch, bemerkte aber selbst, dass es ihm dabei leider nicht gelungen war, einen ironischen Ton zu vermeiden.

»Aber wieso sprichst du von ›Vorsorgegedöns‹? Anscheinend hast du etwas gegen Vorsorgeuntersuchungen. Mich würde wirklich interessieren, wie du darüber denkst.«

Karl überlegte für eine Sekunde. Er könnte das Thema jetzt abrupt beenden. Aber dann wäre der schöne Abend ebenso abrupt beendet, und außerdem war es anscheinend für Sybille ein sehr persönliches und sensibles Thema. Schließlich hatte sie von ihrem Schlaganfall berichtet und war so auf die Vorsorgeuntersuchungen gekommen. Das konnte er nicht so einfach abbügeln.

»Na gut!«

Er hob sein Glas und trank einen Schluck.

»Ich versuche es mal. Aber ich muss dich warnen: Das sind keine fertigen Gedanken. Es ist das erste Mal, dass ich versuche, über meine Aversion gegen Vorsorgeuntersuchungen nachzudenken.«

»Mach dir keinen Stress.«

Sie trank ebenfalls einen Schluck und nahm ein Stück Tomme. »Ich höre einfach zu.«

Karl räusperte sich.

»Für mich gibt es da einige kritische Fragen. Eine ist, ob du nach einer Vorsorgeuntersuchung wirklich mehr weißt als vorher, und eine andere, was du denn mit deinem ›Wissen‹ anfangen willst.« Er malte die Anführungszeichen mit den Händen in der Luft.

Sybille schaute ihn an.

»Ich verstehe nicht, was du damit genau meinst.«

»Ich versuche es mit einem Beispiel. Nehmen wir mal an, es ginge um eine Krebs-Vorsorgeuntersuchung, und bei positivem Testergebnis bliebe als einzige Möglichkeit eine Chemotherapie mit anschließender Operation. Die Überlebenschance würde 50 Prozent betragen. Die Beeinträchtigung der Lebensqualität durch die Operation und die Chemotherapie wäre für mindestens zwei Jahre gravierend. Falls ich eine solche Therapie ohnehin ablehnen würde, bräuchte ich auch die Vorsorgeuntersuchung nicht. Aber bitte, das ist völlig fiktiv. Ich bin kein Mediziner. Mit dem Beispiel will ich nur das Grundsätzliche meines Gedankens illustrieren. Ich bin der Ansicht, dass mögliche Konsequenzen der Ergebnisse von Vorsorgeuntersuchungen schon vorher bedacht werden sollten. Das meinte ich, als ich die Frage aufwarf, was wir mit dem ›Wissen‹ anfangen wollen.«

Sybille sagte nichts, sah ihn aufmerksam an und leerte ihr Glas.

Karl nahm jetzt auch ein Stück Tomme und sprach dann weiter:

»Jetzt zur anderen Frage mit dem gleichen fiktiven Beispiel. Bei dieser Vorsorgeuntersuchung wäre es das Ziel, eine potenzielle Krebserkrankung möglichst früh zu erkennen. Man würde also einen physiologischen Parameter messen, der sich parallel mit einer Krebserkrankung verändert und dessen Veränderung im Verhältnis zum Krebs sehr früh entdeckt werden könnte.«

Sybille goss beiden den Rest der aktuellen Flasche ein. »Wenn ich dir weiter folgen soll, brauche ich noch etwas Rosé.«

Karl stand auf und nahm den Weinkühler mit. In der Küche füllte er ihn mit neuen Eiswürfeln, holte eine zweite Flasche Rosé aus dem Kühlschrank, entkorkte sie und stellte sie in den Weinkühler. Als er wieder am Tisch auf der Terrasse saß, fragte er: »Weiter?«

»Ja, bitte. Und vielen Dank für den Wein. Du warst bei einem zu messenden physiologischen Parameter.«

Karl führte seine Gedanken fort:

»Wo gemessen wird, entstehen Fehler. Und wenn ich von einem Messergebnis so wichtige Entscheidungen abhängig machen will wie in unserem Beispiel, würde ich darüber gerne etwas wissen, also etwa einen Bereich um den gemessenen Wert, in dem der wahre Wert mit einer bestimmten Wahrscheinlichkeit liegt. So weit einverstanden?«

»Ja, völlig klar.«

»Außerdem geht es um die Prognosesicherheit dieses physiologischen Parameters. Welcher Wert des Parameters zeigt mit welcher Wahrscheinlichkeit eine Krebserkrankung an oder schließt sie aus?«

»Ich glaube, ich verstehe deinen skeptischen Gedankengang. Im schlimmsten Fall befürchtest du eine Kombination aus fehlerbehafteten Messwerten und einer geringen Prognosesicherheit des gemessenen Parameters.«

»Genau.« Karl nahm sich noch ein Stück Käse und trank einen Schluck Rosé.

»Aber warum sollten Ärzte so etwas tun? Das wäre ja dumm.«

»Weil alle beteiligten Seiten daran viel Geld verdienen, außer natürlich der Patient. Das wäre gar nicht dumm, vielmehr wäre der Patient der Dumme.« Karl musste lachen.

Sybille lachte nicht, sondern dachte kurz nach.

»Aber gibt es denn nicht auch ganz andere Fälle? Ich meine jetzt so etwas wie Therapiechancen von 98 Prozent, sehr hohe Messgenauigkeit und Prognosesicherheit? Schüttest du da nicht das Kind mit dem Bade aus?«

»Das wird sehr wahrscheinlich so sein«, antwortete Karl nachdenklich. »Aber wer trennt mir da die Spreu vom Weizen? Das wäre bei den vielen Vorsorgeuntersuchungen, die aktuell im Angebot sind, ein Fulltime-Job. Und die Ärzte kann ich danach nicht fragen, weil sie es oft selbst nicht wissen und sich sowieso keine Zeit für solche Gespräche nehmen wollen, was ich übrigens gut verstehen kann. Dafür werden sie nämlich nicht bezahlt, sondern für die Durchführung der Vorsorgeuntersuchungen.«

Es entstand eine kleine Pause, während der Sybille weiter nachzudenken schien. Sie blickte Karl an.

»So, wie ich dich verstanden habe, hast du keinen Hausarzt, zu dem du regelmäßig gehst. Ich bin seit acht Jahren bei Dr. Verstegen in Saarlouis, das ist ein älterer Herr, mit dem man sehr vernünftig reden kann, jedenfalls kann ich das. Du könntest einfach mal einen Termin vereinbaren und ihn fragen, was er dir an Vorsorge empfehlen würde. Und mit deinen Fragen sollte er dann zurechtkommen. Du musst ihm ja nicht sagen, dass du seinen Namen von mir hast, sonst schimpft er mit mir, wen ich ihm da auf den Hals gehetzt hätte.«

Jetzt lachte auch Sybille.

— Salon, Donnerstag, 2.8.2018

Gestern hatten sie einen Ausflug gemacht und Wein gekauft. Jetzt standen die Kisten zusammen mit dem Olivenöl in der Küche. Die Konzerte fanden sie alle hervorragend, Brahms heute Mittag in der Abbaye de Sainte Croix stach noch einmal heraus. Allerdings war es wieder sehr heiß, und beide waren froh, nach dem Konzert in ihrem Appartement eine kalte Dusche zu nehmen. Vor dem Abendkonzert hatten sie dann im »Les Tables de la Fontaine« in der Altstadt gegessen. Jetzt saßen sie auf ihrer Terrasse bei dem gewohnten eisgekühlten Rosé.

Über das Gesundheitsthema hatten sie nicht mehr gesprochen. Karl hatte aber weiter darüber nachgedacht, und Sybilles Bemerkung, dass er das Kind mit dem Bade ausschütten würde, hatte ihn letztlich überzeugt.

»Ich glaube übrigens, dass ich deinem Hinweis folgen werde. Ich meine jetzt den Arztbesuch mit der Frage nach wichtigen Vorsorgeuntersuchungen, und warum soll es nicht dieser Dr. Verstegen sein? Ich kenne außer Horst Medow keinen Mediziner, und der ist für mich bestimmt nicht der richtige.«

»Wer ist Horst Medow?«

»Horst Medow ist Sportmediziner an unserer Uni.«

»Okay, zu einem Kollegen würde ich mit so etwas sehr Persönlichem auch nicht gerne gehen.«

Karl wollte zuerst mehr zu diesem Thema sagen, besann sich dann aber und schwieg.

Plötzlich stand Sybille auf und trat hinter ihn. Sie strich ihm vorsichtig über den Kopf. Karl blieb ruhig sitzen. Unangenehm war das nicht. Er wunderte sich nur.

»Ich würde dir gerne noch etwas erzählen«, sagte Sybille leise, »wenn es dir recht ist.«

Karl streckte den Kopf nach hinten und schaute sie von unten an.

»Da bin ich gespannt.«

Sybille schloss die Augen, als ob sie Karls Blick ausweichen wollte. Nach ein paar Sekunden sprach sie leise weiter:

»Ich bin nicht wirklich lesbisch. Aber mein Ex-Mann war so schlimm, dass ich Männer grundsätzlich nicht mehr ausstehen konnte.«

»Du warst einmal verheiratet?«

»Ja, mit einem Arzt. Und er war es auch, der mir damals das Leben gerettet hat. Aber er hat mich auch vergewaltigt, weil ich keine Lust mehr auf ihn hatte. Vor neun Jahren habe ich mich dann scheiden lassen. Zum Glück haben wir keine Kinder, und finanziell war ich auch unabhängig, sonst wäre es furchtbar geworden. Ein Zuckerschlecken war es aber auch so nicht. Und schließlich habe ich die Frauen für mich entdeckt, das war meine Rettung.«

Karl stand auf und nahm Sybille in den Arm. »Das ist ja eine schreckliche Geschichte. Weiß Roberta davon?«

»Nein, ich habe es ihr nie erzählt. Für Roberta bin ich eine knallharte Lesbierin. Und das war ich ja auch.«

»Und was ist jetzt anders?« Karl schaute ihr in die Augen.

»Jetzt habe ich ziemliche Lust auf dich«, kicherte Sybille plötzlich los.

Karl ließ sie los. »Und ich muss mich jetzt erst mal wieder setzen.«

Er goss sich und nach einem kurzen Nicken von Sybille auch ihr ein weiteres Glas ein.

»Ich finde dich ja auch schon die ganze Zeit sehr anziehend, aber damit habe ich nun überhaupt nicht gerechnet.«

Er erzählte ihr, wie er sie am Sonntag mit hochgerutschtem Kleid auf dem Liegestuhl betrachtet hatte.

Mit überkreuztem Zeige- und Mittelfinger beteuerte sie: »Das war aber keine Absicht.«

Sie stand auf und zog ihn hoch. Zuerst küssten sie sich vorsichtig, dann etwas heftiger, und schließlich nahm sie ihn bei der Hand und führte ihn ins Appartement. Den Wein ließen sie einfach stehen. In ihrem Zimmer löste sie sich von ihm und zog sich aus. Anschließend zog sie ihn aus, und sie küssten sich eng umschlungen. Sie schubste ihn rücklings aufs Bett.

»Lass mich bitte einfach machen, ich glaube, ich habe es nötig so.«

Karl ließ sie machen, bis sie müde waren.

— Saarbrücken, Samstag, 4.8.2018

Auch die Rückfahrt war anstrengend, Sybille und Karl kamen erst spät in Saarbrücken an. Karl setzte sie am Trillerweg in Alt-Saarbrücken vor einer größeren Villa ab. Sie erklärte ihm, dass es im Haus vier Wohnungen gebe. Sie wohne im Dachgeschoss. Sie küssten sich zum Abschied, alles andere hatten sie schon vorher besprochen.

Zu Hause angekommen, packte Karl schnell seine Reisetasche aus und öffnete dann eine Flasche Grauburgunder, weil der mitgebrachte Rosé warm war. Im Kühlschrank hatte er auch noch etwas Salami und verpackten Käse. Er schnitt beides auf, drapierte es auf einem Teller und setzte sich an seinen Balkontisch. Okay, es war nicht die Terrasse in der Provence, Baguette hatte er auch keins, aber es war auch so ganz nett. Karl dachte an die letzten Tage.

Am Freitagvormittag waren sie gegen zehn Uhr gleichzeitig aufgewacht. Wieder küssten sie sich, bis Karl meinte, dass er jetzt unabhängig vom weiteren Tagesablauf erst einmal eine Dusche und mindestens zwei Kaffees bräuchte. Außerdem sei Zähneputzen für weitere Knutschereien auch günstig. Beide lachten, und Sybille gab Karl frei.

Sybille besorgte dann Croissants, und nachdem sie auch unter der Dusche gewesen war, frühstückten sie. Unausgesprochen war beiden klar, dass sie das Zwölf-Uhr-Konzert verpassen würden. Karl meinte dann nach dem Frühstück, dass er den »Amours du Poète«, so hieß das Liedkonzert in der Abbaye de Sainte Croix, das sie verpassen würden, die »Amours Réelles« gerne vorziehen würde. Außerdem wäre er jetzt mal dran.

»Aber sei bitte vorsichtig mit mir«, bat ihn Sybille.

Das war er dann auch mit aller Nachdrücklichkeit. Immer wieder fragte er sie, ob er vorsichtig genug sei. Als er einmal besonders heftig zugange war und sie wieder fragte, kriegten sie sich beide vor Lachen für Minuten nicht mehr ein.

Auf der Rückfahrt sprachen sie über ihre Situation, und Sybille meinte, dass er für sie ein Glücksfall sei. Sie sei sich sicher, dass sie ihr Männertrauma überwunden hätte. Ganz wichtig sei diese Lachorgie gewesen. So entspannten Sex habe sie vorher kaum gekannt, und mit Männern schon gar nicht.

Sie sprachen natürlich auch darüber, wie es mit ihnen weitergehen würde. Das Gespräch war allerdings schwierig, weil sie sich beide unsicher waren, wie groß wohl das wechselseitige Interesse wäre, und beide beschäftigten sich damit, wie sie die neue Situation mit ihren anderen Partnerinnen besprechen würden.

Es war Karl, der bei Dijon meinte, sie sollten das jetzt erst mal sacken lassen. Bei Nancy waren sie sich einig, dass sie sich in Saarbrücken bestimmt wieder treffen würden und dass es beide selbst überlegen müssten, was sie ihrem anderen Partner berichteten. Bei Metz war Karl sich sicher, dass er Henriette von der veränderten Situation mit Sybille berichten würde, und Sybille war sich sicher, dass sie Roberta nichts erzählen wolle. Roberta wäre damit überfordert, dass sich beide Partnerinnen auch gerne mit Männern abgaben, und dann auch noch mit demselben Mann.

Das stimmte Karl nachdenklich. Da war er ja in eine schöne Rolle reingerutscht.

Bei Forbach kamen sie dann auf Dijon zurück, erst mal alles sacken zu lassen und nichts zu überstürzen. Sie wollten sich am Montag nächster Woche bei Sybille treffen. Dass Montag traditionell ein Henriette-Roberta-Tag war, hatten dabei beide im Hinterkopf, ohne es auszusprechen.

— Saarbrücken, Sonntag, 5.8.2018

Als Henriette am nächsten Tag um 17 Uhr Karls Maisonettewohnung in der Nauwieser Straße betrat, trug sie temperaturgemäß Jeansshorts der knapperen Sorte und ein Spaghettiträgershirt, das nur wenig verheimlichte. Fünf Minuten später trug sie auch diese spärliche Bekleidung nicht mehr, und nach einer Stunde hatte Karl ihr von seinen amourösen Abenteuern mit Sybille berichtet.

»Das hätte ich wirklich nicht gedacht«, kommentierte Henriette seinen Bericht ruhig. »Aber es hört sich insgesamt stimmig an. Empfindest du es auch so?«

»Eigentlich schon. Wenn wir mal von meiner therapeutischen Rolle absehen. Aber das war ja eine nachträgliche Einschätzung von Sybille. Ich glaube nicht, dass sie das Ganze therapeutisch geplant hat. Und für mich ist es jetzt gerade deshalb stimmig, weil wir darüber sprechen können.«

Karl nahm Henriettes Kopf in beide Hände und küsste sie intensiv. Er schwebte ein wenig. Da hatte er gerade mit dieser geliebten schönen Frau geschlafen, ihr dann von den Erlebnissen mit einer anderen Frau erzählt, und es gab keine Spur von Eifersucht.

Wenn er es recht besah, hatte es andersherum schon einige Male ähnliche Situationen gegeben. Dann spürte er die Eifersucht schon, bemühte sich aber, sie unter Kontrolle zu halten, weil er wusste, dass er Henriette nur so halten konnte. Und mit der Zeit schwand seine Eifersucht. Er hatte dann oft das Bild eines goldenen Käfigs vor Augen, dessen Tür immer offen stand, damit das Vögelchen nach seinen Ausflügen wieder zurückkommen konnte. Das Vögelchen war Henriette. Dieses Bild hatte irgendetwas mit Sean Connery zu tun, er wusste aber nicht mehr, welcher Film es war.

Als er nach dem langen Kuss wieder zu Atem gekommen war, sprach Karl weiter: »Keine Ahnung, wie Sybille das mit Roberta machen wird, ich glaube, dass sie eher nichts erzählen will. Wird das vielleicht für dich schwierig?«

»Kann ich mir nicht vorstellen. Ich bin nicht dafür zuständig, Roberta über Sybilles Beziehungen aufzuklären. Das ist alleine Sybilles Aufgabe.«

Karl stimmte zu und berichtete dann noch von seiner geplanten Vorsorgeuntersuchung bei Sybilles Hausarzt Dr. Verstegen in Saarlouis.

»Diese Frau muss ja ziemlich beeindruckend argumentieren können, wenn sie dich trotz deiner Ärzte-Skepsis überzeugen konnte«, grinste Henriette etwas anzüglich. »Aber ich finde es gut, und außerdem muss ich da auch für mich mal drüber nachdenken.«

Nach einer gemeinsamen Dusche wechselten sie ins »Angelini«, einen Italiener bei Karl um die Ecke. Henriette trug jetzt normale Jeans und hatte sich eine Bluse über ihr Spaghettiträgershirt gezogen, damit sich Karl aufs Essen konzentrieren konnte, wie sie sagte.

Beim Essen erzählte sie dann von ihrem Spontantrip mit Roberta ins Elsass. Sie wären für drei Tage in Katzenthal bei Colmar gewesen. Sie berichtete von gemeinsamen Wanderungen, gutem Essen und Elsässer Weinen. Und an einem Nachmittag habe Roberta sie zu einem Golf-Schnupperkurs eingeladen. Das habe Spaß gemacht. Roberta würde seit einigen Jahren Golf spielen, sie hätte es von Sybille.

Was Henriette nicht berichtete, war die große Nähe, die sich zwischen Roberta und ihr in diesen Tagen entwickelt hatte. Sie war sich selbst noch nicht im Klaren darüber, was das längerfristig bedeutete, und behielt es deshalb lieber für sich.

Obwohl Karl von diesem emotionalen Detail nichts ahnte, spürte er einen Anflug von Eifersucht und nahm das Golfthema nicht richtig wahr. Wie spontan wird diese Reise wohl gewesen sein? Vielleicht hatten die beiden schon länger auf so eine Gelegenheit gewartet. Aber dann besann er sich der vergangenen Stunden mit Henriette. Trotzdem sagte er:

»Es geht nichts über die spontane Realisierung eines lange gehegten Plans.«

Henriette schaute ihn zunächst fragend an. Dann erhob sie ihr Glas und lächelte: »Touché.«

Nach einer kurzen Pause umschiffte sie die aufgekommene leichte Spannung:

»Vielleicht können wir ja in der Bretagne mal zusammen so einen Golf-Schnupperkurs machen, wenn du Lust hast. In zwei Wochen sind wir schon da, und ich freue mich sehr darauf. Nimmst du dein Fisch-Kochbuch mit?«

Karl hatte Henriette vor einiger Zeit bei einem bretonischen Essen, das er eigens für diesen Zweck zubereitet hatte, dazu bewegt, einem gemeinsamen 14-tägigen Urlaub in der Bretagne zuzustimmen. Im letzten Jahr hatte es dann zeitlich nicht gepasst, aber für diesen Sommer hatte er ein Häuschen am Strand von Trévignon gemietet.

Karl lachte. »Ach, so denkst du dir das. Der Herr kocht, und die Dame legt die Füße hoch.« Das Golfthema hatte er wieder nicht wahrgenommen.

Henriette lachte mit und hob ihr Glas: »Na, was denn sonst?«

Sie nahmen noch ein kleines Dessert und einen Espresso. Arm in Arm schlenderten sie zurück zu Karls Wohnung und landeten ohne große Umwege direkt im Schlafzimmer. Und außerdem waren sie müde.

Kapitel 5

— Saarlouis, Dienstag, 14.8.2018

Karl hatte schnell einen Termin bei Sybilles Arzt bekommen. Ob sie nachgeholfen hatte, wusste er nicht. Er war pünktlich um elf Uhr da, musste nur kurz warten, dann rief ihn die Sprechstundenhilfe ins Behandlungszimmer. Dr. Verstegen war Karl spontan sympathisch, ein grauhaariger älterer Herr mit einem offenen Lächeln.

»Guten Tag, Herr Professor Limbach. Was kann ich für Sie tun?«

Er sah Karls Erstaunen, der sich nicht mit seinem Titel angemeldet hatte. »Entschuldigen Sie, aber man hat so seine Quellen.«

»Schon gut«, erwiderte Karl. »Ich hätte damit rechnen können.«

Sybille hatte also wohl nicht nur den Termin beschleunigt, sondern auch noch etwas geplaudert. Er beschloss, den Spieß umzudrehen.

»Dann gehe ich davon aus, dass Sie auch wissen, weshalb ich in Ihrer Praxis bin, richtig?«

Dr. Verstegen hob die Hände. »Frau Sygusch hat mit mir gesprochen. Es geht um Vorsorgeuntersuchungen?«

Karl musste lachen.

»Genau. Ich möchte zuerst einmal mit Ihnen besprechen, was für mich sinnvoll wäre. Was würden Sie vorschlagen?«

»Ich gestehe, dass mir Frau Sygusch auch berichtet hat, dass Sie« – er dachte kurz nach – »etwas zurückhaltend sind, was die Beurteilung der ärztlichen Kunst im Allgemeinen und Vorsorgeuntersuchungen im Speziellen angeht.

Deshalb schlage ich Ihnen so eine Art Minimalprogramm vor. Ich würde Sie einmal gründlich anschauen und ein paar grundlegende Dinge abklären. Dann würde ich Ihnen etwas Blut abzapfen und ins Labor schicken. Die Blutwerte bieten viel Aufschluss bei null Risiko. Ein EKG zur Kontrolle der Herzfunktion würde ich Ihnen auch empfehlen. Das sollte aber fürs Erste reichen. Aktuelle Beschwerden haben Sie ja nicht, oder?«

»Nein, ich fühle mich gesund. Wie lange würde das dauern?«

»In einer Stunde wären Sie wieder draußen.«

Karl dachte einen Moment nach.

»Okay«, sagte er, »dann machen wir's.«

50 Minuten später saßen sie einander gegenüber an Dr. Verstegens Schreibtisch.

»Für einen 50-Jährigen, verzeihen Sie die Formulierung, machen Sie einen sehr fitten Eindruck. Mir ist nichts aufgefallen. Aber Ihr Blutdruck ist mit 144 zu 86 dann doch etwas hoch. Da müssen wir vielleicht etwas unternehmen. Aber jetzt warten wir erst mal die Blutwerte ab. Ich bekomme sie am Donnerstagnachmittag. Wir könnten am Freitag darüber sprechen.«

»Ginge das vielleicht auch telefonisch? Ich verreise am Samstag, da gibt es immer noch viel zu tun.«

»Ja, gerne. Ich rufe Sie dann gegen 15 Uhr an.«

Karl schaute auf seinen iPhone-Kalender.

»15 Uhr geht bei mir. Könnten Sie mir bitte die Ergebnisse vorher per E-Mail zuschicken? Dann kann ich schon mal drüberschauen.«

Dr. Verstegen schien etwas überrascht zu sein, stimmte aber ohne eine Rückfrage zu. Karl hinterließ bei der Sprechstundenhilfe seine E-Mail-Adresse und fuhr nach Hause.

— Saarbrücken, Dienstag, 14.8.2018

Die Blutdruck-Aussage von Dr. Verstegen beschäftigte ihn. Er versuchte, Henriette zu erreichen, um sie zum Mittagessen zu treffen, aber ihr Sekretariat blockte ihn ab. Auf Henriette musste er dann wohl bis heute Abend warten, dann waren sie ja ohnehin bei ihm verabredet. Sybille wollte er nicht anrufen. Sie hatten sich gestern Abend erst getroffen, und er wollte die junge Beziehung nicht überfrachten. Also trudelte er zu Fuß in Richtung St. Johanner Markt, um einen Kaffee zu trinken, etwas einzukaufen und nachzudenken, und landete im »Kulturcafé«.

Gestern Abend hatte er das Auto stehen lassen und war die 20 Minuten zu Fuß gegangen. Sybille hatte Tapas vorbereitet, dazu gab es den Rosé aus der Provence. Beide hatten etwas Anlaufschwierigkeiten und berichteten halbherzig über die letzte Woche im Statistischen Amt und an der Uni. Nach dem zweiten Glas Rosé strahlte Sybille Karl plötzlich an:

»Das war meine schönste Salon-Reise, die ich bisher hatte. Ich will dir noch einmal dafür danken.«

Sie hob etwas förmlich ihr Glas, und sie stießen an.

»Für mich war es auch sehr schön und dabei ziemlich vielschichtig«, schmunzelte er.

»Das hast du schön gesagt«, lachte sie und stand auf. Mit einer einzigen Bewegung hatte sie den Reißverschluss ihres Kleides geöffnet, das zu Boden fiel. Einen BH trug sie nicht. Langsam zog sie den Slip aus. Karl musste aufpassen, dass er sich nicht verschluckte, dann zog sie ihn schon hoch und begann, ihn auszuziehen.

»Ja, kann man denn hier nicht mal in Ruhe essen?«, fragte Karl in gespielter Empörung.

Sybille ignorierte die Frage. »Heute bin ich mal wieder dran, oder?«

Als sie später wieder an den Tisch zurückkehrten, waren die Tapas kalt und der Rosé warm. Aber das machte nichts. Die Tapas schmeckten auch kalt, und sie holten eine neue Flasche aus dem Kühlschrank.

Es war ein schöner Abend gewesen, aber irgendwie schwang seine mögliche therapeutische Rolle mit. Karl konnte sich nicht dagegen wehren.

Im »Kulturcafé« trank er einen Cappuccino und blätterte in der »Neuen Saarbrücker Zeitung«. Dann ging er in die Karstadt-Passage und kaufte beim Metzger zwei besonders dünn geschnittene Kalbsschnitzel. Er wollte heute Abend Saltimbocca machen, also nahm er noch etwas Parmaschinken mit. Salbei hatte er auf seinem Balkon. Gegenüber beim Gemüsestand holte er eine rote Paprika und eine kleine Zucchini. Als er die frischen kleinen Artischocken sah, wusste er, was es als Vorspeise geben würde. Er kaufte zehn Stück, ein Bund Petersilie und ein paar Limetten. Knoblauch hatte er noch.

Zu Hause bereitete Karl zuerst die Artischocken vor. Er entfernte die äußeren Blätter großzügig, schnitt von den Spitzen her ein Drittel ab, schälte die Stiele und legte die nackten Artischocken in Limettensaft. Er gab sie zusammen mit fünf halbierten Knoblauchzehen, einem kleinen Strauß Petersilie und einigen Esslöffeln Olivenöl in eine Kasserolle mit kaltem Wasser. Die stellte er auf den Herd, das Ganze sollte ungefähr 40 Minuten mit aufgelegtem Deckel köcheln.

Jetzt nahm er die Kalbsschnitzel, die wirklich dünn geschnitten waren. Er legte etwas Parmaschinken und ein paar Blätter Salbei auf eine Hälfte, klappte die Schnitzel zusammen, fixierte sie mit einem Zahnstocher und legte sie wieder in den Kühlschrank. Dann schnitt er noch die Paprika und die Zucchini in Streifen und tat beides in eine Schüssel, die ebenfalls im Kühlschrank verschwand. Er bezog die Betten frisch, dann waren die Artischocken fertig. Er gab sie in eine andere Schüssel, die er mit einem Teller abdeckte. Den Sud schüttete er in ein Glas. Er konnte ihn später noch verwenden.

Langsam kam das Blutdruckthema wieder hoch. Karl hatte die ganze Zeit nicht daran gedacht, aber jetzt war alles für den Abend mit Henriette vorbereitet, und er hatte noch viel Zeit, bevor er unter die Dusche wollte. Er machte sich einen doppelten Espresso, setzte sich an den Schreibtisch, klappte sein MacBook auf und recherchierte »Blutdruck«.

Die Basics wollte er eigentlich nur überfliegen, er hatte nicht gedacht, dass es schwierig werden könnte, aber schon bei den hydrodynamischen Grundlagen stieg er aus. Er war schließlich kein Physiker.

Übrig blieb, dass es um den Druck in arteriellen Blutgefäßen auf Herzhöhe ging. Der systolische Blutdruck war danach der Maximalwert bei Pumparbeit des Herzens, der diastolische der Minimalwert, während das Herz, bildlich gesprochen, neu ausholte. Angegeben wurden sie in der Maßeinheit »Millimeter-Quecksilbersäule«, kurz mmHg.

Jetzt wollte er seine Werte von 144/86 mmHg besser verstehen. Er surfte herum und verstand bald, dass er mit »Bluthochdruck Grad 1« einzustufen war und dass eine medikamentöse Reduktion eines solchen Blutdrucks erwogen werden sollte, um einen Wert unter 140 zu erreichen.

Aber warum sollte ein Wert unter 140 erreicht werden? Eine verständliche Begründung für diesen Wert konnte er nicht finden. Um dieses Ziel zu erreichen, sollten außerdem immerhin ein bis zwei Medikamente eingenommen werden, und Medikamente haben Nebenwirkungen, dachte er. Interessant wäre also eine Kosten-Nutzen-Analyse dieser Therapie.

Bei seiner Suche stieß Karl auf eine Cochrane-Metaanalyse aus dem Jahre 2012 zu genau diesem Thema. Die Cochrane Collaboration war eine unabhängige Vereinigung von Wissenschaftlern zur Durchführung von Übersichtsarbeiten zur Bewertung medizinischer Therapien. Metaanalysen fassten die Ergebnisse mehrerer Studien zu einem Thema statistisch zusammen und lieferten so eine Gesamtschau der Ergebnisse. Damit kannte Karl sich aus, und er schätzte die durchweg hohe Qualität von Cochrane-Arbeiten.

Er lud sich den Text runter, um ihn später genauer zu lesen, und überflog nur die Zusammenfassung. Fast 9.000 Personen aus vier hochwertigen Studien bildeten die Datengrundlage für die Metaanalyse. Alle Personen hatten zu Beginn einen Blutdruck von 140–159 mmHg. Nach vier bis fünf Jahren medikamentöser Behandlung konnten für Todesfälle, Schlaganfälle, koronare Herzerkrankungen und Herz-Kreislauf-Erkrankungen keine Unterschiede der behandelten Personen gegenüber solchen gefunden werden, die statt der Medikamente nur ein Placebo erhalten hatten. Allerdings wurde von Nebenwirkungen berichtet.

Damit war Karls Frage eigentlich schon geklärt, aber er wollte mehr darüber wissen, worauf sich diejenigen beriefen, die eine medikamentöse Behandlung von Bluthochdruck Grad 1 befürworteten. Bei dieser Recherche stieß er auf die Leitlinien der Deutschen Gesellschaft für Kardiologie und der Deutschen Hochdruckliga von 2013, die so etwas wie Empfehlungen für die praktische ärztliche Arbeit darstellten. Bei näherer Betrachtung war dies die »Pocket-Version« für deutsche Ärzte, also eine deutsche Übersetzung und komprimierte Darstellung der ausführlicheren Leitlinien der European Society of Hypertension und der European Society of Cardiology. Die Pocket-Version unterschied sich von der Langfassung im Wesentlichen durch den völligen Verzicht auf irgendwelche Quellenangaben, während die Langfassung 735 Literaturangaben enthielt.

Beide Varianten ordneten den empfohlenen Therapien in einer Farbskala von Grün über Gelb bis Rot eine Bewertung ihrer Nützlichkeit zu. Dabei bedeutete Grün, dass eine Therapie nützlich war, Gelb besagte eine unsichere Einschätzung der Nützlichkeit und Rot, dass eine Therapie unnütz und möglicherweise sogar schädlich war. Eine weitere, blaue Farbskala sollte die Sicherheit der hinter den Therapie-Empfehlungen stehenden Datenlage illustrieren. Auch hier gab es mit Dunkelblau für eine sehr sichere Datenlage über Mittelblau bis zu Hellblau für eine eher unsichere Datenlage drei Stufen. In der Langfassung wurden die farbigen Therapiebewertungen durch Literaturangaben ergänzt. Deshalb konzentrierte sich Karl jetzt auf die Langversion.

In zwei Tabellen fand er Aussagen, die auf seine Situation zu passen schienen. Die Aussage, dass eine blutdrucksenkende Medikation bei Grad-1-Bluthochdruck und niedrigem bis moderatem kardiovaskulärem Risiko, wozu er sich optimistischerweise zählte, in Betracht gezogen werden sollte, war gelb und hellblau markiert. Die zweite Aussage, nach der ein Ziel-Blutdruck unter 140 mmHg empfohlen wurde, war grün und hellblau markiert.

Karl war irritiert. Wieso wurde die Nützlichkeit, einen Blutdruck unter 140 zu erreichen, höher eingeschätzt als die Nützlichkeit, einen Grad-1-Blutdruck, also einen Blutdruck von 140–159, zu senken?

Dann schaute er sich die Literaturangaben zu diesen Empfehlungen an. Insgesamt wurden nur vier Beiträge genannt. Zwei waren mehr als 20 Jahre alt, das war zumindest ungewöhnlich. Die beiden anderen bezogen sich auf eine größere Studie, die zehn Jahre alt war. Die Cochrane-Metaanalyse, die er gerade gefunden hatte, war nicht dabei, obwohl sie ein Jahr vor diesen Leitlinien veröffentlicht worden war. Das machte keinen guten Eindruck auf Karl, und er musste spontan darüber lachen. Aber als er dann noch entdeckte, dass einer der Hauptautoren der europäischen Leitlinien auch Mitautor der dort aufgeführten größeren Studie von vor zehn Jahren war, verging ihm das Lachen. Diese Leitlinien gefielen ihm ganz und gar nicht. Das sah nicht sauber aus. Er sicherte die Cochrane-Analyse und die beiden Leitlinien und klappte sein MacBook zu. Es war Zeit für die Dusche.

— Saarbrücken, Dienstag, 14.8.2018

Henriette kam eine Viertelstunde zu spät und machte einen abgehetzten Eindruck. Sie trug Jeans und eine ziemlich zugeknöpfte Bluse.

»Tschuldigung«, sagte sie, bevor sie Karl kurz küsste. »Wir hatten bis eben Sitzung, ich konnte nicht weg. Dieser blöde Landessportverband. Jetzt muss ich erst mal dringend unter die Dusche, und dann brauche ich noch dringender einen Crémant. Geht das?«

»Klar! Alles, was du brauchst. Ich lege dir ein Hemd raus. Soll ich dir beim Duschen helfen?«

»Nein, danke«, lachte sie, jetzt schon etwas lockerer, »ist alleine schon schwer genug.«

Mit diesem inzwischen schon ritualisierten Spruch war Henriette schon auf der Treppe und verschwand im Bad. Karl folgte ihr die Treppe hoch, holte ein Hemd aus dem Schrank im Schlafzimmer und ging dann wieder herunter in den großen Wohn-Ess-Koch-Bereich. Er legte das Hemd auf die Couch, öffnete eine gekühlte Flasche Crémant und goss sich ein Glas zum Warten ein. Die Artischocken hatte er schon aus dem Kühlschrank geholt, sie kurz im Backofen erwärmt und auf zwei Teller verteilt.

Henriette kam nackt die Treppe herunter und breitete die Arme aus. »So ist es schon viel besser. Wo ist der Crémant?«

Karl goss ihr ein Glas ein und schenkte sich nach. »Dein Hemd liegt auf der Couch.«

»Bist du sicher, dass wir heute mal ausnahmsweise die Reihenfolge ändern?«

»Wenn es nur nach mir ginge, nicht unbedingt. Aber so, wie du angekommen bist, wäre vielleicht erst mal ein kleiner Happen zum Crémant ganz angenehm, oder?«

Henriette schaute ihn hintergründig an. »Danke für dein Verständnis. Ich bin gespannt, wie lange das gut geht.«

Sie stießen mit dem Crémant an, dann stellte Henriette ihr Glas zur Seite, drückte Karl an sich und küsste ihn ausgiebig. Sie ging zur Couch, nahm das Hemd, streifte es sich über und faltete die Ärmel hoch.

Karl gab etwas Velours de Balsamique und schwarzen Pfeffer aus der Mühle über die Artischocken.

»Was gibt es denn so Aufregendes beim LSVS?« Er benutzte die gängige Abkürzung des Landessportverbandes für das Saarland.

Henriette hatte das Besteck geholt und saß schon am großen Esstisch, Karl goss Crémant nach.

»Eigentlich ist es ganz einfach. Die finanziellen Defizite werden immer höher und die dahinter liegenden Abgründe immer tiefer.«

Mit etwas aufgeschnittenem Baguette in einem Korb setzte er sich zu ihr. »Und was hat deine Redaktion darüber so lange zu besprechen?«

Henriette berichtete ausführlich über die politischen Verwicklungen in diesem Skandal und dass es auch um die Positionierung der Zeitung gehe. Das würde zwar keiner so sagen, aber eigentlich gehe es genau um diese Frage. Glücklicherweise sei sie nicht direkt betroffen, die Sport-, Politik- und Wirtschaftsredaktionen der Tageszeitung lägen im Clinch um die aktuelle Meinungshoheit. Aber irgendwann müsse sich auch ihr Journal mit diesem Thema befassen. Sie freue sich schon darauf, ätzte sie abschließend.

Karl verteilte den Rest des Crémants auf ihre Gläser und entgegnete fragend: »Du kennst doch das Zitat von

Hanns Joachim Friedrichs, dass man einen guten Journalisten daran erkennt, dass er sich nicht gemeinmacht mit einer Sache, auch nicht mit einer guten Sache. Verträgt sich denn eure Positionierungsdebatte mit einem solchen Journalismus-Verständnis?«

»Wahrscheinlich nicht. Es gibt vielleicht nicht nur gute Journalisten. Aber möglicherweise hat es sich Herr Friedrichs, Gott hab ihn selig, auch etwas einfach gemacht mit seinem ›nicht gemeinmachen‹. Ich sehe die journalistische Praxis etwas facettenreicher als die Schwarz-Weiß-Unterscheidung von ›nicht gemeinmachen‹ und ›gemeinmachen‹«.

Karl hätte durchaus noch weitere Fragen gehabt, wollte das Thema aber zu diesem Zeitpunkt nicht vertiefen. Er hatte anderes im Sinn. »Und wie fandest du die Artischocken?«

Henriette blickte von ihrem Teller auf, lächelte ihn an und antwortete nach einer kurzen Pause: »Sehr gut, und der cremige Balsamico passte hervorragend dazu. Könnte es sein, dass der Herr jetzt Lust auf einen Zwischengang hat?«

Bei der Zubereitung der Hauptspeise, Saltimbocca mit Paprika-Zucchini-Streifen, berichtete Karl von seiner Vorsorgeuntersuchung, dem Blutdruck-Befund und seinen bisherigen Recherchen mitsamt den Leitlinien. Sie waren jetzt auf Grauburgunder für Karl und Sauvignon blanc für Henriette umgestiegen.

»Also zunächst einmal muss ich dir sagen, Vorspeise und Zwischengang waren schon köstlich, und die Hauptspeise macht auch einen sehr leckeren Eindruck«, seufzte Henriette zufrieden und fuhr dann fort: »Dass du seit einiger Zeit Sauvignon im Angebot hast, erhöht den Genuss für mich. Dein Grauburgunder hat mir auch immer geschmeckt, aber Sauvignon finde ich einfach besser.«

Karl wollte gerade antworten, als Henriette weitersprach: »Und um deinen Blutdruck mache ich mir keine großen Sorgen. Du hast bei deiner Recherche bestimmt auch etwas über das Weißkittel-Phänomen gelesen, oder?«

»Nein, das habe ich wohl überlesen.«

»Das Weißkittel-Phänomen besagt, dass viele Menschen beim Arzt einen erhöhten Blutdruck haben, weil sie aufgeregt sind. So, wie du gestrickt bist, wäre es im höchsten Maße überraschend für mich, wenn du bei deiner ersten Vorsorgeuntersuchung einen normalen Blutdruck gehabt hättest.«

»Schade, dass mir das nicht Dr. Verstegen gesagt hat«, entgegnete Karl leicht resigniert.

»Oje, der arme Dr. Verstegen wird bei eurem nächsten Gespräch keinen leichten Stand haben.«

»Ja, da bin ich auch gespannt. Wir wollen am Freitag telefonieren. Da geht es dann um die Blutwerte.«

»Na, vielleicht gelingt es dir ja, erst mal zuzuhören, was er zu den Werten sagt, was meinst du?«

»Stimmt, das wäre wohl besser als ein telefonisches Streitgespräch über Blutdruck-Leitlinien.«

Die Teller waren leer, und Karl schenkte nach. Henriette stand auf, nahm ihr Glas, und das Hemd, das sie zum Essen wieder übergeworfen hatte, öffnete sich. Karl war immer wieder von ihrer knabenhaften Figur fasziniert. Sie bemerkte seinen Blick nicht und lief mit dem Glas in der Hand zum Sofa und zurück.

»Ich habe da vielleicht eine Idee«, sagte sie dann betont unaufgeregt. »Völlig unabhängig von deinem persönlichen Blutdruck-Problem, das ja hoffentlich gar keins ist, finde ich interessant, was du an nur einem Nachmittag zu den aktuellen Blutdruck-Leitlinien herausgefunden hast. Besonders geklingelt hat es bei mir, als du von der Doppelautorenschaft berichtet hast, also dass eine Person sowohl als Autor der Leitlinie als auch als Autor der einzigen relevanten Studie, die in den Leitlinien zitiert wird, auftritt. Möglicherweise kommt dann noch ein weiterer Spieler dazu. Wer bezahlt eigentlich diese Studien?«

»Okay, ich verstehe. Viele Studien werden von der Pharmaindustrie finanziert.« Karl lehnte sich zurück und nahm einen Schluck Grauburgunder. »Ich ahne, in welche investigative Richtung du denkst. Im schlimmsten Fall ist es so, dass die Pharmaindustrie Forscher finanziell unterstützt und bindet. Sie bekommen Forschungsaufträge und werden gepusht, um in wichtige Gremien zu kommen und an Leitlinien mitzuarbeiten.«

»Ich würde es sogar noch weiter zuspitzen«, meinte Henriette und nahm ihren Weg zum Sofa und zurück wieder auf.

»Firma x will Medikament y verkaufen. Sie gibt dem Forscher ABC Geld, um die therapeutische Wirksamkeit des Medikaments zu untersuchen. Für die gewünschten Ergebnisse gibt es noch mal ein üppiges Erfolgshonorar. Forscher ABC wird dann in die Gruppe der Leitlinien-Autoren gepusht und sorgt dafür, dass das Medikament y der Firma x empfohlen wird. Eine bessere Marketingstrategie gibt es wohl kaum. Und bei Blutdruckmedikamenten geht es wahrscheinlich nicht um Peanuts, wenn ich es richtig sehe.«

»Das hört sich so an, als würde dich das für dein investigatives Journal interessieren.«

»Das tut es. Wenn da etwas dran ist, haben wir ein absolutes Topthema. Überlege einmal, wie viele Menschen davon betroffen wären. Ich werde morgen versuchen, noch etwas weiter zu recherchieren, und vielleicht mache ich es am Donnerstag zum Thema in der Redaktion.«

»Na, das wird ja spannend. Da fällt mir ein, dass ich neulich im Fernsehen einen Beitrag über Friedrich den Zweiten gesehen habe, der schon im 13. Jahrhundert Medizin und Pharmazie getrennt hat, um zu verhindern, dass Scharlatane abzocken. Vielleicht passt das ja für deinen Artikel.«

Henriette nickte lachend.

Beide Weinflaschen waren leer, und Karl zögerte, zwei weitere zu öffnen, nicht aus Sparsamkeitsgründen, sondern aus einem Gefühl heraus.

»Wie geht es denn heute Abend mit uns beiden Hübschen weiter?«

»Ich würde mir gerne ein Taxi nehmen und noch nach Hause fahren«, antwortete Henriette sanft, aber entschieden. »Morgen wird wieder ein anstrengender Tag, und ich habe keine frischen Sachen dabei. Ich wollte eigentlich vorher zu Hause vorbeifahren, aber das hat ja nicht geklappt. Kannst du mir bitte noch deine Rechercheergebnisse auf den Stick kopieren?«

Sie gab Karl einen Daten-Stick, er kopierte die Daten und gab ihn ihr zurück. Inzwischen zog sie sich an.

»Wo steht denn dein Auto?«, fragte Karl und versuchte, seine Enttäuschung zu verbergen.

»In der Tiefgarage der Zeitung. Ich fahre morgen dann auch mit dem Taxi.«

Karl verstand, dass sie das schon vorher genau so geplant hatte. Aber es war ja auch richtig. Er sollte nicht so pingelig sein. Er bestellte ein Taxi.

»Dann telefonieren wir spätestens am Freitag noch einmal? Du erinnerst dich, dass wir am Samstag zusammen in die Bretagne fahren?«, fragte Karl dann trotzdem mit spitzem Unterton.

Henriette umfasste ihn liebevoll. »Natürlich, und ich freue mich sehr darauf. Wann holst du mich ab?«

»Ich denke, so gegen neun Uhr. Zehn Stunden müssen wir für die Fahrt schon einplanen, dann wären wir um 19 Uhr da.«

»Gut, wir telefonieren aber am Freitag.«

Sie küssten sich, dann klingelte der Taxifahrer.

Kapitel 6

— Berlin, Dienstag, 7.2.1995

Seit Wochen schaute Thomas Pfilzner mit fiebriger Erwartung in den Briefkasten, wenn er nach Hause kam.

Vor ein paar Jahren hatte er eine kleine Zweizimmerwohnung in der Klingsorstraße in Steglitz gemietet. Die Bedingungen in der Wohngemeinschaft fand er schon immer schwierig, und als Elfi und Kathi auszogen, suchte auch er den Absprung. Steglitz war bezahlbar, er war schnell an seinem Arbeitsplatz und mit dem Bus in einer Viertelstunde in der City.

Jetzt wartete er auf »den Ruf« aus Homburg. Er hatte sich auf eine Professur am Universitätsklinikum des Saarlandes beworben und war zum »Vorsingen« eingeladen worden, so nannte man fachintern das Vorstellungsgespräch mit wissenschaftlichem Vortrag. Es handelte sich um eine reine Lehr- und Forschungsposition ohne Patientenaufgaben, also wie gemacht für ihn.

Dass seine Chancen nicht schlecht standen, hatte er unter dem Siegel der Verschwiegenheit von Krümper erfahren. Eigentlich durften Berufungskommissionen keine Informationen nach außen geben, aber irgendein Leck gab es immer, und Krümper brüstete sich gerne mit seinen Beziehungen.

Das Habilitationsstipendium der DFG über drei Jahre hatte Thomas ab September 1990 bekommen. Sein Chef hatte Thomas' Idee, die nicht genutzten Räume und Geräte für sein Projekt zu verwenden, letztlich zugestimmt. Krümper ließ ihn weitestgehend selbstständig arbeiten und verzichtete sogar auf seine regelmäßige Teilnahme an den Sitzungen der klinischen Forschungsgruppe.

Dafür forderte Krümper ihn unverblümt auf, mit den Personalmitteln, die er von der DFG bekommen hatte, zwei seiner Promovenden zu beschäftigen und sie im Rahmen seines Habilitationsprojekts ihre Doktorarbeiten anfertigen zu lassen. Damit konnte er zwei Promotionen für sich reklamieren, ohne diese Arbeiten aus seinen Forschungsmitteln zu finanzieren und nennenswerten Betreuungsaufwand zu leisten. Thomas selbst hatte kein Promotionsrecht, das würde er erst als Professor bekommen.

Auf Thomas' Frage, wie damit umzugehen sei, dass dieselben Untersuchungsergebnisse dann in den Doktorarbeiten und in seiner Habilitationsschrift genannt würden, antwortete Krümper, dass er sich da mal keine Sorgen machen solle, schließlich sei er, Krümper, ja in allen drei Fällen der wichtigste Gutachter.

Die beiden Promovenden und Thomas wurden ein gutes Team. Sie produzierten interessante Daten und schlossen die beiden Promotionen und das Habilitationsverfahren fast gleichzeitig Ende 1993 ab. Der Abschluss der beiden Promotionsverfahren datierte wegen der unterschiedlichen Termine der beteiligten Gremien einen Monat vor dem Abschluss von Thomas' Habilitationsverfahren. Die mehrfach genutzten Untersuchungsergebnisse stellten kein Problem dar, Krümper hatte Wort gehalten, und die anderen Gutachter waren jeweils nur an einem Verfahren beteiligt, wussten also nichts davon.

Krümper hielt Thomas auch nach dem Auslaufen des Habilitationsstipendiums mit einer halben Mitarbeiterstelle über Wasser, und im Sommersemester 1994 bekam er, ebenfalls durch Krümpers Vermittlung, eine Lehrstuhlvertretung in Dresden. Aber jetzt hatte er das Gefühl, dass es langsam Zeit für eine eigene Professur wurde.

Und dann kam der ersehnte Brief: Die Homburger wollten ihn zum 1. April berufen. Thomas führte die üblichen Verhandlungen um die Ausstattung seiner Professur mit Personal, Räumen und Laborgeräten. Die Homburger machten einige kleine Zugeständnisse, setzten aber auch klare finanzielle Grenzen. Alle Beteiligten wussten, dass er den Ruf auf alle Fälle annehmen würde. Er hatte ja aktuell keine wirkliche Alternative.

Schon während des Verhandlungsbesuchs in Homburg sah er sich nach einer geeigneten Wohnung um. Er suchte etwas in der Nähe der Klinik und fand eine großzügige Dreizimmerwohnung mit Terrasse im Erdgeschoss eines Mehrfamilienhauses in der Virchowstraße. Es gab mehrere Bewerber, aber als zukünftiger Universitätsprofessor wurde ihm sogar eine 14-tägige Bedenkfrist zugestanden. Er wollte mit der Unterschrift unter den Mietvertrag dann doch lieber warten, bis er die Ernennungsurkunde hatte.

Er war Single. Seine aktuelle Frauenbekanntschaft in Berlin hatte ihm zu seinem Ruf gratuliert und sich dann nicht mehr gemeldet. Er tat es ihr gleich. Beiden war klar, dass ihr Verhältnis mit seinem Weggang endete.

Auch sonst tat ihm der Abschied aus Berlin nicht weh. Zu seinen Eltern, die im Bezirk Wedding lebten, hatte er nur noch eine sehr lose und emotionsarme Beziehung. Gegenseitige Besuche waren selten. Thomas hatte sie per Telefon informiert, und sie wünschten ihm viel Erfolg.

Aus seiner Studienzeit blieb ein Freund. Mit Uwe telefonierte er ungefähr einmal in der Woche, und manchmal gingen sie zusammen »auf Streife«, wie sie es nannten. Uwe arbeitete inzwischen bei einem großen pharmazeutischen Unternehmen in Berlin und hatte sich sehr über Thomas' Karrieresprung gefreut. Sie feierten seine Berufung ausgiebig und wollten sich nicht aus den Augen verlieren.

— Homburg, Sonntag, 1.10.1995

Thomas fühlte sich blendend, etwas müde zwar, aber das war nach den letzten beiden Nächten erklärlich.

Der Professorenstatus tat seinem Selbstbewusstsein sehr gut. Überall begegnete ihm eine persönliche Wertschätzung, die er so vorher nicht gekannt hatte. Das ging ihm nicht nur in der Klinik so, sondern auch beim Bäcker und an der Tankstelle. Überall war er der »Herr Professor«. Irgendwie verstand er jetzt Krümpers Wunsch, genau so angeredet zu werden.

Im letzten halben Jahr hatte er sehr viel gearbeitet, oft 60 Stunden in der Woche. Weil er mit seiner Laborgeräte-Ausstattung nicht wirklich zufrieden war, riet man ihm zu einem Großgeräte-Antrag, der an das Ministerium für Bildung, Kultur und Wissenschaft des Saarlandes zu stellen war. Außerdem reichte er einen DFG-Antrag zur Fortsetzung seiner Habilitationsuntersuchungen ein. Beides verschlang viel Zeit. Daneben musste er noch zwei Vorlesungen aus dem Boden stampfen und sich in die administrative Seite der Professorentätigkeit einarbeiten. Von Gremienarbeit war er in seiner bisherigen Karriere unbehelligt geblieben, er hatte also keinerlei Erfahrung.

Aber die Arbeit machte ihm Spaß. Er fühlte sich frei und unabhängig. Seine neuen Mitarbeiter waren motiviert und arbeiteten ihm ausgezeichnet zu. Seine Sekretärin, die er sich mit einem Kollegen teilte, machte einen loyalen und zuverlässigen Eindruck.

Dann hatte er Sybille kennengelernt. Sie war stellvertretende Leiterin des Rechenzentrums, und sie sahen sich das erste Mal bei einer Sitzung. Sie gefiel ihm, und bislang hatte sich für ihn keine neue Beziehung ergeben, weil er einfach keine Zeit hatte. Also rief er sie am nächsten Tag im Büro an und lud sie zu einem Kaffee ein. Sie war sehr überrascht von seiner Einladung, nahm sie aber nach einigem Zögern an.

Nach einem weiteren Kaffee-Treffen fragte sie ihn, ob er sie auf einem Ausflug nach Saarbrücken zum Schwarzenbergturm begleiten würde. Eine Kollegin habe davon erzählt, die Aussicht sei fantastisch. Er sagte zu, und es war tatsächlich ein schöner Ausflug geworden. Auf den Stufen den Turm hinauf ging er hinter ihr und starrte die ganze Zeit auf ihren Po, der in ziemlich engen Jeans versteckt war. Eigentlich war es hier um ihn geschehen.

Es brauchte dann noch zwei Verabredungen zum Abendessen, bis Sybille ihn das erste Mal in seine Wohnung begleitete. Danach trafen sie sich fast jeden Freitagabend bei ihm, und sie blieb bis Sonntag nach dem Frühstück. Dann wollte er wieder arbeiten.

Thomas war sich nicht sicher, ob das heute mit der Arbeit etwas werden würde. Richtig geschlafen hatten sie in beiden Nächten kaum. Diese Frau törnte ihn dermaßen an, dass er jetzt schon wieder an Szenarien dachte, die sich nach dem Frühstück abspielen könnten. Er liebte dieses Träumen, und das Fantastische war, dass er mit Sybille beinahe alles eins zu eins umsetzen konnte, was er sich vorher ausgemalt hatte. Bisher hatte sie noch keine seiner Ideen abgelehnt oder sich dagegen gewehrt. Einiges behielt er allerdings wohlweislich zurück.

Als Sybille die Augen öffnete, war es schon hell. Thomas lag nicht neben ihr, anscheinend war er schon aufgestanden.

Sie war eine 26-jährige Frau mit einem abgeschlossenen Informatik- und Mathematikstudium, die sich als flachbrüstig und unattraktiv wahrgenommen hatte, bevor Thomas auf den Plan getreten war. Bis dahin hatte sie nur einen One-Night-Stand mit einem Kommilitonen und eine kurze Affäre mit einem ihrer Mathematikprofessoren gehabt, der sich jedoch nach zwei Monaten an die Freuden seines Ehelebens erinnert und sie verlassen hatte. Glücklicherweise hatte sie danach keine Prüfungen mehr bei ihm gehabt und ihr Studium mit Auszeichnung abgeschlossen.

Die stellvertretende Leitung des Rechenzentrums in Homburg war ihre erste feste Stelle. Der Leiter war ein älterer Kollege, der zwar mit allen Wassern der lokalen Universitätspolitik gewaschen war, aber bei den aktuellen IT-Entwicklungen nicht so sehr die Nase vorn hatte. Sie ergänzten sich gut, aber Sybille hatte praktisch die ganze inhaltliche Arbeit allein zu bewältigen.

Am Anfang war sie wegen der Heftigkeit von Thomas' sexuellen Handlungen etwas beunruhigt gewesen, aber später gewöhnte sie sich daran und genoss sein Verlangen. Sie wehrte sich nicht gegen seine manchmal fast gewalttätigen Aktionen und wunderte sich über die Lust, die sie dabei empfand. Er hatte ihr auch noch nie richtig wehgetan. Heute Morgen zwackten zwar die Handgelenke und die rechte Hüfte etwas, aber das gehörte dazu. Sybille schlief noch einmal ein.

Eine Stunde später saßen sie am Frühstückstisch. Thomas hatte den Tisch gedeckt und den Kaffee vorbereitet. Sybille setzte sich nach dem Duschen im Bademantel zu ihm. Nach dem letzten Kaffee stand Thomas wortlos auf und zog Sybille hoch. Er streifte ihr den Bademantel ab, setzte sie auf einen Küchenhocker und verband ihr die Augen mit einem Halstuch.

— Homburg, Freitag, 1.5.1998

Als der Standesbeamte die Geschichte von dem Schiff erzählte, das nach langer Suche endlich in den ersehnten Hafen einfuhr, driftete Thomas endgültig weg. Er dachte an die letzten Jahre und daran, wie sich alles entwickelt hatte.

Sein Großgeräte-Antrag war ebenso gescheitert wie der DFG-Antrag zur Fortführung seiner Habilitationsuntersuchungen. Er war am Boden zerstört. So viele Stunden hatte er investiert, vergebens. Auch seine Mitarbeiter hatten angefangen zu grummeln, und die Kollegen schienen ihn nicht mehr so zu schätzen wie anfangs. Wer war schon loyal zum Misserfolg?

Dann hatte er wieder Glück gehabt, und wieder war es Krümper, der dabei eine Rolle spielte. Thomas traf ihn auf einem Kongress in München und berichtete von seinem Antragsdesaster. Krümper schaute ihn mit verschwörerischem Blick an: »Da hätte ich vielleicht etwas für dich.«

Er verwendete nach wie vor das »Du«, während Thomas ihn weiter mit »Professor Krümper« anredete.

Krümper holte weit aus und berichtete von seinen Erfolgen in der klinischen Forschung und den offensiven Finanzierungsstrategien der verschiedenen Pharmafirmen. Aber es werde ihm allmählich zu viel, und er wolle sich langsam zurückziehen. Er sei ja auch nicht mehr der Jüngste, und es gebe zumindest von einem großen Pharmaunternehmen schon Fragen nach Empfehlungen für einen Nachfolger als Berater. Und außerdem sei die Homburger Universitätsklinik international eine gute Adresse. Auch das spräche unter anderem für Thomas.

»Du hast dir in der Grundlagenforschung einen hervorragenden Namen gemacht, kennst dich von früher in der klinischen Forschung aus und bist inzwischen methodisch mit allen Wassern gewaschen. Das braucht man in diesem Geschäft.«

Er hatte Thomas dabei hintergründig angegrinst. »Also, was meinst du? Kannst du dir das vorstellen?«

Thomas musste schlucken und brauchte ein paar Wimpernschläge für eine Antwort. Schließlich ging es darum, möglicherweise in diesen wenigen Sekunden seine wissenschaftlichen Überzeugungen über Bord zu werfen.

Bei seiner Antwort hörte er sich dann selbst wie durch Watte:

»Das hört sich sehr interessant an, und ich könnte mir das wirklich vorstellen.«

»Gut, dann komm doch nächste Woche nach Berlin, damit wir das besprechen können.«

Zwei Monate später hatte Thomas seinen ersten klinischen Forschungsauftrag auf dem Tisch, einen sechsstelligen Betrag auf seinem Forschungskonto und einen Beratervertrag mit der Firma Curasan über ein hohes fünfstelliges Jahresfixum plus großzügigem Erfolgshonorar.

Den Forschungsauftrag bewältigte er erfolgreich. Es ging um die Dosierung eines neuen Cholesterinsenkers. Die Resultate waren eindeutig und ausnahmslos im Sinne der Auftraggeber. Er musste nicht einmal mogeln, und mit ein paar wenigen statistischen Tricksereien fiel das Ergebnis noch deutlicher aus.

Um an die nötigen Patientendaten zu gelangen, holte er vier weitere Unikliniken ins Boot. Die Kollegen waren froh, weil sie ohne eigenen Forschungsantrag Geld auf ihr Forschungskonto bekamen. Die Datenerhebung war in diesem Fall nicht sehr aufwändig, das machten die Mitarbeiter nach einer Einweisung nebenher. Bis auf einen kleineren Anteil für Verbrauchsmaterialien war das Geld dadurch für eigene Forschungsaktivitäten frei. Die Kollegen lieferten anonymisierte Datensätze ab, die statistische Bearbeitung lag bei Thomas.

Krümper hatte ihm dieses Vorgehen nur knapp erläutert, aber Thomas hatte schnell verstanden. Er verteilte Geld, das kam immer gut an. Er entlastete die Kollegen von allen anderen Projektarbeiten außer der Datenerhebung und der Anonymisierung. Das wurde auch gerne gesehen und machte ihn daneben zum Herrn über die Daten. Außerdem wurden die Kollegen Co-Autoren der wissenschaftlichen Beiträge über die Untersuchung, die aber im Wesentlichen von Thomas verfasst wurden. Auch das kam den Interessen der Kollegen entgegen, weil sie damit ohne viel zusätzlichen Aufwand ihre Publikationsliste verbessern konnten.

Thomas publizierte zwei Artikel mit unterschiedlichen Schwerpunkten bei den Untersuchungsergebnissen. Ein Artikel hätte es auch getan, aber die Mehrfachnutzung erhobener Daten war üblich. Schließlich stellte die Anzahl der Beiträge, die man veröffentlichte, ein zwar fragwürdiges, aber wichtiges Leistungskriterium der wissenschaftlichen Arbeit dar.

Keiner der Reviewer, also der gutachterlichen Kollegen, die die Qualität der Beiträge vor ihrer Veröffentlichung prüfen sollten, hatte etwas auszusetzen. Beide Beiträge wurden von den jeweiligen Fachzeitschriften sofort angenommen und veröffentlicht. Das war ungewöhnlich. Ob Curasan damit etwas zu tun hatte, wusste Thomas nicht.

In kürzester Zeit hatte er einen steilen Anstieg seines Renommees erlebt. Im Universitätsklinikum des Saarlandes in Homburg gipfelte dies in einem vertraulichen Gespräch mit dem Dekan, in dem dieser berichtete, dass eine personelle Aufstockung seines Bereichs diskutiert werde. Außerdem gab es drei Anfragen für Hauptreferate bei einschlägigen wissenschaftlichen Kongressen in Deutschland, Polen und Italien. Auch hier war sich Thomas unsicher, ob die Firma in irgendeiner Weise nachgeholfen hatte, letztlich war sie auch ein wichtiger Finanzier dieser Kongresse.

Im letzten Jahr hatte es einen neuen Forschungsauftrag von Curasan gegeben. Diesmal ging es um die cholesterinsenkenden Effekte einer Kombination zweier Medikamente. Das finanzielle Volumen war größer. Thomas musste aber mit einem formal gleichberechtigten Kollegen der Stanford University School of Medicine in den USA zusammenarbeiten, der dort Daten von verschiedenen Kliniken in den USA einholte. Das Gleiche sollte Thomas für Europa tun. Die Auswertung der Daten sollte gemeinsam erfolgen. Beide hatten Anspruch auf vollständige Datensätze.

Der Kollege in Stanford war eine internationale Cholesterin-Kapazität und stand in der Wissenschaftshierarchie deutlich über ihm. Thomas bot an, einen Auswertungsvorschlag zu erarbeiten und ihn dann zu besuchen. Das Angebot wurde angenommen, die Reisekosten übernahm Curasan.

Der Flug nach San Francisco war trotz der Annehmlichkeiten der Business Class für ihn sehr anstrengend. Der Empfang in der Villa seines Kollegen entschädigte ihn allerdings. Er kam abends an und bezog ein großzügiges Gästezimmer, während auf der Terrasse schon der Grill lief. Die Familie seines Kollegen und einige Mitarbeiter begrüßten ihn. Es war eine entspannte Atmosphäre, und er fühlte sich gut.

Gleichwohl war er angespannt, als er am nächsten Tag dem Team seines Kollegen seine Auswertung vorstellte. Er hatte wieder ein paar statistische Tricks eingebaut, die das Ergebnis schönten, hatte aber auch die Alternativen im Fundus seiner PowerPoint-Folien und alle Pro- und Kontra-Argumente parat.

Es lief dann völlig unkompliziert. Die Mitarbeiter stellten nur triviale Fragen, die Thomas routiniert beantworten konnte. Sein Kollege stellte zwei kritische Fragen zur Statistik, die offenlegten, dass er die angewandten Tricks verstanden hatte. Aber er stimmte letztlich zu, und damit war Thomas‘ Auswertung akzeptiert.

Das zusätzliche Geld zu seinem Professorengehalt, das er mit seinem Beratervertrag und den Erfolgshonoraren verdiente, reichte aus, um ein größeres Haus in guter Homburger Lage zu finanzieren. Den notwendigen Kredit könnte er innerhalb von fünf Jahren abbezahlen, wenn es mit Curasan so weiterlaufen würde wie bisher.

Die Beziehung zu Sybille hatte sich verändert. Sie war nun auch unter der Woche an verschiedenen Abenden bei ihm. Meist trafen sich dann gegen 20 Uhr in einem der einschlägigen Restaurants in der Gegend, bei ihrem Lieblingsitaliener, einem Griechen, einem Spanier und manchmal einem Japaner. Sie kamen direkt aus ihren Büros und sprachen beim Essen über ihre Arbeit. Wenn Thomas nicht zu müde war, kam sie mit zu ihm, und sie verbrachten die Nacht zusammen. Sybille richtete sich dabei grundsätzlich nach seinen Bedürfnissen.

Als der Hauskauf anstand, fragte Thomas Sybille, ob sie bei ihm einziehen wolle, wenn es so weit wäre. Es gebe genug Platz für zwei. Sie reagierte zögerlich, und so fragte er sie bei einem der nächsten italienischen Abendessen, ob sie ihn heiraten würde. Sie freute sich sehr und nahm seinen Antrag an. Allerdings wollte sie ihren Nachnamen behalten, aber das machte ihm nichts aus.

Der Standesbeamte kam zum Ende seines Vortrages, und Thomas besann sich auf seine aktuelle Rolle. Alles lief glatt, und dann war er auch schon Ehemann.

Die Feier fand beim selben Italiener statt, bei dem Sybille seinen Antrag angenommen hatte. Die Gästeliste war nicht besonders lang, sie umfasste beide Elternpaare, ein paar Kollegen von beiden, zwei Studienfreundinnen von Sybille und Thomas‘ Berliner Kumpel Uwe. Ihr großer Tisch stand hinreichend abseits, so dass sie einigermaßen für sich waren.

Es war eine nette Feier, das Essen war wie immer ausgezeichnet, der Prosecco und die Weine ebenfalls. Alle fühlten sich wohl, und so dauerte es bis nach Mitternacht, bis die letzten Gäste gegangen waren. Thomas bezahlte die Rechnung und machte sich mit Sybille auf den kurzen Weg zu ihrem neuen Zuhause.

Sie war 14 Tage zuvor bei ihm eingezogen, ihre Wohnung hatte sie gekündigt. Sie hatten sich auf getrennte Schlafzimmer geeinigt. Grundsätzlich wollten sie schon zusammen schlafen, mehr oder weniger abwechselnd in dem einen oder dem anderen Zimmer. Aber so hatten sie die Möglichkeit des nächtlichen Rückzugs, falls es ihr oder ihm mal nicht gut gehen sollte oder einer einfach mal nachts für sich sein wollte. Die Räumlichkeiten machten es sogar möglich, dass neben beiden Schlafzimmern jeweils ein Bad eingerichtet werden konnte.

In ihrem neuen Zuhause angekommen, machten sie es sich bequem. Sie warfen die feinen Hochzeitsklamotten auf einen Sessel, und Thomas holte eine Flasche Champagner und zwei Gläser aus der Küche. Sie lümmelten sich auf das große neue Sofa, küssten sich und prosteten sich zu. Beide waren müde, aber irgendwie auch aufgedreht.

Dann zauberte er ein Päckchen unter den Kissen hervor und reichte es Sybille. Es war ein kleines Hochzeitsgeschenk. Sie packte es aus und fand schwarze Dessous der Spitzenklasse. Wieder küsste sie ihn und verschwand wortlos in die obere Etage. Als sie zurückkam, trug sie außer den Dessous nichts mehr. Lange behielt sie auch die nicht an, und das Sofa musste seine erste Bewährungsprobe überstehen.

Kapitel 7

— Saarbrücken, Donnerstag, 16.8.2018

Die Redaktionssitzung im kleinen Kreis sollte um zehn Uhr beginnen. Henriette war seit neun Uhr im Büro und arbeitete letzte Verbesserungen in ihre Präsentation zum Thema Leitlinien ein. Die wichtigsten Aussagen hatte sie hier vorbereitet.

Gestern hatte sie vormittags im Büro noch andere Dinge zu tun gehabt, die nicht warten konnten, aber für den Nachmittag verabschiedete sie sich nach Hause und beschäftigte sich mit dem Leitlinienthema. Sie sah sich die von Karl recherchierten Dokumente gründlich an und konnte seine Angaben bestätigen.

Daneben fand sie heraus, dass es eine Vielzahl Medizinischer Leitlinien gab. Sie hatte den Eindruck, dass es Dutzende sein mussten, es war also kein bluthochdruckspezifisches Phänomen. Eben noch war sie auf die Homepage von »Leitlinienwatch« gestoßen, einer Gruppe, die sich anscheinend um die Unabhängigkeit Medizinischer Leitlinien von der Pharmaindustrie kümmerte, hatte aber keine Zeit mehr, sie sich genauer anzusehen. Was sie bis jetzt zusammengetragen hatte, sollte fürs Erste reichen.

Pünktlich um zehn Uhr kam ihre kleine Truppe zur wöchentlichen Redaktionssitzung in Henriettes Büro, begrüßte sie und nahm am Besprechungstisch Platz. Es waren Stefan Suter, Sabine Reschke und Cornelia Heidemann.

Stefan vertraute sie in seiner Arbeit völlig. Er war ein ruhiger, besonnener Typ und ein sehr guter Journalist. Privates besprachen sie allerdings kaum.

Sabine wirkte eher sprunghaft und in ihrer Arbeit oft nicht so strukturiert wie Stefan. Dafür hatte sie eine andere, für die Redaktion unschätzbar wichtige Qualifikation: Sie konnte im Internet so ziemlich alles herausfinden. Die Schuhgröße des Bundespräsidenten, die Urlaubsadresse eines Bankmanagers und sogar die Steuererklärung eines Bundestagsabgeordneten hatte sie schon beschafft. Letzteres allerdings mit der Hilfe eines befreundeten Hackers der Extraklasse.

Cornelia war eine Praktikantin und arbeitete seit ein paar Wochen unter Stefans Anleitung im Team mit.

Henriette ging zur Espressomaschine und machte ungefragt für alle einen Lungo. Es hatte sich in der letzten Zeit so eingespielt, dass eine Nachfrage unnötig war. In das Brubbeln der Maschine hinein fragte Stefan, wie denn nun die Haltung der Zeitung zum LSVS-Skandal sei.

An der Dienstagssitzung hatten nur die Ressortleitungen teilgenommen, und natürlich brodelte die Gerüchteküche. Henriette berichtete kurz von der Sitzung, servierte die Lungos und meinte dann abschließend: »Aktuell sind wir bei diesem Thema nicht dabei. Die Tageszeitungsredaktionen liegen etwas im Clinch um die Deutungshoheit, ich habe mich da herausgehalten. Mittelfristig müssen wir uns aber schon damit beschäftigen. Dann stellt sich die Frage, wie wir es aufziehen wollen.«

Stefan nippte an seinem Lungo. »Danke für den Kaffee. Ich denke, dass die strukturellen und personellen Entscheidungswege unser Thema sein sollten. Also nicht die skandalösen 10.000 Euro hier und die fragwürdigen 20.000 Euro dort, sondern die Bedingungen, unter denen diese Machenschaften möglich wurden.«

Sabine und Cornelia nickten ernsthaft. Henriette schaute Stefan an. »Ich finde deinen Vorschlag gut. Vielleicht kannst du mit Sabine und Cornelia schon mal etwas Material zusammentragen? Dann sind wir ausreichend vorbereitet, denke ich.«

Die drei stimmten zu.

Dann besprachen sie die Endfassungen der Beiträge des Journals, die sie für Henriettes Urlaubszeit im Voraus produziert hatten, darunter auch ein Resümee des Wechsels der saarländischen Ministerpräsidentin Annegret Kramp-Karrenbauer, kurz AKK, vom Saarland in die Bundespolitik nach Berlin. Als sie damit fertig waren, machte sich Henriette einen zweiten Lungo, die anderen hatten den ersten noch nicht ausgetrunken.

»Es gibt noch ein anderes mögliches neues Thema für uns.«

Der Lungo war fertig, und Henriette setzte sich wieder an den Besprechungstisch.

»Hat jemand von euch schon einmal etwas von Medizinischen Leitlinien gehört?«

Stefan und Sabine verneinten, nur Cornelia sagte, sie habe von ihrem Vater einmal etwas über solche Leitlinien im Zusammenhang mit seinen Cholesterinwerten gehört.

»Das würde passen«, antwortete Henriette. »Was weißt du denn darüber?«

»Eigentlich nur, dass es um Richtlinien für Ärzte geht, welche Medikamente sie verschreiben sollen.«

»Ja, so ungefähr habe ich es auch verstanden. Ich bin allerdings über den Bluthochdruck eingestiegen. Ein Freund mit Blutdruckproblemen hat im Internet Hintergrundinformationen nachgelesen, und was er fand, hat ihn beunruhigt.«

Henriette erläuterte ihren Rechercheeinstieg mithilfe ihrer Präsentation und ergänzte die vorgestellten Fakten mit der potenziellen Rolle der Pharmaindustrie. Als sie fertig war, entfuhr es Sabine: »Das wäre ja ein dickes Ding.« Alle lachten über ihren Ausbruch, und Stefan ergänzte, immer noch lachend: »Vorsichtig ausgedrückt.«

Als sich alle beruhigt hatten, meinte Stefan zu Henriette gewandt: »Du vermutest also einen Einfluss der Pharmaindustrie auf die Bluthochdruck-Leitlinie. Das könnte allerdings ziemlich spannend werden. Bislang hast du aber noch keinen konkreten Hinweis, oder?«

»Nein, stimmt. Ab Samstag bin ich ja dann auch zwei Wochen im Urlaub, und ich hoffe nicht, dass ich dort auf die Idee komme, intensiv zu arbeiten. Außerdem läuft uns das Thema nicht weg. Das ist auch noch in drei Monaten aktuell. Mein Vorschlag wäre also, dass sich Cornelia in dieser Zeit die Seiten von ›Leitlinienwatch‹ genauer ansieht. So wie ich es auf die Schnelle verstanden habe, werden hier verschiedene Leitlinien nach ihren Verbindungen zur Pharmaindustrie untersucht. Vielleicht ergeben sich dadurch neue Ideen. Sabine könnte versuchen, die Beziehungen der Bluthochdruck-Leitlinien-Autoren zur Pharmaindustrie zu durchleuchten. Was meint ihr?«

Cornelia antwortete schnell: »Ist gut, das kann ich machen.«

Sabine räusperte sich kurz. »Ich will da nichts versprechen, aber ich werde es versuchen. Darf ich, wenn es nötig ist, meinen Bekannten zurate ziehen? Das könnte nämlich ziemlich schwierig werden.«

»Ja, ich denke schon. Aber wir machen das in diesem Fall offizieller als bisher. Ich bereite einen Vertrag vor, der einerseits diffus ist. Das heißt, dass nicht drinsteht, dass er für uns hacken soll. Andererseits verpflichtet ihn der Vertrag zum Stillschweigen über seine Tätigkeit und die Ergebnisse. Wenn er unterschreibt, ist es in Ordnung, wenn nicht, müssen wir weitersehen. Wäre das so okay für dich?«

»Ja, ich glaube schon. Du willst verhindern, dass er plaudert, und andererseits ihn und auch uns schützen, weil es um möglichweise illegale Hackertätigkeiten geht. Habe ich das so richtig verstanden?«

»Genau so habe ich es gemeint.«

Nach einer kleinen Pause und dem letzten Schluck des inzwischen lauwarmen zweiten Lungos verabschiedete Henriette ihre Mitarbeiter bis zum 6. September. Alle wünschten ihr einen schönen Urlaub, dann war sie allein.

Als Erstes machte sie sich einen frischen Lungo. Dann überlegte sie, wie sie den weiteren Tag angehen wollte. Sie wollte ihren 87-jährigen Vater in Kirkel, einem kleinen Ort in der Nähe Saarbrückens, besuchen. Das tat sie immer donnerstags, wenn es möglich war. Und um 17 Uhr hatte sie eine Verabredung mit Roberta zum Training – mit Anschlussprogramm in der »Tomate 2« und dann bei ihr.

Eigentlich war ihr gemeinsamer Tag der Montag, aber diesmal hatten sie sich zusätzlich auf den Donnerstag geeinigt. Der letzte Montag war ihr erstes Treffen nach dem gemeinsamen Elsass-Aufenthalt gewesen, weil Roberta am 6. August einen blöden Abendtermin gehabt hatte. Und danach würden sie sich immerhin für 14 Tage nicht mehr sehen.

Beim Treffen am Montag war die große Nähe, die Henriette seit dem Elsass zu Roberta verspürte, noch da gewesen, und das beruhte offensichtlich auf Gegenseitigkeit. Aber es war jetzt doch störend, dass Roberta offensichtlich von Sybilles neuer Beziehung zu Karl nichts wusste. Karl hatte ja vermutet, dass Sybille Roberta nichts von ihrer beider Annäherung erzählen würde, und Henriette hatte gedacht, dass sie das nicht tangieren würde. Jetzt strengte es sie schon ein wenig an, die Nichtwisserin zu spielen.

Roberta hatte dagegen Sybille von ihrem »kleinen Ausflug« mit Henriette ins Elsass erzählt, die davon allerdings nicht besonders beeindruckt zu sein schien. Sybille hatte gemeint, dass sie dann ja beide eine schöne Zeit gehabt hätten.

Henriette rief ihren Vater an. »Wäre es dir recht, wenn ich um 15 Uhr bei dir wäre?«

»Ja, das passt. Du brauchst keinen Kuchen mitzubringen, es ist genug da.«

Sie verschluckte ihre Frage nach der Herkunft des Kuchens und sagte nur: »Na, dann bis gleich.«

Sie unterstellte ihrem Vater eine Liaison mit Lena, einer Nachbarin, deren Gatte Paul vor zwei Jahren in ein Pflegeheim umziehen musste. Ihr Vater stritt eine solche Beziehung über die reine Nachbarschaftshilfe hinaus bislang jedoch brüsk ab.

Nach dem Telefonat besprach Henriette im Sekretariat der Redaktion noch einmal die wichtigsten aktuellen Angelegenheiten und verabschiedete sich dann bis Montag in gut 14 Tagen. In Notfällen wäre sie natürlich mobil erreichbar.

Morgen wollte sie nicht mehr in die Redaktion kommen. Mit Roberta hatte sie »open end« vereinbart. Das konnte spät werden, und außerdem musste sie ja noch für die Bretagne packen.

Sie fuhr nach Hause, kaufte unterwegs noch ein Baguette und etwas Käse für die Zeit nach der »Tomate 2« und packte ihre Sporttasche. Die Betten hatte sie am Montag frisch bezogen, und mit etwas gutem Willen rochen sie immer noch nach Roberta.

Dann hatte sie eine Idee. Sie wollte ihrem Vater Blumen mitbringen. Also fuhr sie zuerst von ihrer Wohnung die Scheidter Straße ein Stück Richtung Stadtmitte hinunter, wo es einen erstklassigen Blumenladen gab. Sie kaufte einen kleinen Rosenstrauß und machte sich auf den Weg nach Kirkel.

Ihr Vater öffnete die Tür, und Henriette hatte spontan den Eindruck, dass es ihm gut ging. Er machte körperlich einen vergleichsweise fitten Eindruck, und sein schelmisches Lächeln verstärkte das positive Bild.

»Hallo, mein Töchterchen. Wie geht es dir?«

»Mir geht es fantastisch. Am Samstag fahre ich mit Karl für 14 Tage in die Bretagne, wie soll es mir da sonst gehen?«

»Das hört sich toll an. Komm erst mal rein. Der Kaffee läuft gerade durch, der Kuchen steht schon auf dem Tisch.«

Sie setzten sich an den Küchentisch, und Henriette holte die Rosen aus ihrer Einkaufstasche.

»Ich habe dir ein paar Blümchen mitgebracht.«

Ihr Vater schaute sie überrascht an. Plötzlich bekam er feuchte Augen.

»Seit dem Tod deiner Mutter hat es in diesem Haus keinen Blumenstrauß mehr gegeben. Sie hat sich immer darum gekümmert, dass Blumen im Haus waren, aber damit war es dann auch zu Ende. Vielleicht ist es jetzt lange genug her, ich freue mich jedenfalls über die Rosen. Die Frage ist nur, wo ich jetzt eine passende Vase finde.«

Henriette stand auf und nahm ihren Vater in die Arme. »Schön, dass du dich darüber freuen kannst.«

Sie suchten beide in den Schränken und fanden bald eine Vase für die Rosen. Der Kaffee war inzwischen fertig, sie setzten sich wieder an den Küchentisch, auf der Anrichte wartete ein halber Kirschkuchen.

»Ist der Kirschkuchen von Lena?«, fragte Henriette unvermittelt.

»Natürlich! Möchtest du Schlagsahne dazu?«

»Ja, gerne.«

Sie genossen schweigend den herrlichen Kuchen und den Kaffee.

»Wie geht es Paul?«, fragte Henriette.

»Da gibt es keine wesentlichen Veränderungen. Es geht ihm so einigermaßen, und meistens erkennt er Lena, wenn sie ihn besucht.«

»Wie oft besucht sie ihn?«

»Jeden Tag. Manchmal starrt er aber nur ins Leere und nimmt sie nicht richtig wahr. Jedenfalls berichtet sie das so.«

»Ach du lieber Gott. Das stelle ich mir ziemlich schlimm vor.«

»Liebes Töchterchen, ich möchte dir etwas beichten.«

Ihr Vater schob den leeren Teller in die Mitte des Tisches, als ob er den Platz für seine Arme bräuchte.

»Lena hat nächste Woche Geburtstag. Sie will den dörflichen Geburtstagsgewohnheiten diesmal aus dem Weg gehen und für eine Woche in einem kleinen Örtchen in der Pfalz so etwas wie Urlaub machen. Eine Bekannte bringt sie hin, holt sie auch wieder ab und schaut inzwischen nach Paul. Wir haben geplant, dass ich sie dort besuche, das heißt genauer: Ich habe im selben Haus auch ein Zimmer gebucht.«

»Aber das ist doch wunderbar.«

Wieder stand Henriette auf, beugte sich zu ihrem Vater hinunter und umfing ihn vorsichtig mit ihren Armen.

»Das wird aber auch eine neue Situation für euch, so Seite an Seite, oder?«

Ihr Vater löste sich von ihr. »Das kann schon sein, mal sehen. Aber behalte das bitte für dich. Es ist schon so schwierig genug.«

»Keine Angst. Das bleibt bei mir.«

Sie besprachen noch den üblichen Kirkeler Tratsch, und Henriette zeigte Bilder von dem Häuschen, das Karl für ihren Urlaub in der Bretagne gebucht hatte. Dann verabschiedeten sie sich.

»Ich melde mich wieder, wenn ich aus der Bretagne zurück bin. Ist das okay? Im Notfall kriegst du mich ja sowieso über das Handy.«

»Das ist okay, aber diesen Notfall wünschen wir uns beide wohl nicht.«

Henriette machte sich auf den Weg zu ihrer Trainingsverabredung und kam völlig unüblich zu spät. Normalerweise gab es in der Umkleide die ersten ironisch-erotischen Anzüglichkeiten, heute war Henriette allein. Sie schloss sich Roberta an ihrer zweiten Trainingsstation an.

»Entschuldige bitte, ich war vorher bei meinem Vater, und das hat etwas länger gedauert.«

»Entschuldigung angenommen. Gab es etwas Besonderes?«

»Na ja, ein dementer Nachbar, das nimmt ihn ziemlich mit.«

»Das glaube ich gerne, so was muss furchtbar sein.«

Obwohl Henriette Roberta gerne von der Liaison ihres Vaters mit Lena erzählt hätte, verzichtete sie darauf. Sie hatte es ihrem Vater versprochen. Beide konzentrierten sich auf ihr Training, und unter der Dusche beließen sie es bei gegenseitigem Rücken-Abseifen, es waren noch zwei andere Damen da. In der »Tomate 2« machte Roberta schnell deutlich, dass sie über die letzten LSVS-Neuigkeiten lieber erst bei Henriette zu Hause sprechen wollte. Das Thema war im Saarland einfach zu heiß für ein Restaurant-Gespräch. So schwelgten sie zunächst in den Erinnerungen ihres gemeinsamen Elsass-Aufenthalts.

Beim Essen versuchte Roberta dann, Henriette zu überzeugen, richtig in den Golfsport einzusteigen. Der Ausflug zum Golfplatz mit einem Schnupperkurs für Henriette hatte schließlich beiden großen Spaß gemacht. Henriette war sich aber nicht sicher. Man musste schon eine Menge Zeit investieren, wenn man beabsichtigte, regelmäßig zu spielen. Außerdem stellte sich die Frage, in welchem Golfclub sie Mitglied werden wollte. Roberta spielte im Golfclub Saarbrücken, der allerdings in Wallerfangen war. Mit dem Auto brauchte man von Saarbrücken 30 Minuten, das fand Henriette nicht wirklich ideal. Außerdem war Sybille im selben Golfclub, das fand dann auch Roberta nicht so toll.

Henriette wurde in diesem Moment klar, dass die Konzertreise von Karl und Sybille nach Salon und ihr Ausflug mit Roberta ins Elsass ihr Beziehungsgeflecht komplizierter gemacht hatten, als es vorher war, und dass das Golfclub-Problem dies nur widerspiegelte.

Sie hatte ja auch noch vor, Karl in der Bretagne zum Golfen zu verführen. Wenn er mit einstiege, würde sie nicht mehr lange nachdenken und mit ihm zusammen ein Golfprojekt starten. Anscheinend reichte Roberta allein hierfür nicht aus. Karl würde allerdings die Club-Frage noch sensibler machen, und bislang hatte sie Roberta von dieser Idee noch nichts erzählt. Dass Roberta von Karls neuem Verhältnis zu Sybille nichts wusste, verstärkte das Problem zusätzlich.

Obendrein beschäftigten sie die neue Nähe und die Intensitätszunahme in ihrer Beziehung zu Roberta. Die Elsass-Tage waren voller Zärtlichkeit gewesen. Außerdem konnten sie viel lachen. Es war einfach paradiesisch. Henriette fand, dass sie nach diesem Höhenflug selbst wieder halbwegs gut gelandet war, während sie bei Roberta Schwierigkeiten mit dem Landeanflug vermutete. Dass sie ab übermorgen zwei Wochen mit Karl in der Bretagne sein würde, verstand sie als Chance für eine weitere Stabilisierung ihrer eigenen Emotionen. Roberta musste damit irgendwie klarkommen.

Aber dann kam es doch überfallartig anders. Kurz bevor sie bezahlen wollten, zog Roberta ein Kuvert aus ihrer Tasche. Sie stand auf, überreichte es Henriette und gab ihr einen langen Kuss.

»Um es jetzt mal konkret zu machen.«

Henriette öffnete das Kuvert. Sie nahm eine Karte heraus und sah ein Foto von sich beim Putten. Darunter stand: »Individueller Platzreifekurs im Golfclub Saarbrücken – Gutschein für fünf Trainerstunden.«

»Da bin ich aber platt. Wo hast du denn das Foto her?«

»Von unserem Golfausflug. Du hast anscheinend nichts gemerkt. Es war ganz zu Anfang auf dem Übungsgelände.«

Henriette musste schlucken. Plötzlich war die Elsass-Intensität wieder da. Sie war von Robertas Geschenk sehr bewegt, stand ebenfalls auf und zog sie an sich. Die anderen

Gäste schauten leicht verwundert auf die beiden Frauen, die sich eng im Arm hielten und streichelten.

Henriette gab Roberta noch einen Kuss, dann setzten sie sich wieder.

»Das ist ja wirklich toll, und du hast ja recht. Ohne Platzreife können wir uns die anderen Gedanken sowieso sparen.«

»Du kannst die Termine frei vereinbaren, und der Trainer hat mir zugesagt, dass er sich für dich auch spontan Zeit nehmen würde.«

»Hört, hört! Wie soll ich das bitte verstehen?«

Roberta lachte. »Das bezieht sich ausschließlich auf den Golfunterricht und dein beschränktes Zeitbudget.«

»Und sag mal, meinst du denn, dass fünf Trainerstunden für die Platzreifeprüfung reichen?«

»Tom, so heißt der Trainer, hat mir versichert, dass du nach diesen fünf Stunden auf jeden Fall die Platzreifeprüfung bestehst.« Roberta kicherte. »Er wird natürlich auch dein Prüfer sein, da sollte es also keine Probleme geben.«

Henriette spürte, dass sie sich auf Robertas Flugfortsetzung sehr gerne einlassen wollte, und war froh, dass sie morgen nicht mehr in die Redaktion musste. So konnte sie den Tag ohne andere Belastungen nur dafür verwenden, nun wirklich sicher zu landen und sich auf 14 Tage mit Karl einzulassen.

Sie fuhren mit zwei Autos. Henriette wohnte in der obersten Etage eines dreigeschossigen Neubaus in der Nähe des Ilseplatzes, und zwei Parkplätze in der Tiefgarage gehörten dazu. Sie nahmen den Fahrstuhl von der Tiefgarage bis vor Henriettes Wohnungstür. Als die Tür geschlossen war, schauten sie sich an, sahen die Lust in den Augen der anderen, lachten laut auf, küssten sich und fielen dann übereinander her.

Roberta löste sich zuerst aus den verwuselten Laken. »Gibt es hier etwas zu trinken?«

Mit den üblichen kurzen Sweatshirts bekleidet setzten sie sich an die Küchentheke. Henriette goss zwei Gläser Sauvignon blanc ein.

»Ah, das tut gut.« Sie prosteten sich zu, und Roberta strahlte Henriette zuerst an, dann verdüsterte sich ihr Gesicht. »Soll ich jetzt wirklich von den Abgründen des LSVS erzählen? Gibt es vielleicht bei dir etwas Neues, das interessanter ist?«

»Na ja, da gibt es schon ein neues Thema. Hast du schon mal von Medizinischen Leitlinien gehört?«

»Nein, das sagt mir gar nichts.«

»Da bist du in guter Gesellschaft. Aber es gibt sie, und zwar in großer Zahl und mit erheblicher Bedeutung. Die Kurzfassung: Medizinische Institutionen veröffentlichen für bestimmte Krankheitsbilder diagnostische und therapeutische Empfehlungen, denen die Ärzte dann folgen sollen. Und wer könnte einen starken Einfluss auf diese Anweisungen haben? Die Pharmaindustrie! Was sagst du jetzt?«

»Hört sich erst mal beunruhigend an. Hast du ein Beispiel?«

»Wir sind mit unseren Recherchen erst am Anfang. Aber bei den Blutdruck-Leitlinien gibt es schon mal eine Reihe von Merkwürdigkeiten. Verstehst du?«

»Okay, es rattert noch ein bisschen, aber ich glaube zu verstehen. Da geht es um Geld, und zwar richtig viel, oder?«

»Das kann man so sagen. Der weltweite Umsatz von Blutdrucksenkern soll in diesem Jahr circa 23 Milliarden US-Dollar betragen, Tendenz steigend.«

»Oha. Gibt es da auch eine kriminelle Dimension?«

»Meinst du, ob dabei auch Gesetze übertreten werden? Ich bin mir nicht sicher, glaube es aber weniger. Es geht wohl eher um misshandelte Wissenschaftsethik und äußerst aggressives Marketing.«

»Ich kann ja mal rumhören. Vielleicht kann ich dir ja ein klein wenig helfen.«

»Das wäre schön. Wie wäre es jetzt mit etwas Käse?«

»Gerne doch.«

Henriette holte den Käse aus dem Kühlschrank, platzierte ihn auf einem Holzbrett, legte etwas Baguette dazu und stellte alles mit zwei Tellern und Besteck auf den Couchtisch.

»Ich glaube, wir sollten umziehen.«

Sie setzten sich auf der Couch gegenüber, mit ihren Rücken an den Armlehnen, und liebkosten sich mit den Füßen. Käse, Brot und Wein standen an der Seite, ihre Teller hatten sie auf dem Schoß.

»Jetzt erzähl doch mal, was es Neues beim LSVS gibt«, gurrte Henriette, während sie mit ihrem rechten Fuß Robertas linken Oberarm streichelte.

»Das Amtsgericht hat gegen vier Präsidiumsmitglieder Strafbefehle erlassen. Sie müssen 90 Tagessätze berappen. Und damit kommen sie noch gut weg, kann ich dir sagen.«

»Das hört sich ja eindeutig nach einer kriminellen Dimension an«, wiederholte Henriette mit ironischem Unterton Robertas Worte.

Roberta ging auf Henriettes Ironie in keiner Weise ein und wirkte jetzt irgendwie bedrückt.

»Das kannst du laut sagen. Üblicherweise bezeichnet man diese Delikte auch als Korruption.«

Roberta berichtete jetzt ausführlich von den einzelnen Präsidiumsmitgliedern, ihren beruflichen und politischen Hintergründen und den einzelnen Vergehen. Dabei wurde sie immer leiser und hörte sich richtig bekümmert an.

»Am meisten betroffen macht mich, dass keiner der vier auch nur das geringste Unrechtsbewusstsein zu haben scheint. Für die ist ihr Verhalten schlichtweg normal. Aber behalte bitte die ganzen Hintergründe für dich.«

Henriette schwieg. Sie schob ihren Fuß unter Robertas Sweatshirt und bewegte ihn langsam höher.

»Kann ich dir vielleicht diese trüben Gedanken vertreiben?«

Roberta schaute sie zuerst überrascht an, dann lächelte sie. »Oh ja, bitte.«

Sie strahlte Henriette jetzt wieder an, zog sich das Sweatshirt über den Kopf und drückte Henriettes Fuß an ihre Brust.

Kapitel 8

— Zürich, Donnerstag, 10.5.2001

Der See lag spiegelglatt in den Bergen, und die Frühlingssonne wärmte seine bloßen Füße. Thomas saß auf dem Balkon seiner Hotelsuite und genoss sein Frühstück.

Gestern hatte er sein »Vorsingen« mit großem Erfolg, wie er fand, absolviert. Er hatte sich auf eine hochdotierte Professur an der Medizinischen Fakultät der ETH Zürich beworben, von der er zuvor eine telefonische Anfrage erhalten hatte. Das Profil passte vortrefflich zu ihm. Zuerst war er skeptisch gewesen, weil er keine Lust verspürte, sich dem Risiko einer abgelehnten Bewerbung auszusetzen. Nach einem weiteren Telefonat, diesmal mit einem Kollegen, sah er die Dinge allerdings anders. Der Kollege war ebenfalls mit Curasan verbunden, und Curasan hatte seinen Hauptfirmensitz in Zürich. Der Kollege berichtete, dass die Berufungskommission sich im Vorfeld ausdrücklich dafür ausgesprochen habe, Thomas direkt anzusprechen. Das habe der Vorsitzende dann ja auch gemacht, und insofern sei das eine sehr offizielle Anfrage, ja eigentlich eine ultimative Aufforderung zur Bewerbung. Wenn nicht etwas ganz Gravierendes dazwischenkäme, hätte er die Stelle praktisch schon sicher.

Seinen Vortrag und die anschließende Diskussion bewältigte er souverän. Das danach stattfindende Gespräch mit der Kommission lief unmissverständlich darauf hinaus, dass sie ihn unbedingt haben wollten. Er konnte zufrieden sein.

Das Homburger Haus war durch höhere Einkünfte von Curasan vorzeitig abbezahlt. Thomas hatte vor, es als Sicherheit für die Finanzierung seiner neuen Züricher Bleibe einzusetzen.

Sybille würde dort weiter wohnen und nicht mit ihm nach Zürich umziehen. Thomas würde an möglichst vielen Wochenenden nach Homburg kommen. Sybille wollte nicht auf ihre Stelle beim Rechenzentrum verzichten. Thomas wiederum meinte, dass sein Arbeitspensum in Zürich noch einmal zunehme und er ohnehin kaum Zeit für ein Privatleben haben werde.

Das war nur die halbe Wahrheit. Die Abkühlung ihrer Beziehung war nicht zu übersehen. Nach dem Essen landeten sie schnell vor dem Fernseher, den Austausch über ihre Jobs, der zu Beginn so wichtig für beide gewesen war, hatten sie völlig eingestellt. Übrig blieb für Thomas ein Rest von Sybilles sexueller Attraktivität. Er kam nicht auf die Idee, darüber nachzudenken, wie dies wohl umgekehrt aussah, sondern realisierte sein dominantes Programm, wenn ihm danach war, jedoch deutlich seltener als früher. Außerdem hatte er vor einem halben Jahr mit der Assistentin eines Kollegen eine Affäre begonnen. Seitdem blieb er manchmal deutlich länger im Büro und war sich sicher, dass Sybille nichts mitbekam.

Thomas hatte schon vorher beschlossen, ein paar Tage und auch noch das Wochenende in Zürich zu verbringen. Er wollte sich ein wenig auf dem Immobilienmarkt umsehen und die Gegend erkunden. So würde er sich heute und am Freitag mit Immobilienmaklern treffen. Freitagabend fand eine Jubiläumsveranstaltung bei Curasan statt, zu der er eingeladen war. Selbstverständlich wollte er der Einladung folgen.

— Zürich, Freitag, 11.5.2001

Die Haussuche in Zürich würde nicht einfach werden. Das war Thomas nach den Treffen mit drei Maklern klar geworden. Die Preise waren enorm, und obendrein war das Angebot sehr knapp.

Jetzt saß er im »Petit Palais« des »Baur au Lac« an einem Sechsertisch und nippte an seinem Whisky. Der CEO von Curasan hatte eine Rede gehalten, in der die Firmenerfolge der letzten Jahre betont wurden. Er hatte Personen hervorgehoben, mit denen die Firma seit Jahren erfolgreich zusammenarbeitete und denen sie zu Dank verpflichtet war. Thomas wurde genannt und neben zwei weiteren Kollegen, unter ihnen auch derjenige, von dem Thomas die Informationen über die Berufungskommission hatte, auf die kleine Bühne gebeten, wo man ihnen eine Urkunde überreichte. Es handelte sich jeweils um ein Depot von Curasan-Aktien im Wert eines sechsstelligen Betrags in Schweizer Franken. Noch auf der Bühne hatte man Thomas die Urkunde wieder abgenommen. Man würde sie für ihn verwahren und bei Gelegenheit zustellen.

Seine Tischnachbarn waren anscheinend gerade irgendwo im Saal unterwegs, jedenfalls saß er allein, als der CEO mit einer Dame an seinen Tisch trat.

»Lieber Herr Dr. Pfilzner, darf ich Ihnen Frau Chantal Wiederkehr vorstellen? Sie ist im Vorstand einer unserer Firma nahestehenden Stiftung und hat Ihren Werdegang aufmerksam verfolgt. Und außerdem hat sie in Berlin studiert.«

Thomas war etwas überrascht, stand dann auf und begrüßte die Dame mit einem angedeuteten Handkuss. »Das freut mich sehr, Frau Wiederkehr. Wann haben Sie denn in Berlin studiert?«

Der CEO zog sich mit einem Kopfnicken zurück.

Chantal Wiederkehr war eine äußerst kultivierte Mittvierzigerin. Sie trug zu ihren dunkelbraunen Haaren im Pagenschnitt und ihrem fein gebräunten Teint ein strenges hellgraues Kostüm, dessen Rock zehn Zentimeter unterhalb der Knie endete. Der Ansatz eines Dekolletés war zu erahnen. Sie erwiderte, dass ihr Berliner Studienaufenthalt nur kurz gewesen und das Ganze auch schon mehr als 20 Jahre her sei.

»Ach so, das war dann doch vor meiner Zeit.« Thomas bemerkte, dass er sich gerade auf dünnes Eis zubewegte, und änderte die Gesprächsrichtung.

»Was haben Sie studiert, Frau Wiederkehr, wenn ich fragen darf?«

»Das dürfen Sie durchaus. Ich habe Pharmakologie studiert und mit meinem leider verstorbenen Mann eine Apotheken-Kette in der Schweiz aufgebaut.«

»Oh, das tut mir leid. Ich wollte nicht…«

»Schon gut«, unterbrach sie ihn. »Das mit meinem Mann ist schon einige Jahre her, und das Leben geht weiter.«

Sie machte eine Pause, und Thomas schwieg ebenfalls.

»Wissen Sie«, sprach Chantal Wiederkehr jetzt mit einem warmen Ton in der Stimme, »wir waren mit Professor Krümper gut bekannt. Deshalb habe ich Ihren Werdegang verfolgen können. Sie werden aller Voraussicht nach diese Stelle an der ETH bekommen. Und das in Ihrem Alter! Ich bin beeindruckt.«

Sie sprachen über seine Veröffentlichungen, die Chantal anscheinend genau kannte, und über ihre Stiftung, die auch Projekte an der ETH unterstützte. Es wurde spät, und die anderen Gäste waren zum großen Teil schon gegangen.

Chantal schaute Thomas fragend an.

»Ich würde das Gespräch gerne fortsetzen. Darf ich Sie einladen?«

Für einen Sekundenbruchteil dachte er darüber nach, ob es angemessen wäre, die Einladung anzunehmen. Er fand diese etwas spröde aussehende Chantal mit ihrer leicht elitären Arroganz ziemlich attraktiv, vielleicht gerade deshalb. Außerdem war sie anscheinend eine wichtige Strippenzieherin hinter den Kulissen. Wahrscheinlich war er gut beraten, die Einladung anzunehmen.

»Gerne, wo soll es denn hingehen?«

»Lassen Sie sich überraschen.«

Sie verabschiedeten sich gemeinsam beim CEO von Curasan, was nicht die geringste Irritation zu verursachen schien. Draußen wartete ein großer Mercedes der S-Klasse, und Chantal sagte dem Fahrer nur: »Nach Hause, bitte.«

Sie waren etwas mehr als 15 Kilometer an der Ostseite des Sees nach Süden gefahren. Beide sprachen nicht. Chantals Rock war etwas hochgerutscht, aber Thomas versuchte, nicht hinzusehen. Plötzlich bogen sie seewärts ab, ein schmiedeeisernes Tor öffnete sich, und sie befanden sich in der Einfahrt zu einer schlossähnlichen Villa.

Der Fahrer stieg aus, öffnete Chantal die Tür und half ihr beim Aussteigen. Thomas stieg allein aus dem Wagen. Beide gingen sie einige Stufen zur großen Eingangstür hinauf, die sich wie von Zauberhand öffnete. Ein Butler ließ sie ein. Sie standen in einem großzügigen Foyer.

»Guten Abend, Madame.«

»Guten Abend, Jean. Könntest du bitte Professor Pfilzner in den kleinen Salon geleiten? Ich möchte mich kurz umziehen.«

»Gerne, Madame.«

Jean nickte Thomas zu und ging dann voraus. Am Ende eines kurzen Flurs öffnete der Butler eine große, eichene Flügeltür und ließ Thomas eintreten. Der kleine Salon entpuppte sich als eine beeindruckende Bibliothek mit vollen Regalen bis zur Decke. Ein offener Kamin mit flackerndem Feuer strahlte eine behagliche Wärme aus. Die indirekte Beleuchtung an den Regalwänden war bis auf ein Minimum heruntergedimmt. Seitlich des Kamins standen zwei bequeme Sessel und ein kleiner Tisch. Eine Stehlampe beleuchtete das Ensemble dezent.

Jean wies auf einen der Sessel. »Darf ich Ihnen einen Drink bringen, Herr Professor?«

Thomas nahm Platz. »Ja, gerne einen Whisky mit einem Eiswürfel, bitte.«

Der Drink wurde nach gefühlten zehn Sekunden gereicht, und der Butler zog sich zurück. Thomas probierte vom Whisky, er war um Klassen besser als der im »Baur au Lac«.

Er wollte gerade aufstehen, um sich die Bücher genauer anzusehen, da ging die Tür auf, und Chantal betrat vor Jean den kleinen Salon. Jean trug ein Tablett mit einer Whiskyflasche, einer Wasserkaraffe und einem Eiswürfelbehälter. Er goss Chantal ebenfalls ein Glas Whisky ein, allerdings ohne Wasser und ohne Eis. Dann zog er sich zurück.

Von der streng wirkenden Frau Wiederkehr der Curasan-Veranstaltung war nichts mehr zu erkennen. Chantal war barfuß, trug eine enge Jeans und eine halb transparente weiße Bluse. Irgendwelche Anzeichen für einen BH konnte Thomas nicht erkennen, im Gegenteil.

Chantal prostete Thomas zu und zeigte auf das Tablett.

»Damit sind wir, glaube ich, für den Rest des Abends gut versorgt. Ich habe Jean gesagt, dass ich ihn nicht mehr brauche. Wir sind also ungestört.«

Thomas nickte zustimmend. Die Verwandlung seiner Gastgeberin machte ihm noch zu schaffen. Er fühlte sich etwas unsicher.

»Haben Sie sich schon nach einer neuen Bleibe umgesehen?«, nahm Chantal das Gespräch von vorhin wieder auf.

Thomas berichtete von seinen bisherigen Treffen mit lokalen Maklern und den offensichtlichen Schwierigkeiten, etwas Geeignetes zu finden. Sie sprachen dann über die Schweizer Immobiliensituation im Allgemeinen und die besondere Lage an Universitätsstandorten, wobei es allerdings in erster Linie Chantal war, die ihre Gedanken äußerte. Das Verhältnis der Schweiz zu Deutschland war das nächste Thema. Hier konnte Thomas zumindest einige Kenntnisse über bestehende Forschungskooperationen einbringen.

Es war gegen halb drei Uhr und einige Gläser Whisky später, als Chantal meinte, sie müsse jetzt ins Bett. Thomas könne wählen, ob er hier übernachten oder sich lieber vom Fahrer ins Hotel bringen lassen wolle. Unabhängig davon würde sie ihn gerne morgen Abend zum Essen einladen. Ob er noch in Zürich sei und den Abend mit ihr verbringen wolle?

Thomas fand Chantals Tempo erstaunlich. Er fühlte sich dominiert und immer noch leicht verunsichert. Am liebsten hätte er ihre Einladung für den nächsten Abend abgelehnt, wollte sich aber einen Affront nicht leisten. So sagte er für den nächsten Abend zu, wählte aber die Rückfahrt ins Hotel.

— Zürich, Samstag, 12.5.2001

Am nächsten Morgen war er schon um acht Uhr wach. Er war weit entfernt davon, richtig ausgeschlafen zu sein, hielt es aber auch nicht im Bett aus. Chantal ging ihm nicht aus dem Sinn. Er duschte lange und versuchte, einen klaren Kopf zu bekommen. Einen Kater hatte er zwar nicht, fühlte sich aber irgendwie zerschlagen.

Das Frühstück ließ er sich wieder auf dem Balkon servieren, es war noch kühl, aber in der Sonne mit einem Pullover schon sehr angenehm. Danach brach er zu einem Spaziergang am Seeufer auf.

Thomas versuchte sich darüber klar zu werden, wie er mit Chantal weiter umgehen sollte. Sie war ihm nicht geheuer. Anscheinend besaß sie viel Einfluss in der Pharmabranche und noch mehr Geld. Sie war deutlich älter als er, schien dabei über ein großes Selbstbewusstsein zu verfügen und strahlte ein aggressives Bemühen um Annäherung aus. Dabei war sie äußerst attraktiv. Sie forderte ihn regelrecht heraus, und er hatte das Gefühl, ihr vielleicht nicht gewachsen zu sein.

Aber das konnte er sich nicht ohne Weiteres eingestehen. Thomas rationalisierte das Problem deshalb dahin gehend, dass es besser wäre, eine zweifelsfrei wichtige geschäftliche Bekanntschaft nicht mit emotionalen Fragwürdigkeiten zu gefährden. Er dachte immer weiter in diese Richtung, sah sich durch die ja generell erhobene Forderung nach einer Trennung von Geschäftlichem und Privatem weiter bestätigt und glaubte dann, eine Linie gefunden zu haben. Er würde die Bekanntschaft mit Chantal aus geschäftlicher Perspektive pflegen, aber allen persönlichen Avancen widerstehen.

Er fühlte sich wieder sicherer, ging zurück ins Hotel in sein Zimmer und legte sich entspannt auf das Sofa. Jetzt konnte er sogar ein Nachmittagsschläfchen halten, das er vor dem Abend dringend nötig hatte.

Um 19 Uhr holte ihn der Fahrer ab. Thomas trug Jeans, Poloshirt und Jackett, Chantal hatte um legere Kleidung gebeten. Sie empfing ihn diesmal in einem Salon mit einem beeindruckenden Ausblick über den Garten in Richtung Seeufer.

Chantal war wieder barfuß. Sie trug zu ihren Jeans ein hochgeschlossenes hellgelbes Seidentop, das ihre Brüste zwar bedeckte, aber nicht wirklich verbarg. Ein tiefer Rückenausschnitt rundete das Bild ab.

»Willkommen, Herr Pfilzner, ich freue mich, dass Sie den Abend mit mir verbringen wollen.«

Thomas musste sich zusammennehmen, um Chantal in die Augen zu sehen.

»Guten Abend, Frau Wiederkehr, und vielen Dank für

die Einladung. Wenn ich Sie so sehe, möchte ich auch lieber ohne Schuhe und Strümpfe herumlaufen, ist das okay?«

»Das müssen Sie allein entscheiden«, lachte sie entspannt. »Wie wäre es mit einem Glas Champagner zum Einstieg? Den Whisky heben wir uns vielleicht für später auf.«

»Gerne.«

Wie auf Zuruf betrat Jean mit einem Tablett und zwei Gläsern den Salon. Sie stießen auf einen schönen Abend an, Thomas bewunderte die Gartenanlage, und Chantal berichtete von einigen Details des Gartenkonzepts.

Sie wechselten in einen angrenzenden Raum, der von einem großen Esstisch dominiert wurde. An einer Seite war über Eck gedeckt, und die Beleuchtung produzierte eine angenehme Intimität. Sie setzten sich, und Jean brachte eine Flasche Weißwein in einem alten, aus Kupfer gehämmerten Kühler mit reichlich Eis.

»Das ist ein Chardonnay aus dieser Gegend«, erklärte sie, als Jean den Wein in die Gläser goss. »Es wird übrigens ein einfaches Menü. Ich mag einfache Speisen aus exquisiten Zutaten und auf den Punkt zubereitet, keinen Firlefanz.«

Sie prosteten sich zu, während Jean einen Feldsalat mit gratiniertem Ziegenkäse und Croutons servierte.

Während der Vorspeise sprachen sie ein weiteres Mal über die schwierige Immobiliensituation im Raum Zürich. Als Thomas andeutete, dass er möglicherweise nicht darum herumkäme, auch im weiteren Umland zu suchen, lehnte Chantal diese Strategie rundweg ab. Ein Mann in seiner Position müsse in Zürich wohnen.

Nachdem die Vorspeisenteller abserviert waren, stand Chantal auf.

»Ich glaube übrigens, wir sollten uns duzen, Thomas.«

Sie goss beiden nach, nahm ihr Weinglas und hielt es hoch.

»Ich bin die Ältere, und so ist das wohl in Ordnung, oder?«

Thomas war überrascht, fasste sich aber schnell.

»Gerne, Chantal. Das ist eine schöne Idee.«

Er stand ebenfalls auf, nahm sein Weinglas, und sie stießen an. Dann legte sie ihm den linken Arm auf die Schulter und küsste ihn auf die rechte und die linke Wange.

»Ich freue mich sehr, dass du hier bist, Thomas.«

Während der Hauptspeise – es gab gegrilltes Kalbsfilet mit in Butter sautierten Möhren und gedämpften Blumenkohlröschen, dazu einen dunklen, kräftigen Rotwein aus dem Wallis – offenbarte Chantal, dass die Stiftung über eine Wohnimmobilie in bester Lage verfüge. Eigentlich sei es das Haus, in dem sie mit ihrem verstorbenen Gatten zu Beginn ihrer gemeinsamen Zeit gelebt hatte. Dann seien sie hierher gezogen, und nach seinem Tod habe sie es aus steuerlichen Gründen der Stiftung übertragen. Es liege zwar an der anderen Seeseite ohne direkten Wasserzugang, habe nur 200 Quadratmeter Wohnfläche, es gebe aber einen schönen Garten. Die Stiftung würde alle Kosten übernehmen. Was er davon hielte?

Während Chantals Erklärungen hatte Thomas diszipliniert weitergegessen. Eigentlich hatte er aufspringen und fragen wollen: Ja, was geht denn hier ab? Stattdessen versuchte er, ruhig zu bleiben und zu verstehen. Gestern hatte sie gesagt, dass ihre Stiftung auch Projekte der ETH unterstütze. Vielleicht hing es ja damit zusammen.

»Ja, was soll ich davon halten? Das ist natürlich ein fantastisches Angebot. Aber ich bitte dich, Chantal, erkläre es mir. Wie kommt die Stiftung dazu?«

Er legte sein Besteck zur Seite und ergriff sein Glas.

»Das ist ganz einfach«, antwortete Chantal. »Gestern hatte ich dir gesagt, dass die Stiftung auch Projekte der ETH unterstützt. Und jetzt sieht es so aus, dass wir mit der ETH eine lose Vereinbarung haben, dass wir uns an den Kosten beteiligen, falls du die Stelle bekommst.«

Thomas stellte sein Glas ab und stand auf. Er begriff, was hier gespielt wurde. Die ETH sparte bares Geld, wenn sie ihn berief. Kein Wunder, dass es so glattzulaufen schien.

»Und warum gerade ich?«, fragte er etwas heiser.

»Die Stiftung und Curasan sind überzeugt, dass du der Beste bist.«

Thomas überlegte. Wenn Curasan über die Stiftung an den Kosten für die neue Professur beteiligt wäre, ergab das möglicherweise Sinn. Curasan protegierte einen der Ihren und hielt sich offiziell heraus. Das Geld floss über die Stiftung. Wenn Chantal aber ihr Haus als Stiftungsimmobilie mit einbrachte, musste es dafür noch andere Gründe geben. Er hielt die Frage erst einmal zurück.

»Gut, ich glaube zu verstehen.« Er ging zu seinem Platz und setzte sich, nahm sein Besteck, zerteilte ein Möhrchen und führte den Bissen zum Mund.

»Ich dachte, du wüsstest grundsätzlich Bescheid«, sagte Chantal ruhig.

»Nun ja, gesagt hat es mir niemand so direkt, aber eigentlich dachte ich mir schon, dass die Firma nicht ganz unbeteiligt ist.«

Nach und nach erfasste Thomas, dass Chantal auch seine personellen und räumlichen Forderungen und seine gewünschte apparative Ausstattung kannte, obwohl er sie ausschließlich im Gespräch mit der Berufungskommission kurz skizziert hatte. Sie ermunterte ihn, nicht zu kleckern, sondern zu klotzen, wie sie es ausdrückte. Thomas wunderte sich jetzt über gar nichts mehr und begann, die Situation zu genießen. Es spielte ihm alles in die Karten.

Zum Dessert gab es Bananensplit. Chantal fragte ihn, ob er einen Süßwein dazu wolle. Ihr selbst würde ein Riesling, wieder aus der Region, besser schmecken. Thomas stimmte ihr zu. Langsam spürte er die Wirkung des Essens und des Weins, es waren bestimmt schon vier Gläser, aber er fühlte sich gut.

»Ich möchte mich noch einmal für dein fantastisches Angebot, dieses Haus zu bewohnen, bedanken. Das ist natürlich äußerst attraktiv für mich, vor allem vor dem Hintergrund der aktuellen Immobiliensituation. Gibt es denn die Möglichkeit, dass wir uns die Räumlichkeiten einmal ansehen?«

»Wie lange wolltest du denn in Zürich bleiben?«

»Eigentlich wollte ich mich morgen nach dem Frühstück in den Zug setzen.«

»Ich hätte einen Alternativvorschlag. Du bleibst heute Nacht hier, morgen fahren wir nach dem Frühstück zum Haus, und am Nachmittag bringt dich mein Fahrer nach Hause, was meinst du? Ihr braucht dreieinhalb Stunden, schneller geht es auch mit dem Zug oder dem Flieger nicht.«

»Schöne Idee, aber etwas kompliziert. Ich muss morgen nach dem Frühstück aus dem Hotel auschecken.«

»Das ist überhaupt kein Problem. Jean holt noch heute Abend deine Sachen, und die Rechnung musst du sowieso nicht selbst bezahlen.«

Eigentlich hatte Thomas schon verloren. Zu verlockend waren sowohl die Aussichten auf eine kostenfreie Luxusimmobilie wie auch die auf Chantals Seidentop. Gerade als er im Sinne seiner Strategie fragen wollte, ob es nicht einfacher wäre, wenn er nach dem Frühstück im Hotel abgeholt würde, spürte er ihren Fuß auf der Innenseite seines Unterschenkels auf- und abwandern. Seine Entscheidung fiel spontan, er nahm ihren Fuß und massierte ihn sanft. Ein Glas Riesling später drückte er ihn zwischen seine Oberschenkel. Sein Fuß war inzwischen auch von ihren Schenkeln umschlossen.

Kapitel 9

— Saarbrücken, Freitag, 17.8.2018

Karl hatte sich für den Freitag vor der Reise in die Bretagne nichts mehr vorgenommen. Für 15 Uhr hatte er allerdings den Telefontermin mit Dr. Verstegen vereinbart, um seine Blutwerte zu besprechen. Seit dem Frühstückskaffee hatte er jede Stunde seine E-Mails kontrolliert, ob ihm Dr. Verstegen wie vereinbart die Daten vorab zugeschickt hatte.

Hauptsächlich war er damit beschäftigt zu packen. Seine Kleidung hatte er schon in einer großen Reisetasche verstaut. Jetzt war er dabei, Küchenutensilien auszuwählen, die er in dem bretonischen Ferienhaus unbedingt benötigte. Diese Auswahl fiel ihm schwer: Wie viele scharfe Messer sollte er mitnehmen? Sollte er auch seine Pfeffermühle einpacken? Gab es wohl einen großen Hummertopf im Ferienhaus…

Gegen Mittag war die E-Mail da. Karl druckte die Tabelle aus und setzte sich mit einem Kaffee an den Küchentisch. Es waren zweieinhalb eng bedruckte Din-A4-Seiten. Er überflog ihren Aufbau und verstand, dass für jeden gemessenen Blutparameter der aktuelle Messwert sowie obere und untere Grenzwerte angegeben waren. Es gab jeweils eine sehr einfache Grafik, die die Position des Messwerts gegenüber den Grenzwerten illustrierte. Nachdem er das verstanden hatte, suchte er ausschließlich nach Grafiken, bei denen der Messwert nicht zwischen den Grenzwerten lag. Da gab es zwei. Der eine war ein Cholesterinwert, der andere bezog sich auf Blutzucker. Karl packte seine Küchenkiste weiter und beschloss, zunächst das Gespräch mit Dr. Verstegen abzuwarten.

Als er mit allen Reisevorbereitungen fertig war und seine Reisetasche sowie die große Küchenkiste im Cabrio verstaut hatte, setzte er sich wieder an den Küchentisch. Bis zum Telefontermin hatte er noch eine Stunde, da konnte er schon noch ein wenig nachschauen.

Sein Gesamtcholesterin und seine LDL-Werte lagen über allen Grenzwerten, die er auf die Schnelle im Internet fand. Nicht alle Grenzwerte, die er fand, stimmten mit denen des Laborberichts überein, aber die Tendenz war erschreckend klar.

Er fand auch Aussagen, die harte Grenzwerte infrage stellten und eher von Übergangszonen mit unterschiedlichen Risiken sprachen. Was ihn aber betroffen machte, war eine Differenzierung nach vorliegenden weiteren Risikofaktoren. Dazu gehörten Bluthochdruck und Diabetes. Die für ihn problematischen Gesamtcholesterin- und LDL-Grenzwerte würden dadurch nach unten korrigiert, und er würde sie dann noch deutlicher überschreiten.

Wie auch immer, er verstand, dass er mindestens im Bereich dieser Cholesterin-Grenzwerte lag, wenn nicht sogar darüber. Die Leitlinien sah er sich allerdings nicht an, dazu reichte die Zeit nicht mehr.

Für die Diabetes-Diagnostik fand Karl mehrfach Hinweise auf methodische Probleme, die zu Ergebnisverfälschungen führen könnten. Das fand er interessant, wollte sich jetzt aber nicht darin vertiefen. Er versuchte, sich auf seine Werte zu konzentrieren. Für »HbA1c« hatte er 6,2 Prozent. Das schien ein Wert zu sein, der den durchschnittlichen Blutzuckergehalt der letzten Wochen widerspiegelte. Der Laborbericht nannte einen Grenzwert von sechs Prozent, sein Wert war also zu hoch. Sein »NPG«-Wert, das bedeutete »Nüchtern-Plasmaglukose«-Wert, war mit 115 mg/dl ebenfalls höher als der im Bericht genannte Grenzwert von 110 mg/dl.

Eine Recherche der Diabetes-Grenzwerte bestätigte die Laborangaben im Großen und Ganzen, allerdings fand er auch hier einige abweichende Angaben. Wie beim Cholesterin lagen seine Werte aber sicher im oberen Grenzbereich, eventuell darüber. Auch hier verkniff er es sich, in die Leitlinien zu schauen.

Karl beendete seine Kurzrecherche und machte sich einen doppelten Espresso. Das sah ja nicht so günstig aus. Worauf hatte er sich da eingelassen?

Kurz nach 15 Uhr klingelte sein Handy. Es war Dr. Verstegen. Nach den üblichen Begrüßungsfloskeln fragte er Karl, ob die E-Mail angekommen sei.

»Ja, vielen Dank, ich habe mir die Ergebnisse schon mal angesehen.«

»Und, was sagen Sie?«

Karl war überrascht. Er hatte nicht erwartet, nach seiner Einschätzung gefragt zu werden.

»Sagen Sie besser, was Sie dazu meinen«, antwortete er etwas kurz.

»Gut!«, ließ sich Dr. Verstegen auf Karls undiplomatische Replik ein. »Sie können mit Ihren Werten sehr zufrieden sein. Es lassen sich keine Auffälligkeiten finden, bis auf zwei Werte. Da existieren aber bewährte Behandlungsmöglichkeiten.«

»Sie meinen Cholesterin und Zucker?«

»Genau. Und diese Werte müssen wir im Zusammenhang mit Ihrem erhöhten Blutdruck sehen. Da gibt es dann doch schon ein gewisses Risiko.«

»Wofür sehen Sie da ein Risiko?«

»Für Herz-Kreislauf-Probleme. Im schlimmsten Fall für einen Herzinfarkt oder einen Schlaganfall. Deshalb würde ich Ihnen auch eine medikamentöse Behandlung vorschlagen, um diese Risiken zu reduzieren. Das Rezept für diese Medikamente kann ich Ihnen gerne zuschicken.«

Karl war irritiert wegen der Schnelligkeit, mit der Dr. Verstegen voranschritt. Dann fasste er sich, und nach einer kurzen Pause sagte er höflich, aber bestimmt: »Das geht mir dann doch etwas zu schnell. Morgen fahre ich für 14 Tage in den Urlaub. Danach werde ich mich bei Ihnen melden, damit wir einen Termin finden, um die weitere Vorgehensweise zu besprechen.«

»Gerne, wenn Sie es so wünschen. Lassen Sie nur nicht zu viel Zeit verstreichen. Ihr Risiko ist wirklich nicht von der Hand zu weisen.«

Nachdem sie das Gespräch beendet hatten, war Karl noch etwas sitzen geblieben. Die Aussicht, ein veritables Risiko für einen Herzinfarkt oder einen Schlaganfall mit sich herumzuschleppen, stimmte ihn nachdenklich. Nach einer Weile stand er auf und machte sich einen weiteren Espresso. Er würde das morgen auf der Fahrt mit Henriette besprechen. Auf einige Wochen konnte es doch wirklich nicht ankommen.

— Trévignon, Samstag, 18.8.2018

Sie waren halbwegs pünktlich losgekommen. Weil der Kofferraum schon ziemlich voll war, hatten sie Henriettes Koffer und ihre Sporttasche einfach auf den Rücksitz gelegt. Hinter Reims, Henriette fuhr gerade, begann Karl, von seinem Telefonat mit Dr. Verstegen zu berichten.

»Ach, richtig. Das hatte ich wohl verdrängt. Was ist denn herausgekommen?«, fragte sie.

»Das ist nicht so einfach.«

Karl schilderte die Befunde, den schnellen Rezeptvorschlag und seine Reaktion.

Henriette schaute kurz zu ihm herüber. »Ich finde, das hast du richtig gut gemacht.«

Dann lachte sie kurz auf und setzte fort: »Für deine Verhältnisse.«

Wieder blickte sie Karl kurz an, bemerkte seine Betroffenheit und ergänzte dann: »Nein, im Ernst. Genau so finde ich es richtig. Dir ohne ein weiteres Gespräch einfach so ein Rezept für irgendwelche Medikamente schicken zu wollen finde ich schon ein wenig merkwürdig. Und vor dem Hintergrund der Blutdruckgeschichte hätte ich das dringende Bedürfnis, erst einmal gründlich nachzurecherchieren.«

»Schön, dass du das auch so siehst«, meinte Karl und lehnte sich, jetzt halbwegs beruhigt, in den Beifahrersitz zurück. »Die Frage ist nur, wann wir das tun wollen.«

»Das sehe ich ganz entspannt. In der Bretagne kann es ja auch schon einmal regnen, oder? Ich habe nicht den Eindruck, dass dir das Thema so auf der Seele brennt, dass wir alles andere stehen und liegen lassen sollten, oder?«

»Nein, da hast du recht, schauen wir mal.«

Paris umrundeten sie über die Francilienne, und nach weiteren Fahrerwechseln, Pinkel- und Espressopausen waren sie gegen 19 Uhr in Trégunc angekommen, wo sie mit der Vermieterin ihrer Gîte, ihres Ferienhäuschens, verabredet waren. Die Vermieterin fuhr voraus, zeigte ihnen die Räumlichkeiten, erklärte einige Geräte und beantwortete ihre Fragen ausführlich.

Das Häuschen lag an der Küstenstraße, etwas zurückgesetzt. Sie unternahmen einen kurzen Spaziergang bis zum »Le Pass Port«, einem Café am Hafen, und zurück. Dann packten sie aus. Henriette kümmerte sich um die Einrichtung des Schlafzimmers, Karl um die Küche. Er bereitete ein Lauch-Chorizo-Risotto vor. Die Zutaten hatte er in seiner Küchenkiste mitgebracht. Es war vielleicht nicht das hundertprozentig richtige Essen für einen Sommerabend, aber er konnte es auch nach 1.000 Kilometern Autofahrt rasch und lecker zubereiten. Für Fisch gäbe es noch genügend Möglichkeiten. Wein und Crémant für den ersten Abend hatte die Vermieterin in den Kühlschrank gestellt.

Um 21 Uhr war es noch heller Tag, und es war warm. Henriette war unter der Dusche gewesen und kam jetzt in einem ihrer Kurz-Sweatshirts in die Küche. Karl stellte das Risotto spontan auf Stand-by, in diesem Stadium ging das gerade noch, servierte ihr auf der nicht einsehbaren Terrasse einen Crémant als Aperitif und sprang ebenfalls schnell unter die Dusche. Mit einem Poloshirt halbwegs ausgeglichen bekleidet, goss er auch sich einen Crémant ein und setzte sich kurz zu Henriette. Dann machte er das Risotto fertig, und sie aßen.

Die lange Autofahrt war jetzt halbwegs abgeschüttelt. Sie vertagten den Abwasch auf morgen. Der Crémant war ausgetrunken, aber es gab noch kalten Muscadet. Sie kuschelten sich in der untergehenden Sonne auf der Terrasse zusammen und genossen die Melange von Reisestress-Entspannung und erotischer Anspannung. Als sie bemerkten, dass ihr Verhalten auch für eine nicht einsehbare Terrasse fragwürdig wurde, zogen sie sich ins Haus zurück.

— Trévignon, Mittwoch, 22.8.2018

Bisher hatten sie nur strahlenden Sonnenschein gehabt und die Tage am Strand genossen. Nach einem kleinen Frühstück mit viel schwarzem Kaffee und frischen Croissants, die Karl mit dem Cabrio von einer circa vier Kilometer entfernten Boulangerie in Saint-Philibert holte, brachen sie auf und gelangten zehn Minuten später an einen riesigen langen Sandstrand.

Wenn sie aus dem Wasser kamen, wechselte Henriette ihren Bikini, und Karl erfreute sich daran, ihr Handtuch als Sichtschutz halten zu dürfen. Sie trug abwechselnd einen knappen schwarzen und einen noch knapperen roten Bikini. Karl hatte sehr legere Badeshorts an, was sich als praktisch erwies. Außerdem trockneten sie extrem schnell.

Für den Weg von ihrem Häuschen zum Strand und zurück streifte Henriette ein kurzes Etwas von Sommerkleid über, während Karl seine Shorts mit einem Poloshirt ergänzte. Sobald sie nach dem Heimweg von der Sonne erhitzt ihr Häuschen betraten, zog er ihr das Kleid und den Bikini aus. Er liebkoste ihre kleinen Brüste und leckte das Salz ab. Dann zog er sich selbst aus, und sie gingen zusammen unter die Dusche.

Später am Nachmittag kauften sie im kleinen Hafen von Trévignon frischen Fisch und Meeresfrüchte und in Trégunc Gemüse, Brot und Wein. Die Abende auf der Terrasse wurden regelmäßig lang, sie sprachen über alle mögliche Themen, nur nicht über Sybille, Roberta und Karls Gesundheit. Genauso regelmäßig schliefen sie bis in den Vormittag hinein oder blieben zumindest so lange im Bett.

Heute war der erste Tag, an dem es nach dem Frühstück zu regnen begann. Es war Henriette, die nach dem Frühstückscroissant den Vorschlag machte, heute damit zu beginnen, Karls Gesundheitsdaten zu recherchieren. Es sei wohl der angesprochene Regentag. Nachmittags könnten sie dann einen Ausflug nach Quimper machen und dort in der Markthalle für den Abend einkaufen.

Henriette machte weiteren Kaffee und kümmerte sich am Couchtisch um das Cholesterinthema, während Karl sich am Küchentisch dem Diabetes widmete. Sie kamen gut voran, halfen sich gegenseitig bei Fragen und unterrichteten sich kurz über ihre Fortschritte. Ausführlich besprechen wollten sie die Ergebnisse ihrer Bemühungen am Abend.

Am Nachmittag klappte Henriette plötzlich ihr Notebook zu.

»Was hältst du davon, jetzt mal eine Pause zu machen und nach Quimper zu fahren?«

Karl schaute von seinem Notebook auf.

»Die Idee könnte von mir sein. Ich brauche noch zwei Minuten.«

»Schön, wir machen einen Ausflug. Dann werde ich mich mal für die Stadt fein machen.« Sie strahlte ihn an und verschwand im Schlafzimmer.

Karl sicherte einige Dateien und Internetadressen, klappte sein Notebook ebenfalls zu und folgte Henriette ins Schlafzimmer. Er fand sie, nur im Slip, vor dem Kleiderschrank. Er trat hinter sie, umfasste vorsichtig ihre Brüste und flüsterte heiser:

»Meinst du nicht, dass das etwas wenig für die Stadt ist?«

Henriette lachte. »Na, wenn du meinst. Dann suche ich mir jetzt eine passende Bluse aus.« Und als Karl sie nicht losließ:

»Wollten wir nicht einen Ausflug machen? Du behinderst mich bei den Vorbereitungen.« Wieder lachte sie und drehte sich mit leuchtenden Augen zu ihm um.

Karl stöhnte auf. Dann ließ er ihre Brüste mit einem leichten Streicheln los und setzte es auf ihrem Rücken fort.

»Ich kann dir nun mal nicht widerstehen.«

»Das hört sich gut an«, gurrte Henriette zurück.

»Und was soll ich jetzt anziehen?«

»Nimm doch bitte die rote Bluse und lass die obersten drei Knöpfe offen.«

Sie schaute ihn wieder mit diesem Strahlen an, das ihn jedes Mal völlig gefangen nahm.

»Hervorragende Idee, aber ich glaube, es müssen vier Knöpfe sein.«

Jetzt musste beide schallend lachen, küssten sich, und fünf Minuten später brachen sie auf.

In der Markthalle von Quimper waren sie von der Qualität des Fisch- und Meeresfrüchteangebots überwältigt, kauften aber nur einen Salat, zwei Entrecôtes und verschiedene Käse. Karl wollte heute ausnahmsweise mal nicht so lange in der Küche stehen.

Nach einem Spaziergang durch die Altstadt, einem Café crème und einem Gateau Bréton im »Café de la Finistère« fuhren sie wieder zurück und arbeiteten weiter. Vorher schickte Henriette eine E-Mail an Cornelia mit der Bitte, sich um die Bewertungen der Cholesterin- und der Diabetes-Leitlinie zu kümmern. Irgendwann erhob sich dann diesmal Karl als Erster:

»Ich glaube, ich mache jetzt mal Schluss und kümmere mich ums Essen. Das Wetter ist übrigens wieder viel besser, schau mal, die Sonne scheint wieder.«

Er küsste Henriette aufs Haar und streichelte ihre Arme. »Wir könnten auf der Terrasse essen, was meinst du?«

»Gut, dann mache ich auch gleich Schluss und kümmere mich dann um die Terrasse.«

Der Salat war rasch gewaschen und angemacht, die Entrecôtes brauchten auch nicht lange, obwohl Karl sie innen rosa mochte und das nicht so schnell ging wie die urfranzösische blutige Variante. Zum Rind gab es heute einen Minervois. Den Muscadet stellten sie für später kalt.

Kurz darauf stand der Käse auf dem Tisch, und zum letzten Glas Minervois eröffnete Karl die Diskussion.

»Na, dann erzähl doch mal, wie es mit dem Cholesterin aussieht.«

»Das ist gar nicht so einfach«, eröffnete Henriette ihren Bericht. »Eigentlich geht es um die Frage, ob die Ursache-Wirkungs-Kette von der Ernährung über die Blutfettwerte und die Arteriosklerose bis zu den Herz-Kreislauf-Problemen so stimmt. Wenn ja, scheint die Geschichte im Grundsatz klar. Über Ernährung und Medikamente kann der Blutfettgehalt reduziert werden und damit auch das Risiko für Arteriosklerose und das ganze Herz-Kreislauf-Desaster.«

»Und was spricht dagegen? Mach es doch nicht so geheimnisvoll.«

»Hast du wirklich noch nichts von der ›Cholesterin-Lüge‹ gehört? Das Thema geistert doch schon seit Jahren durch die Medien, es hat mich bislang nur überhaupt nicht interessiert.«

»Tut mir leid, aber bis zu meiner Vorsorgeuntersuchung fand ich das Thema anscheinend auch so wenig spannend, dass ich es nicht einmal in den Medien wahrgenommen habe. Also: null Ahnung.«

Henriette hatte immer noch die rote Bluse an. Jetzt lehnte sie sich zurück, inzwischen waren fünf Knöpfe offen, und Karl wirkte abgelenkt.

»Ich finde, dass wir jetzt auf unseren Muscadet umsteigen sollten. Vielleicht kannst du dich dann besser auf das Wesentliche konzentrieren, was meinst du?«

Karl lächelte sie an, stand auf, öffnete die letzten Knöpfe ihrer Bluse, streichelte ihre Brüste und meinte: »Immer zu Diensten, Madame.«

Er nahm die beiden Gläser und die leere Flasche Minervois, ging in die Küche und kam mit einer offenen Flasche Muscadet im Kühler und zwei frischen Gläsern zurück. Er goss beiden ein.

»Ist es so recht, Madame?«

Sie stand auf und küsste ihn.

»Es ist sehr schön mit dir.«

Nach einer kurzen Pause, sie hatten gerade mit dem neuen Wein angestoßen, setzte sie fort:

»Es fing in den 60er Jahren mit der ›Sieben-Länder-Studie‹ zu Ernährungsgewohnheiten und Herz-Kreislauf-Erkrankungen an.«

»Ja, davon habe ich schon gehört«, unterbrach Karl sie. »Gab es da nicht einige Ungereimtheiten?«

»Das kann man so sagen. Der Autor, er hieß Keys oder so ähnlich, hat mit großem Aufwand eine Studie in 22 Ländern durchgeführt. Die publizierten Ergebnisse bezogen sich leider nur auf sieben ausgewählte Länder, bei denen die Daten seiner Hypothese entsprachen. Wenn die Daten aus allen 22 Ländern berücksichtigt worden wären, sähen die Ergebnisse anders aus.«

Karl hatte sich inzwischen wieder etwas entspannt und erfreute sich an dem attraktiven Anblick und den qualifizierten Ausführungen Henriettes.

»Ja, jetzt erinnere ich mich. Bei uns wurde diese Studie als berühmtes Beispiel unter ›Stichprobenproblem‹ in Methodenveranstaltungen thematisiert.«

»›Stichprobenproblem‹ hört sich irgendwie nach fortgeschrittener Statistik an. Aber der Typ hat doch einfach nur beschissen, oder? Zwei Drittel der Länder einfach wegzulassen, das geht doch nicht!«

»Da hast du schon recht. Ich könnte dir jetzt mehr darüber erzählen, da würdest du dich wundern. Aber vielleicht bleiben wir erst mal beim Thema.«

»Stimmt. Besser so.« Henriette sammelte sich kurz und nahm einen Schluck Muscadet.

»Also die Kurzfassung: Wenn ich deinen Risikostatus als mittel bis niedrig annehme, sollte nach den aktuellen Cholesterin-Leitlinien dein LDL-Zielwert 115 mg/dl sein. Du hast 145, also solltest du Statine, diese Cholesterinsenker, nehmen, alles klar? Das Problem ist dieser Risikostatus. Bei deinem Alter, deiner Nichtrauchereigenschaft, deinem Blutdruck und deinem Gesamtcholesterin liegt dein Risiko, in den nächsten zehn Jahren an einer Herz- oder Gefäßerkrankung zu versterben, bei einem bis zwei Prozent.«

Henriette stand auf.

»Ich muss dir zwei Tabellen zeigen, damit du das Problem, das ich sehe, besser verstehen kannst.«

Sie kam mit ihrem Notebook zurück, tippte etwas herum und zeigte ihm dann eine bunte Grafik.

»Schau dir mal die Abbildung 3 an. Übrigens ist die Abbildungsüberschrift falsch, da hat der Lektor wohl geschlafen.«

Sie zeigte mit dem Finger auf einen Punkt der Grafik: »Hier ungefähr wärst du verortet. Du bist ein Mann, Nichtraucher, hast einen Blutdruck zwischen 140 und 160 und ein Gesamtcholesterin zwischen 200 und 250. Und die Farbkodierungen bedeuten das Risiko in Prozent, von null Prozent bei den Jüngeren mit niedrigem Blutdruck usw. bis zu 26 Prozent bei den älteren Rauchern mit 200 Blutdruck. Du liegst wie gesagt bei ein bis zwei Prozent, okay?«

Karl nickte langsam.

»Ja, habe ich verstanden, glaube ich. Mit dem Risiko sollte man umgehen können, oder?«

»Warte mal ab.«

Sie blätterte weiter.

»Jetzt schau dir mal die Tabelle 4 an. Hier werden vier Risikokategorien vorgestellt, die sich auf die vorherigen Prozente beziehen: Dunkelrot bedeutet sehr hohes Risiko bei mehr als zehn Prozent Risiko, in den nächsten zehn Jahren an einer Herz- oder Gefäßerkrankung zu versterben, hellrot heißt hohes Risiko bei fünf bis zehn Prozent, orange mittleres bei ein bis fünf und gelb niedriges Risiko bei unter einem Prozent.«

Karl stutzte.

»Unter einem Prozent bedeutet ›niedriges Risiko‹?«

»Ja, genau. Und jetzt das.«

Henriette blätterte zu einer weiteren Tabelle.

»Hier, Tabelle 10«, sie zeigte auf eine Zeile, »da steht der LDL-C-Zielwert 115 mg/dl für mittleres und niedriges Risiko. Dabei liegen die LDL-C-Normalwerte für Männer je nach Quelle zwischen 130 und 160 mg/dl, allerdings ohne Risikofaktoren. Es wäre interessant zu erfahren, wie viele Männer hiervon betroffen sind«, ergänzte sie.

Karl schlug sich auf die Schenkel, lachte unbeherrscht los und hätte beinahe sein Weinglas umgestoßen.

»Ich habe den Eindruck, dass du das Problem verstanden hast, das ich sehe.«

»Ja, das Problem ist, dass es nach diesem Konzept keinen Mann über 40 gibt, der nicht mindestens in die Kategorie ›niedriges Risiko‹ eingeordnet wird. Schließlich wird ein Risiko von null Prozent, und das haben nichtrauchende Männer von 40 Jahren mit günstigen Blutdruck- und Cholesterinwerten, auch in die Kategorie von ›unter einem Prozent‹ eingeordnet. Und jetzt sollen alle Statine nehmen, die einen höheren LDL-Wert als 115 haben?«

Karl hatte sich verschluckt und musste husten. Er nahm einen großen Schluck Muscadet.

»Und hier«, Henriette blätterte weiter zu Tabelle 11, »wird die Aussage etwas relativiert.«

»Ja, ich sehe«, bestätigte Karl. »Da steht, dass dieser Zielwert erwogen werden sollte. Die Nützlichkeit wird mit einer gelben Kodierung als nicht besonders sicher eingeschätzt, die hinter der Empfehlung stehende Datenlage mit einem hellblauen ›C‹ als ziemlich dünn. Gibt es vielleicht in der englischsprachigen Variante eine Quellenangabe?«

»Habe ich nachgesehen, gibt es nicht. Aber eine Studie, die an einer anderen Stelle angegeben wurde, sagt ausdrücklich, dass Statine sehr geeignet zur Primärprävention seien, also um Gesunde gesund zu erhalten. Die hätten sie nehmen können.«

Sie hielt kurz inne. »Um deiner Frage zuvorzukommen: Ich habe mir auch noch andere Quellen angesehen, aber keine Übereinstimmung von Quellenautoren und Leitlinien-Autoren wie bei den Blutdruck-Leitlinien gefunden.«

Es entstand eine Pause. Es war inzwischen dunkel geworden. Karl stand auf und kam mit einer neuen Flasche Muscadet, zwei Kerzen und einem seiner Pullover für Henriette zurück. Er legte ihr den Pullover um die Schultern, zündete die Kerzen an und goss beiden nach.

»Es ist inzwischen etwas kühler, oder? Und über Diabetes reden wir morgen.«

Henriette nickte, kuschelte sich in Karls Pullover und nahm einen Schluck.

Karl setzte sich wieder, trank auch etwas Muscadet, beide schwiegen.

Nach einer Weile räusperte er sich:

»Und was sagt uns das jetzt? Außer dass du gut recherchieren kannst, meine ich.«

Henriette lächelte etwas angestrengt, so schien es.

»Das frage ich mich auch. Auf jeden Fall sollten wir zwei Dinge klar unterscheiden, deine Gesundheit und den Leitlinien-Beitrag. Was meinst denn du?«

»Also für deinen Beitrag hast du, glaube ich, neues Futter gefunden. In einem umstrittenen thematischen Umfeld, ich meine jetzt die Rolle des Cholesterins, wird eine höchst offensive Therapieempfehlung ausgesprochen, die nur schwach durch Daten belegt ist, also eine geringe Evidenz aufweist, der Pharmaindustrie aber das Säckel füllt. Du müsstest jetzt noch eine Beziehung der Leitlinien-Autoren zur Pharmaindustrie finden, bingo.«

»Daran arbeiten meine Kollegen in Saarbrücken. Es soll eine Gruppe geben, die sich ›Leitlinienwatch‹ nennt und genau diese Frage untersucht. Da werden wir also bald mehr wissen. Und wie sieht es mit dir persönlich aus?«

Karl dachte nach. »Weißt du etwas über mögliche Nebenwirkungen dieser Statine? Wie soll ich vernünftig entscheiden, ob ich so etwas nehmen will, wenn ich die Kosten nicht gegen den Nutzen abwägen kann?«

»Genannt werden unter anderem Muskelprobleme. Genaueres kann ich dir leider nicht sagen. Aber spätestens wenn du die Packung öffnest und den Beipackzettel liest, bist du informiert. In den Leitlinien habe ich nur gefunden, dass sich die Dosierung nach dem Zielwert richtet und dass bei Nebenwirkungen nach Alternativen gesucht werden soll.«

»Oje«, stöhnte Karl laut auf. »Verzeih mir, aber das ist alles eine große Scheiße. Wenn ich nichts einnehme, und jetzt sind wir mit Cholesterin und Blutdruck schon bei mindestens zwei Medikamenten, droht mir bald ein Herzinfarkt oder ein Schlaganfall. Wenn ich diese Medikamente nehme, reduziert sich dieses Risiko um irgendein Maß, das ich nicht kenne, dafür treten Nebenwirkungen ein, die ich nicht wirklich kalkulieren kann. Super Informationslage! Und wenn ich einen Arzt frage, was der davon hält, wird er sich bedeckt halten und den Pharma-Leitlinien folgen, was soll er auch tun.«

Henriette stand auf und zog Karl hoch.

»Komm, wir gehen noch mal ans Wasser.«

Sie zog Karls Pullover jetzt über. Er reichte ihr bis zu den Oberschenkeln. Karl schlüpfte in eine Jeans. Sie verließen das Grundstück ihrer Gîte und überquerten die Straße, hinter der das Meer in grauer Vorzeit große Felsblöcke aufgetürmt hatte. Einen davon nutzten sie jetzt als Sitzbank.

»Ich verstehe, dass dich das gehörig verunsichert«, sprach Henriette leise. Karl konnte es gerade so gegen das Plätschern der leichten Wellen gegen die Felsen verstehen. Das Meer war ruhig. Der Mond war aufgegangen, schaute zwischen ein paar kleinen Wolken hervor und spiegelte sich im Wasser.

»Vielleicht gehört das sogar dazu?«

»Was meinst du?«

»Na, diese Verunsicherung. Und überlege mal: Du begreifst das Ganze noch ganz gut. Aber was machen solche Aussagen mit Menschen, die kaum Chancen haben, das auch nur halbwegs zu verstehen? Ich kann es dir sagen: Sie produzieren Angst, Angst davor, einen Herzinfarkt oder einen Schlaganfall zu bekommen. Und dann nimmt man doch gerne ein Medikament, um sich ein bisschen sicherer zu fühlen.«

»Ja, ich glaube, da hast du ganz recht«, antwortete Karl ebenso leise.

»Und den meisten Ärzten wird es ähnlich gehen. Sie verschreiben Statine, weil die Leitlinien es empfehlen. Was wäre, wenn ein Arzt sich gegen die Leitlinien entscheiden würde, und der Patient kriegt am nächsten Morgen einen Herzkasper? Und ich meine jetzt nicht mögliche juristische Folgen, da habe ich keine Ahnung. Aber gut fühlen wird der sich nicht, da bin ich sicher. Wenn er aber Statine verschreibt, und der Patient bekommt trotzdem diesen Herzkasper, kann er sich sagen: Ich habe alles getan, tut mir leid. Wenn der Patient mit Statinen unter Nebenwirkungen leidet, kann er sich sagen: ungünstig, ich suche nach Alternativen.«

Henriette nickte, und nach einer Pause sagte sie, immer noch sehr leise:

»Da haben wir einen für Patienten und Ärzte gleichermaßen wichtigen psychologischen Effekt der Leitlinien verstanden. Ob das wohl so beabsichtigt war?«

Karl schwieg und schaute aufs Meer.

»Da hinten ist Amerika.« Er deutete weit nach hinten.

Henriette lachte. »Komm, lass uns zurückgehen, ich möchte ins Bett.«

»Dagegen kann ich wohl kaum etwas haben.«

— Golf de Ploemeur, Freitag, 24.8.2018

Henriette hatte Robertas Idee ohne schädliche Hemmungen kopiert und Karl zum 50. Geburtstag einen Golf-Schnupperkurs geschenkt. Sie hatte sich den Club »Golf de Ploemeur« über das Internet ausgesucht und den Schnupperkurs dort auch gleich gebucht. Der Platz lag direkt am Meer und lockte mit fantastischen Aussichten.

Gestern Abend hatten sie wieder, wenn auch nur kurz, über Karls Diabetes-Recherche gesprochen. Er berichtete, dass die »Nationale VersorgungsLeitlinie« Zielwerte nannte, die für ihn unproblematisch waren, anders, als es der Laborbericht von Dr. Verstegen aussagte. Das sei ja mal beruhigend. Damit beließen sie es. Sie waren sich einig, dass diese Themen ihren Urlaub nicht dominieren sollten.

Jetzt freute sich Karl darüber, mit Henriette etwas Neues auszuprobieren, erinnerte sich allerdings daran, dass es Roberta gewesen war, die Henriette im Elsass zum Golfen verführen wollte.

»Meinst du, dass wir dann später zu dritt spielen sollten?«, fragte er ohne jede offene Anzüglichkeit.

»Vielleicht eher zu viert«, gab Henriette ernsthaft zurück. »Roberta hat das Golfspielen von Sybille, wusstest du das nicht?«

Jetzt lachten sie beide.

»Nein, ich habe dabei eigentlich nur an uns beide gedacht«, meinte Henriette dann aufrichtig. »Wenn es uns Spaß macht, sehen wir mal weiter, dachte ich.«

Sie waren zuerst auf dem Übungsgelände zum Putten und versuchten einige kurze Annäherungsschläge mit dem Pitching Wedge. Dann übten sie mit dem 7er-Eisen Dreiviertelschwünge auf der Driving Range. Beide stellten sich ganz ansprechend an, aber Henriette bekam vom charmanten Pro, dem Golftrainer, deutlich mehr Lob als Karl, der sich darüber nicht wunderte. Zum Abschluss spielten sie mehr oder weniger zügig drei Löcher.

Als sie wieder am Clubhaus waren, verabschiedete sich der Pro, diesmal voll des Lobes für beide, nahm das Equipment und verschwand Richtung Driving Range, wo schon seine nächsten Schüler warteten. Henriette und Karl setzten sich auf die Restaurant-Terrasse und bestellten Café crème und Mineralwasser.

»Na, wie war ich?«, fragte Karl gespielt unsicher. »Für mich war es immerhin das erste Mal, während du ja schon fast ein Profi bist.«

»Ich finde, wir beiden Anfänger haben uns ganz gut geschlagen«, gab Henriette lachend zurück. »Mir hat es jedenfalls Spaß gemacht.«

»Mir auch. Wie würde das mit dem Golfen denn weitergehen, wenn wir das wollten?«

»Wir müssten die Platzreife machen. Das bedeutet eine theoretische und eine praktische Prüfung, die meistens mit einem speziellen Kurs vorbereitet werden.«

»Das hört sich anspruchsvoll an. Könnten wir das auch mit einem Kurzurlaub verbinden? So einfach zwischendrin würden wir das kaum unterkriegen, oder?«

Henriette dachte kurz nach. »Wenn wir das zusammen machen wollen, wäre so ein Urlaubskurs bestimmt das Richtige. Ich müsste dann allerdings Robertas Geschenk ausschlagen. Sie hat mir nämlich einen Platzreifekurs geschenkt.«

Karl wurde etwas nachdenklich. »Tja, das musst du dir dann gut überlegen. Aber eigentlich kann dich doch diese Situation, die wir jetzt haben, nicht überraschen.«

»Ich verstehe, wie du denkst. Aber ich versuche selten, alle Probleme auf einmal zu lösen. Vielleicht hätte es dir ja gar keinen Spaß gemacht. Dann wären alle Eventualüberlegungen für die Katz gewesen. Aber so ist es für mich eindeutig. Ich werde es Roberta erklären, und sie wird damit schon klarkommen. Wann könntest du denn eine Woche weg? Noch in diesem Herbst?«

»Ja, das könnte gehen. Eine oder zwei Wochen vor dem Start des Wintersemesters vielleicht. Ich müsste noch einmal genau in den Kalender schauen.«

Sie fuhren im offenen Cabrio über die Küstenstraße Richtung Trévignon, mussten um den Bélon und den Aven, also über Riec-sur-Bélon und Pont-Aven ins Landesinnere, kehrten dann aber direkt über Nevez und Port Manec‘h zurück an die Küste. Es war eine schöne Tour.

Sie aßen im »Ar Men Du« in der Abendsonne, Henriette hatte auch dieses Event geplant und einen Tisch reserviert. Von hier waren es dann nur noch fünf Kilometer bis zu ihrem Häuschen, das trauten sie sich auch nach einigen Gläsern Wein noch zu.

Den Sonnenuntergang genossen sie auf ihrer Terrasse mit dem üblichen Muscadet. Karl schaute in seinen Kalender, und sie einigten sich auf die Woche vom 29. September bis zum 6. Oktober. Henriette würde sich um die Location bemühen, es gehörte praktisch noch zum Geburtstagsgeschenk.

Kapitel 10

— Saarbrücken, Sonntag, 2.9.2018

Obwohl sie sich schon am Mittwoch wiedersehen würden, schmerzte Karl der Abschied von Henriette.

Gestern waren sie gerade rechtzeitig in Saarbrücken angekommen, um im »Angelini« noch etwas essen zu können. Dann waren sie zu Henriette gefahren und hatten das Cabrio in der Tiefgarage abgestellt. Sie nahmen nur Henriettes Gepäck und Karls kleinen Rucksack mit seinem Necessaire und frischer Bekleidung heraus. Karl hätte morgen mehr Zeit, deshalb war es so herum besser, dachten sie.

Nachdem Henriette sich davon überzeugt hatte, dass in ihrer Wohnung alles in Ordnung war, setzten sie sich an die Küchentheke, und Henriette öffnete eine Flasche Grauburgunder.

»Den hast du dir verdient. Du bist ja den größten Teil der Strecke gefahren.«

»Stimmt. Aber es lief ja richtig gut. Ich habe mich anscheinend ausgezeichnet erholt.«

»Das habe ich auch.«

Sie stießen an.

»Das Wetter war ja auch wirklich fantastisch. Nicht zu heiß, viel Sonne, bis auf unseren Recherchetag hat es kaum geregnet.«

In der Tat hatten sie noch einige Strandtage gehabt, die alle nach ähnlichem Muster verliefen, ohne langweilig zu werden. Sie kochten sich durch das Meeresgetierangebot, manchmal auch mit Fragwürdigkeiten. Einen lebenden Hummer kopfüber in kochendes Wasser zu stecken gehörte dazu. Karl büchste aus, indem er den Hummer vorher zehn Minuten ins Tiefkühlfach legte und annahm, dass er dadurch sediert würde. Eine große Limande zuckte noch, als sie sie im Hafen von Trévignon kauften.

Sie machten noch einen Ausflug nach Brest, und an ihrem letzten Freitag fuhren sie nach Concarneau auf den großen Markt, streiften durch die Ville Close und nahmen einen kleinen Imbiss im »L'amiral«.

Karl war etwas weggedriftet. Er landete immer wieder bei dem Bild von Henriette in ihrem schwarzen Bikini. Dieses Bild hatte sich förmlich eingebrannt, er würde es nie vergessen.

Es war so, als ob Henriette seine Gedanken gelesen hätte. Sie lehnte sich zurück, zog ihr T-Shirt über den Kopf und sah an sich herunter.

»Schau mal, wie dunkel ich geworden bin.«

Der Kontrast ihres Bauches zu den weißen Brüsten war extrem. Karl stimmte zu, stand auf und zeichnete die Dunkel-Weiß-Grenze mit dem Finger nach.

»Wirklich beeindruckend.«

Sie waren dann schnell im Bett gelandet, schliefen aber bald aneinander gekuschelt ein. Die Fahrt war doch etwas anstrengend gewesen.

Am Morgen war die Stimmung eine andere. Beide schienen sich bewusst von der intensiven gemeinsamen Zeit zu verabschieden und sich auf den Alltag vorzubereiten. Was half, war die Verabredung für Mittwoch bei Karl.

Nach einer gemeinsamen zärtlichen Dusche, einigen Lungos und zwei Madeleines, die sie mitgebracht hatten, zog Karl sich an.

»Vielen Dank für die schöne Zeit mit dir, und ich freu mich schon jetzt auf Mittwoch.«

»Dir auch vielen Dank und einen guten Start in das Saarbrücker Leben. Ich freu mich auch auf Mittwoch.«

Sie umarmten sich fest, küssten sich, und dann fand sich Karl plötzlich im Fahrstuhl wieder, ohne Henriette.

— Saarbrücken, Montag, 3.9.2018

Direkt nachdem Karl gegangen war, rief Henriette in der Redaktion an und sagte, dass sie gegen elf Uhr da wäre. Dann bezog sie die Betten neu, steckte einen Slip und ein Poloshirt von Karl, die er vergessen hatte, in die Schmutzwäsche und räumte die Küche auf.

Sie hatte ein bisschen das Gefühl, neben sich zu stehen. Einerseits fühlte sie sich leer, weil Karl nicht mehr da war, andererseits war sie voller Vorfreude auf das Wiedersehen mit Roberta und auf ihre Nähe.

In den vergangenen 14 Tagen hatten sie keinerlei Kontakt gehabt, aber es gab diese feste Verabredung für heute, 17 Uhr, zum Fitnesstraining. Danach wollten sie in die »Tomate 2« und dann zu Henriette. Der letzte Teil der Verabredung, das war ihr allerdings erst in dieser Nacht klar geworden, war suboptimal, weil Karl in der Nacht davor dagewesen war.

Sie hatte etwas Käse und Salami aus der Bretagne mitgebracht, mehr würden sie nach der »Tomate 2« nicht brauchen. Wein war genug im Kühlschrank. Sie hängte noch frische Handtücher ins Bad, dann schlüpfte sie in Jeans und Bluse und fuhr in die Redaktion.

Mit ihrem Sekretariat hatte Henriette auch im Urlaub alle zwei Tage telefoniert. Insofern fühlte sie sich auf der Höhe des Geschehens, und es gab in der Tat nur eine Überraschung: Der Chef des Hauses wollte sie so bald wie möglich sprechen. Worum es ging, wusste niemand.

Henriette rief ihn an, und sie verabredeten sich für 14 Uhr in seinem Büro. Sie machte sich keine Gedanken über den möglichen Anlass des Gesprächs, erledigte die angefallene Post und durchforstete ihre E-Mails.

Punkt 14 Uhr klopfte sie an die Tür des Chefsekretariats. Frau Stüber rief sie herein, bot ihr einen Platz an und fragte nach ihrem Urlaub. Sie plauderten ein wenig, dann ging auch schon die Tür auf, und Jeff bat sie in sein Büro. Jeff hieß eigentlich Josef, aber er bevorzugte die amerikanisch klingende Anrede, und es hielten sich alle daran. Er war ein kleiner, drahtiger Mann um die 60 mit nur noch wenigen schwarzen Haaren, die er streng nach hinten kämmte. Henriette kannte ihn ganz gut. Jeff war freundlich und charmant, solange alles in seinem Sinne lief und die Zahlen stimmten. Aber er konnte auch knallhart durchgreifen. Sie sorgte sich nicht. Ihre Zahlen waren in Ordnung, sogar mit der Tendenz nach oben. Sie setzten sich an einen kleinen Besprechungstisch.

»Wie ich gerade noch gehört habe, hattest du einen schönen Urlaub in der Bretagne?«

»Ja, es war eine schöne Zeit, und ich habe mich richtig erholt.«

Henriette überlegte kurz, dann beließ sie es bei diesen kurzen Floskeln. Jeff war geschieden, und es war jedes Jahr ein Kampf, wer wann mit den Kindern in die Ferien fahren würde. Sie wusste, dass er in diesem Sommer noch nicht weg gewesen war, und wollte nicht in möglicherweise frischen Wunden herumstochern.

»Jeff, ich weiß, dass du wenig Zeit hast: Worum geht es?«

Jeff lehnte sich vor, es war ihm eine gewisse Anspannung anzumerken.

»Vielen Dank für die Direktheit, Henry.«

Er nannte sie bei ihrem Spitznamen, den sie sich in ihrer Hamburger Zeit erworben hatte. Das tat er allerdings nur bei Vieraugengesprächen. Andere Kollegen redeten sie nie so an.

»Es geht um einen Hintergrundartikel zum LSVS-Skandal. Wir müssen uns da in der nächsten Zeit positionieren. Hast du dir darüber schon mal Gedanken gemacht?«

Henriette schaute ihn aufmerksam an.

»Sagen wir mal so: Ich dachte mir, dass so etwas irgendwann auf uns zukommen wird.«

Jetzt lehnte sich Jeff zurück. Anscheinend war er erleichtert, dass er Henriette nicht erst in langen Diskussionen von der Notwendigkeit eines solchen Artikels überzeugen musste.

»Und, hast du schon eine Idee, wie du es anpacken willst?«

Auch Henriette lehnte sich zurück und versuchte sich zu erinnern, was sie mit Stefan und den anderen besprochen hatte. Aber sie hatte natürlich auch im Kopf, was sie von Roberta unter dem Siegel der Verschwiegenheit erfahren hatte.

»Sehr konkret ist das noch nicht. Aber es sollen vorrangig die strukturellen Entscheidungswege beleuchtet werden, die das ganze Desaster ermöglicht haben. Wir wollen uns nicht mit Schuldzuweisungen in Einzelfällen befassen. Das machen andere schon genug.«

Jeff wirkte jetzt geradezu erleichtert.

»Das hört sich gut an. Das Thema ist natürlich politisch in höchstem Maße vermint, und jegliche Parteinahme wäre brisant.«

Er machte eine Pause, aber Henriette sah ihn nur ruhig an. Dann sprach er weiter:

»Die Herangehensweise scheint mir zu passen. Dann sind wir uns einig. Lass dir Zeit mit dem Artikel, das Thema rennt uns nicht weg. Aber in sechs Wochen sollte er schon draußen sein, sonst kommt uns noch jemand zuvor. Und ich schlage vor, dass dieser Artikel in der Gesamtkonferenz besprochen wird.«

Henriette ließ sich ihre Überraschung und ihren Ärger nicht anmerken. Der letzte Vorschlag war ungewöhnlich. Normalerweise wurden Artikel nur in den Ressorts behandelt. Nur in ganz besonderen Fällen wurde die Gesamtkonferenz hinzugezogen, und das bedeutete in diesem Fall, dass die anderen Ressorts, die sich schon jetzt nicht einig waren, wie der Skandal zu bewerten sei, an ihrem Artikel herumzerren würden.

»Darf ich einen Gegenvorschlag machen?«, fragte sie deshalb vorsichtig. »Erinnere dich bitte an den Streit auf der letzten Konferenz zum LSVS-Thema. Wäre es nicht vielleicht besser, wenn du informell an unseren Redaktionssitzungen zu diesem Thema teilnehmen würdest? Ich denke, dass dieser Weg konstruktiver wäre, und wir hätten trotzdem ein Korrektiv von außen.«

Jeff runzelte die Stirn. Er war es nicht gewohnt, dass seine Vorschläge infrage gestellt wurden. Aber er schätzte Henriette, eine Gesamtkonferenz war nicht wirklich zwingend notwendig, und irgendwie hatte sie ja vielleicht recht.

»Gut, ich werde es mir überlegen. Aber auf jeden Fall kannst du mit deinen Leuten ja schon mal anfangen.«

Er stand auf, die Audienz war beendet.

Auf dem Rückweg in ihr Büro schaute sie bei Stefan und Sabine vorbei, meldete sich vom Urlaub zurück und berichtete kurz von dem Gespräch mit Jeff. Dann vertagten sie sich bis Donnerstag.

Henriette war schon etwas früher am Fitnesscenter und wartete draußen auf Roberta. Als sie kam, flogen sich beide in die Arme. Dann küssten sie sich vorsichtig und schauten sich an.

Roberta trat einen Schritt zurück.

»Gute Idee, hier draußen zu warten. Drinnen wäre es womöglich zu voll für eine richtige Begrüßung. Ihr habt anscheinend viel Sonne gehabt. Gut siehst du aus.«

»Stimmt. Warte erst mal, bis du die weißen Streifen siehst.«

Henriette ging wieder auf Roberta zu und umschlang sie. Sie freute sich sehr. Aber sie spürte, dass Roberta nicht entspannt in ihren Armen lag, da war etwas.

»Und, wie geht es dir?«

»Halbwegs gut so weit. Aber es gibt eine kleine Programmänderung. Ich würde gerne auf die ›Tomate 2‹ verzichten. Es gibt einiges zu besprechen, und deshalb habe ich einen Salat, grüne Bohnen und Lammkoteletts mitgebracht. Ich hoffe, das ist okay für dich?

»Oha, das hört sich ernst an. Aber wenn du zu mir zum Essen kommen willst, kann es so schlimm ja nicht sein. Lammkoteletts und grüne Bohnen sind immer richtig. Worum geht es denn?«

»Lass uns erst mal trainieren und damit warten, bis wir bei dir sind. Das ist besser so.«

Sie absolvierten ihre übliche Trainingsrunde, Henriette berichtete von der Bretagne, Roberta von ihrer Zeit in Saarbrücken, aber das andere Thema stand immer im Hintergrund. Sie wollten statt im Fitnesscenter lieber bei Henriette duschen und fuhren nach dem Training mit zwei Autos zum Ilseplatz. Als sie die Wohnungstür hinter sich zugezogen hatten, sagte Henriette ultimativ:

»Ich stell jetzt den Käse auf den Tisch, der eigentlich für später gedacht war. Vor dem Duschen möchte ich nämlich wissen, worum es geht. Aber nicht in Trainingsklamotten.«

Sie zog Roberta kurzerhand aus und reichte ihr eines der kurzen Sweatshirts, nicht ohne sie vorher fest zu drücken. Dann zog sie sie sich selbst um, während sich Roberta mit jetzt etwas trüben Augen an die Küchentheke setzte. Henriette holte den Käse aus dem Kühlschrank, öffnete eine Flasche Sauvignon blanc und goss zwei Gläser etwas zu voll. Bevor sie sich Roberta gegenübersetzte, streichelte sie ihre Wangen.

»Nun erzähl mal. Was ist los?«

Roberta versuchte, sich etwas zu straffen.

»Ein Mann ist letzten Mittwochabend vom Schwarzenbergturm gestürzt. Er ist tot – und er war der Ex von Sybille.«

»Ach du lieber Gott. Wie das?«

Roberta begann stockend weiterzuerzählen. Nach einem langen und anstrengenden Tag im Präsidium war sie abends zum Schwarzenbergturm geholt worden. Unten lag ein toter, fürchterlich zugerichteter Mann. Zwei Tage später konnte der Tote nach schwierigen Recherchen anhand seiner Autoschlüssel und des dazu gehörenden Wagens, den man gefunden hatte, identifiziert werden. Ein Schuhmachermeister in Chur, der die Maßschuhe angefertigt hatte, die der Tote trug, bestätigte dessen Identität.

Am selben Abend war sie bei Sybille gewesen, hatte ihr von dem Toten berichtet und seinen Namen genannt: Thomas Pfilzner. Sybille war aschfahl geworden und hatte angefangen zu weinen. Sie war kaum zu beruhigen gewesen. Nach einer Weile hatte sie dann bebend berichtet, dass sie mit diesem Pfilzner früher mal verheiratet gewesen sei, dass es aber ganz furchtbar geendet habe und sie sich habe scheiden lassen.

»Ach du Scheiße.« Henriette stellte ihr Glas wieder ab, ohne getrunken zu haben. In ihrem Kopf kreisten die Gedanken im D-Zug-Tempo. Ob sie Roberta auch von der Liaison mit Karl erzählt hatte?

Als wenn sie Henriettes Gedanken erraten hätte, setzte Roberta fort:

»Und dann hat sie gesagt: ›Jetzt ist auch alles egal‹, und hat mir ihre Beziehung zu Karl gestanden. Wusstest du das?«

Jetzt nahm Henriette doch einen großen Schluck und sah Roberta fest an.

»Ja, Karl hat es mir erzählt. Ich habe dir nichts gesagt, weil ich der Überzeugung war, das sei Sybilles Sache. Das glaube ich übrigens immer noch.«

»Schön, aber weißt du, was das mit mir macht? Ich dachte, ich hätte zwei sehr gute Freundinnen, muss aber feststellen, dass sie mir beide was vormachen.«

Roberta sah Henriette jetzt auch direkt an, Tränen rannen ihr aus den Augen. Sie hatte ihr Glas noch nicht angerührt.

Henriette stand auf und umhalste Roberta. Nach einer Weile zog sie Roberta auf die Füße und schob ihr das Sweatshirt über den Kopf.

»Komm, wir gehen jetzt erst mal unter die Dusche.«

In der Dusche weinte Roberta zuerst heftig. Henriette seifte sie ab, wusch ihr die Haare und küsste sie immer wieder zärtlich. Bald beruhigte sich Roberta, wusch jetzt Henriette, irgendwann stellten sie das Wasser ab und küssten sich intensiv. Ohne sich abzutrocknen, stürmten sie ins Schlafzimmer. Die Lammkoteletts blieben im Kühlschrank, der Sauvignon wurde schal.

Die Tränen unter der Dusche blieben nicht die letzten in dieser Nacht. Aber am nächsten Morgen hatte Roberta verstanden, warum Henriette ihr nichts von Sybille und Karl erzählt hatte, und ihr das Schweigen verziehen. Auch Sybilles Verhalten sah sie jetzt in einem anderen Licht.

Beim zweiten Lungo nach dem Aufstehen versuchte Henriette zusammenzufassen:

»Sybille hat dich nicht wirklich belogen. Gut, sie hat dir nicht alles erzählt, aber wie wichtig ist das tatsächlich? Was sie anscheinend mit ihrem Ex erlebt hat, hört sich nicht schön an. Vielleicht wollte sie nichts davon erzählen, um es besser verdrängen zu können? Das ist vermutlich nicht die beste Strategie, aber wer will das schon sagen. Auf jeden Fall war es nicht gegen dich gerichtet, dass sie dir nichts mitgeteilt hat. Und dass sie keine knallharte Ausschließlich-Lesbierin ist, muss ja nicht unbedingt schlecht sein, oder?«

Bei Henriettes letzten Worten mussten beide lachen.

Roberta wurde wieder ernst.

»Vielen Dank, liebe Henriette, für die Nacht, deine Zärtlichkeit und deine Gedanken. Ich werde dann mal zu meinem toten Schweizer aufbrechen. Es gibt viel zu tun.«

Sie machte eine Pause, holte tief Luft und sprach dann weiter:

»Wir müssen natürlich Sybille befragen. Aber das wird kompliziert. Mein Verhältnis zu Sybille ist nicht bekannt, und das soll aus guten Gründen auch so bleiben. Offiziell weiß ich also noch gar nichts.«

Wieder machte sie eine Pause.

»Wir haben heute einen Aufruf in die Medien gebracht, damit sich Personen melden, die den Namen Thomas Pfilzner kennen. Ich hoffe, dass sich Sybille meldet. Ein Kollege wird sie dann befragen. Um sicherzugehen, dass sie von dem Aufruf erfährt, wollte ich dich bitten, ihr Bescheid zu sagen.«

Sie sah Henriette bittend an.

»Oder vielleicht besser über Karl, was meinst du?«

Henriette dachte kurz nach.

»Ich glaube, es wäre besser, wenn Karl das übernehmen würde. Mein Verhältnis zu Sybille ist zwar nicht problematisch, aber auch nicht besonders intensiv. Ich werde Karl bitten, Sybille zu informieren. Auf welchen konkreten Aufruf soll sich Sybille denn beziehen, wenn sie sich bei euch meldet?«

»Am besten bezieht sie sich auf die ›Neue Saarbrücker Zeitung‹ von morgen. Da soll es auf Seite fünf einen zusammenfassenden Bericht über den Toten vom Schwarzenbergturm geben, an dessen Ende der Aufruf steht.«

»Dann schaue ich morgen in die ›Neue Saarbrücker Zeitung‹, und wenn ich den Aufruf gefunden habe, rufe ich Karl an.«

Roberta umarmte Henriette.

»Vielen Dank noch einmal für alles. Bleibt es bei Donnerstag?«

Sie hatten beschlossen, mit einem weiteren Treffen nicht bis zum nächsten Montag zu warten. Henriette wollte sich das Wochenende aber unbedingt frei halten, so hatten sie sich auf Donnerstag mit Training und Lammkoteletts bei Henriette verständigt. Das Fleisch kam so lange ins Tiefkühlfach.

— Saarbrücken, Montag, 3.9.2018

Als Karl aus dem Fahrstuhl in die Tiefgarage trat, traf ihn seine Trauer mit Wucht. So lange hatte er auf den Bretagne-Aufenthalt mit Henriette hingelebt. Es war genauso schön gewesen, wie er es sich ausgemalt hatte. Aber nun war es vorbei, und was kam jetzt?

Er fuhr wie im Nebel nach Hause, packte das Auto aus, meldete sich telefonisch bei seiner Sekretärin Ingeborg Molitor zurück, kündigte sein Kommen für Mittwoch an und stellte fest, dass nicht alle seine Balkonblumen überlebt hatten.

In der Post lag ein Brief von Sybille. Sie lud ihn für ihr heutiges Treffen zu sich ein, statt zu ihm zu kommen. Dann müsste er nicht noch Vorbereitungen treffen und könnte entspannter in das Saarbrücker Leben zurückkehren.

Karl kriegte zuerst einen Schreck, weil er an Sybille überhaupt nicht mehr gedacht hatte. Dann kam die Erleichterung, weil es ja noch mal gut gegangen war. Zum Schluss spürte er eine deutliche Vorfreude auf seinen Besuch bei Sybille. Vielleicht war das ja gerade der richtige Start in die Nach-Bretagne-Zeit. Er schickte ihr eine SMS, dass er sich freue und um 19 Uhr, wie sie vorgeschlagen hatte, käme. Die Antwort kam direkt: »Super, ich erwarte dich!«

Ab jetzt wurde der Tag wieder heller. Karl steckte die Reise-Überreste entweder in die Waschmaschine oder räumte sie in die Küche. Bald sah seine Wohnung fast so aus wie vor dem Urlaub. Eigentlich wollte er gerne Henriette anrufen, um mit ihr zu reden, aber er ließ es. Sie trafen sich Mittwoch wieder, bis dahin herrschte wohl Funkstille.

Am Nachmittag hatte er die Idee, sich noch einmal mit den Risikomodellen der Cholesterin-Leitlinie zu beschäftigen. Vielleicht gab es ja mathematisch-statistische Fragen, die er mit Sybille besprechen konnte. Er fand zunächst, dass die Studie, die als Quelle in den Leitlinien angegeben war, wieder so eine fragwürdige Autoren-Übereinstimmung zeigte. Es gab anscheinend noch einige andere Risikomodelle, aber die Leitlinien bezogen sich auf dasjenige, für das einer der beiden als »Chairperson« bezeichneten Autoren der Leitlinien, also der Chef-Autoren, entscheidend verantwortlich war.

Das Modell selbst verstand er nicht. Es wurde als Modifikation des Weibull-Modells beschrieben, und an dieser Stelle stieg er aus.

Sybille öffnete Karl die Tür. Sie trug das kurze Kleid, das sie in Salon am ersten Morgen getragen hatte. Sie umarmten und küssten sich vorsichtig. Karl trat einen Schritt zurück.

»Das Kleid kommt mir bekannt vor.«

»Schön, dass du dich erinnerst. Aber es gibt einen kleinen Unterschied.«

Karl stutzte, dann schob er ihr langsam das Kleid höher.

»Oh, ich verstehe. Da fehlt ein Detail.«

Sybilles Gesicht wurde vom Hauch einer Röte überzogen. Karl war sich jetzt sicher, dass er den Abend genießen wollte. Er ließ das Kleid wieder sinken, nahm sie in den Arm und küsste sie jetzt intensiver.

Sybille löste sich von ihm, nahm ihn bei der Hand und führte ihn auf die Terrasse.

»Ich habe uns Gin Tonic als Aperitif gemacht.«

Sie setzten sich einander gegenüber.

»Einen fantastischen Blick hat man von hier…« Karl lächelte sie an. Wieder erschien dieser rote Hauch auf ihren Wangen. »… auf die Stadt«, ergänzte er ernsthaft.

Er nahm einen Schluck von seinem Gin Tonic.

»Der schmeckt aber lecker. So kenne ich das gar nicht.«

Sybille erläuterte ihm die Unterschiede zwischen den Gin-Arten und vor allem den Tonic-Water-Charakteren. Als die erste Variante ausgetrunken war, kündigte sie eine aromatischere Mixtur an. Sie kam mit den neuen Gläsern zurück, und sie prosteten sich zu.

»Ich muss dir gleich am Anfang etwas Wichtiges erzählen«, eröffnete sie Karl. »Hast du schon von dem Toten am Schwarzenbergturm gehört?«

»Nein. Worum geht es da?«

»Letzten Mittwoch hat sich ein Mann vom Schwarzenbergturm gestürzt. Das war mein Ex. Roberta hat mir den Namen genannt, und auch andere Details scheinen zu stimmen. Er ist es, oder besser, er war es.«

Karl starrte sie an.

»Das ist ja ein Ding. Wie geht es dir damit? Es scheint dich nicht wirklich umzuhauen.«

»Jetzt nicht mehr. Aber als mir Roberta davon erzählt hat, war das schon anders. Alles ist wieder hochgekommen. Die ganze Niedertracht, die ganze Skrupellosigkeit, einfach alles. Ich war ziemlich fertig. Dazu kam natürlich die Offenbarung der ganzen Geschichte gegenüber Roberta. Schließlich dachte sie, dass ich mit Männern grundsätzlich nichts anfangen könne. Von dir habe ich ihr bei dieser Gelegenheit auch gleich berichtet. Sie war ziemlich schockiert.«

Karl war sprachlos. Er schaute Sybille an und versuchte herauszufinden, wie sehr sie von der Geschichte doch noch betroffen war. Er fand nichts.

Als hätte sie seine Gedanken erraten, setzte sie fort: »Inzwischen bin ich über Thomas' Tod, so hieß der Scheißkerl, verzeih mir, sogar froh. Er wird mich nie wieder verletzen, und er wird mir nie wieder auch nur über den Weg laufen. Es gibt ihn einfach nicht mehr. Das tut richtig gut.

Gedanken mache ich mir jetzt eher über Roberta. Ich glaube, ich habe ihr ziemlich wehgetan.«

»Und, was hat sie gesagt?«

»An diesem Abend nicht viel. Aber ich muss gestehen, dass sie in erster Linie versucht hat, mich zu beruhigen, und das war nicht einfach. Dann ist sie bald gegangen und wollte sich in den nächsten Tagen melden. Wir haben uns seitdem allerdings nicht mehr gesprochen. Aber jetzt lassen wir es mal gut sein mit diesem Thema.«

Sie nahm einen großen Schluck und fragte Karl: »Wie war es denn in der Bretagne?«

»Gutes Wetter, gutes Essen, guter Wein, aber kein Gin Tonic.« Er nahm auch einen großen Schluck.

Sybille reckte sich. »Vor dem Essen wollte ich dich eigentlich noch verführen.«

»Na und, spricht etwas dagegen?« Karl stand auf und reichte ihr die Hand.

»Von meiner Seite bestimmt nicht.«

Sie ließ sich von ihm aufhelfen, und zwei Meter hinter der Terrassentür zog sie sich das kurze Kleid über den Kopf. Karl brauchte etwas länger.

Später saßen beide wieder leidlich bekleidet, Sybille mit ihrem Kleidchen und Karl mit einem Poloshirt, auf der Terrasse, diesmal mit einem großen Salat niçoise, Baguette und provenzalischem Rosé im Kühler. Karl berichtete von seinen Vorsorge-Ergebnissen. Sybille hatte nur kurze Zwischenfragen und musste an der Stelle, bei der es um das Gespräch mit Dr. Verstegen ging, laut lachen.

Als er von den Cholesterin-Leitlinien sprach, wurde sie ein bisschen nachdenklich, sagte aber nichts. Auch die Geschichte mit der Doppelautorenschaft rang ihr nur ein leichtes Lächeln ab. Als er die Risikomodelle ansprach, wirkte sie leicht nervös auf Karl. Als er sie fragte, ob sie etwas mit einem Weibull-Modell anfangen könne, war es mit ihrer Zurückhaltung vorbei.

»Da holt mich die Geschichte dann doch wieder ein«, meinte sie zerknirscht.

Karl schaute sie fragend an.

»Thomas hatte sowohl mit den Cholesterin-Leitlinien als auch mit einem Risikomodell zu tun. Ich glaube, sie nannten es ›Count‹. Die Idee zur Anleihe beim Weibull-Modell kam von mir. Ich hatte ihn damals bei einigen mathematischen und statistischen Fragen beraten. Das hätte ich lieber nicht tun sollen.«

»Na, das ist aber wirklich verrückt. Die Welt ist eben kleiner, als man denkt.« Karl lehnte sich zurück und nahm sein Glas Rosé. Er hatte die ganze Zeit erzählt und kaum etwas getrunken. Das holte er jetzt nach.

»Thomas kannte sich mit statistischen Tricksereien ein wenig aus, aber er war natürlich kein Spezialist. Ich habe ihn leider bei einigen Fragwürdigkeiten beraten.«

»Und das Weibull-Modell?«

»Das wird eigentlich zur Abschätzung der Lebensdauer von elektronischen Systemen und ihren Bauelementen benutzt. Bei dem ›Count‹-Projekt, in das Thomas involviert war, ging es, glaube ich, um Risikoabschätzungen für tödliche Erkrankungen, also auch so eine Art Lebensdauer.«

Sybille lachte kurz auf.

»Man muss das Rad ja nicht immer neu erfinden, und so habe ich für ›Count‹ eine Modifikation des Modells entwickelt. Er hat es dann leider als seine Idee verkauft. Behalte diese Details aber bitte für dich, ich möchte in diesen alten Geschichten nicht rumrühren.«

Karl versprach es ihr. Beide betrachteten einvernehmlich das Thema für heute als abgeschlossen. Der Salat war aufgegessen, und Sybille holte eine zweite Flasche Rosé, frische

Eiswürfel für den Kühler und eine kleine Käseplatte zum Dessert. Sie goss beiden ein und meinte dann:

»So richtig entspannt war der Abend bislang nicht, oder?«

»Also, ich kann mich an zumindest eine richtig entspannte Situation erinnern, du nicht?«

»Doch«, lachte Sybille, »jetzt, wo du es sagst.«

Sie saßen noch eine Weile auf der Terrasse und genossen die Aussicht. Die zunehmende Dämmerung führte zu immer mehr Lichtern in der Stadt.

Karl hatte noch viele Fragen zu Thomas im Kopf, die er aber nicht stellte. Er wollte Sybille damit jetzt in Ruhe lassen. Es würde für sie sicherlich in den nächsten Tagen noch ziemlich anstrengend werden, weil Roberta sie bestimmt offiziell befragen musste, das würde eine komplizierte Gemengelage ergeben. Wenigstens diesen Punkt wollte er noch ansprechen, und er tat es.

Sybille hatte sich darüber auch schon Gedanken gemacht, hoffte aber, dass Roberta einen Kollegen schicken würde. Die Frage, mit welcher Begründung Roberta einen Kollegen zu Sybille schicken sollte, hatten beide an diesem Abend nicht auf dem Schirm.

Sie waren noch in die Niederungen der saarländischen Politik abgestiegen, als sie feststellten, dass eine zweite Entspannungsrunde angeraten wäre. Nach einem anschließenden letzten Rosé auf der inzwischen nachtschwarzen, aber immer noch warmen Terrasse verabredeten sie sich für den kommenden Montag, diesmal wirklich bei Karl. Es gebe eine kleine Einschränkung, bemerkte er, er müsse am nächsten Morgen nach Bern zu einem Kongress fahren. Sybille überlegte kurz, dann meinte sie:

»Ich will dich ja nicht überfallen, aber ich könnte einen spontanen Kurzurlaub gut vertragen. Würdest du mich mitnehmen?«

Karl musste nicht lange nachdenken.

»Das ist eine schöne Idee. Es gibt übrigens auch einen Arbeitskreis mit Vorträgen zu aktuellen statistischen Problemen. Du könntest dich also offiziell anmelden, wenn du willst. Und für die Übernachtungen würde ich dich in mein Zimmer einladen. Es gibt ein großes französisches Doppelbett. Ich habe allerdings einen Pflichttermin, eine Redaktionssitzung mit Kollegen. Wir machen das, weil die meisten sowieso auf dem Kongress sind, das spart Reisekosten und Zeit. Die Sitzung dauert etwa zwei Stunden am Dienstagnachmittag, fast parallel zu diesem statistischen Arbeitskreis. Sonst bin ich frei. Was meinst du? Wir hätten den Mittwoch für uns und würden am Donnerstag zurückfahren.«

»Na, das nehme ich doch gerne an. Schicke mir doch bitte morgen den Link zu der Kongress-Website, damit ich mich anmelden kann. Mit welchem Auto fahren wir?«

»Vielleicht diesmal mit deinem Audi?«, fragte Karl.

»Ja, können wir machen. Ich freue mich.«

»Ich mich auch. Es lebe die Spontaneität.«

Er umarmte und küsste sie. Dann zog er sich an und machte sich auf den Heimweg.

Kapitel 11

— Zürich, Freitag, 20.12.2002

Thomas hatte den Ruf nach Zürich zum 1. Oktober des letzten Jahres angenommen. Seine Bezüge waren enorm und die Ausstattung schlichtweg fantastisch. Er konnte sich nicht vorstellen, dass es Kollegen in Deutschland ähnlich gut getroffen haben könnten.

Die Arbeit an der Uni wurde deutlich einfacher. Die Verwaltung unterstützte ihn, wo immer es ging. Das war wohl an Schweizer Unis anders als an deutschen. Er konnte glänzend delegieren, seine Personalausstattung bot ihm die Möglichkeiten dazu, und so gelang es ihm, sich weitgehend zu entlasten. Lehraufgaben ließen sich nur beschränkt abwälzen, aber hier war er inzwischen absoluter Profi. Insgesamt blieb mehr Zeit für die Curasan-Forschung.

Hier hatte es in diesem August eine Überraschung gegeben. Über Curasan erreichte ihn die Anfrage des Kollegen in Stanford, ob er beim international angelegten »Count«-Projekt« mitarbeiten wolle. Es gehe um die Berechnung von Wahrscheinlichkeiten von Herz-Kreislauf-Vorfällen bei bestimmten Risikofaktoren, und seine mathematische Kompetenz sei gefragt.

Thomas war sich nicht sicher, ob die Kollegen seine Kompetenzen richtig einschätzten, das barg Risiken. Andererseits bot sich ihm die Chance, in die erste Forschungsliga aufzusteigen. Vielleicht könnte ihm Sybille helfen, wenn er nicht weiterkäme. Entscheiden musste er sich allerdings kurzfristig, und so sagte er zu.

Kurz darauf bekam er aus Kalifornien über einen sicheren Kanal mehrere große Dateien geschickt. Sie enthielten riesige Datensätze, die die Grundlage für das angestrebte Prognoseinstrument darstellten. Er machte sich sofort mit Hochdruck an die Arbeit.

Im September war er so weit, dass er Sybille bei einem Besuch in Homburg fragte, ob sie helfen könne. Er stellte ihr eine Mitautorenschaft in Aussicht, überließ ihr die hoch vertraulichen Datensätze und erläuterte seine bisherigen Bemühungen, ein händelbares Prognoseinstrument zu erstellen.

Sybille war über seine Bitte erstaunt und fühlte sich dadurch von Thomas stärker wertgeschätzt als je zuvor. Auch die in Aussicht gestellte Mitautorenschaft fand sie interessant, weil ihre Rolle in einem hochkarätigen Mediziner-Autorenpool eindeutig die der Mathematikexpertin wäre, und das konnte für zukünftige Bewerbungen nur vorteilhaft sein. Sie versprach, sich Gedanken zu machen und sich in der nächsten Woche bei ihm zu melden, ob sie eine Idee habe.

Schon am Dienstag rief sie ihn an und erläuterte ihm ausführlich ihre Idee, das sogenannte Weibull-Modell für die vorgegebene Zielstellung zu modifizieren. Thomas stimmte zu, obwohl er nur wenig von Sybilles Darstellungen verstand. Mitte Oktober war sie fertig. Sie schickte ihm mehrere Textpassagen, Tabellen und Abbildungen, in denen sie ihr methodisches Vorgehen bei der Modifikation des Weibull-Modells und die Ergebnisse seiner Prüfung beschrieb sowie Daten konkreter Beispiele für die Prognose von Herz-Kreislauf-Vorfällen aus bestimmten Risikofaktoren erläuterte.

Weil Thomas nicht alles verstand, bat er sie, in einem weiteren Text die hinter der Modellierung stehende Mathematik ausführlich klarzulegen. Sie lieferte auch diesen Text innerhalb kürzester Zeit.

Nachdem er Sybilles Entwürfe an die Vorgaben der Manuskriptgestaltung für den geplanten Beitrag angepasst und einige Passagen medizinischer formuliert hatte, schickte er das Material an seinen Stanford-Kollegen. Es gab eine spontane E-Mail-Reaktion mit viel Dank für die hervorragende Arbeit. Auch später hatten die Autorenkollegen nur redaktionelle Änderungsvorschläge, Thomas' Passagen wurden inhaltlich ohne Abstriche akzeptiert. Über Sybilles Rolle verlor er kein Wort, ihre Mitautorenschaft war nie auch nur ein Thema.

Das Leben in Zürich gefiel ihm inzwischen. Diese Stadt war zwar viel teurer als Homburg, aber das betraf ihn nur wenig. Er wohnte ohne irgendwelche Kosten im ehemaligen Haus von Chantal und ihrem verstorbenen Gatten, nicht mal für eine Badrenovierung und Umbauten am Wintergarten sollte er etwas bezahlen.

In der Beziehung zu Chantal kristallisierte sich heraus, dass sie zwei unmissverständliche Ansprüche stellte: Bei öffentlichen Auftritten sollte er sie begleiten, und er sollte regelmäßig für erotische Aktivitäten zur Verfügung stehen. Letzteres tat sie so diskret, dass außer ihren Bediensteten niemand etwas ahnen konnte.

Mit beidem hatte Thomas keine Probleme, im Gegenteil. Er genoss es, an der Seite von Chantal in die Züricher Oper zu gehen, und hielt auch gerne den Festvortrag zur Jahrestagung ihrer Stiftung. Sie öffnete ihm praktisch alle gesellschaftlichen Türen. Chantal wiederum hatte regelmäßig den jungen Professor an ihrer Seite und musste nicht mehr allein auftreten. Es war eine eindeutige Win-win-Situation.

Sexuell war Chantal für Thomas Neuland. Sie lud ihn ein- bis zweimal in der Woche zu sich nach Hause ein und agierte bei diesen Treffen beherrschend und dominant. Er war zuerst verunsichert, merkte aber bald, dass er ihren Ansprüchen durchaus gewachsen war und sie zufriedenstellen konnte. Das wiederum tat ihm sehr gut.

Einmal hatte er versucht, den Spieß umzudrehen, das hatte sie allerdings nicht goutiert. Es blieb bei dem einmaligen Versuch.

In ihrem früheren Haus, das er jetzt bewohnte, besuchte sie ihn nie. Beide legten Wert auf ihre individuelle Privatsphäre und respektierten sie gegenseitig. Sie trafen sich nur nach vorheriger Verabredung. Chantal hatte ihn nie nach seiner Homburger Situation gefragt, und Thomas hatte nie etwas von seiner Ehe mit Sybille berichtet. Aber wahrscheinlich wusste sie Bescheid.

Für Chantal war die Situation einfach: Thomas spielte mit oder auch nicht. Ein Risiko für sich sah sie in ihrem Arrangement nicht, und sie war sich außerdem von Anfang an sicher, dass er mitspielen würde.

Für Thomas war es nicht ganz so einfach. Eine Abhängigkeit von Chantal nahm er zwar nicht wahr, falls sie ihm aber die Unterstützung ihrer Stiftung entziehen sollte, das war ihm klar, wäre er in der Züricher Gesellschaft und bei Curasan unten durch. Ihm bliebe dann nur noch die hoch dotierte Professur. Er sah allerdings keine wirkliche Alternative.

Chantals starke sexuelle Dominanz störte ihn überhaupt nicht. Im Gegenteil, er triumphierte klammheimlich in der Rolle des Erfüllers ihrer geheimen Wünsche. Und außerdem hatte er ja noch Sybille.

Aus dem Bedürfnis heraus, für eine bescheidene Distanzierung von Chantal zu sorgen, teilte Thomas ihr mit, dass er über Weihnachten »Homburger Verpflichtungen« nachkommen wolle. Das Signal sollte in etwa sein: Schau, ich habe noch ein anderes Leben.

Chantal hinterfragte seine Weihnachtspläne nicht, machte aber sehr deutlich, dass sie Thomas zum Neujahrsempfang ihrer Stiftung, der tatsächlich am 1. Januar gegen Mittag stattfinden sollte, erwartete. Es wäre schön, wenn er einige Worte an die Gäste richten könne. Und außerdem wolle sie mit ihm vorher Silvester feiern.

Die Beziehung zu Sybille dümpelte so dahin. Ein bis zwei Wochenenden pro Monat, je nach Züricher Verpflichtungen durch Chantal, fuhr Thomas nach Homburg. Eine große Nähe zu seiner Gattin verspürte er dabei nicht. Die Besuche waren eher zu einer Gewohnheit geworden, auf die er nicht verzichten wollte. Ohne dass er sich dessen bewusst wurde, verstand er Homburg und Sybille inzwischen als Pausenstation für sein bewegtes Züricher Leben.

Nachdem sie nun nicht mehr jeden Abend zusammensaßen, fanden sie auch wieder etwas Interesse, sich gegenseitig von ihrer Zeit zwischen den Besuchen zu erzählen. Dabei ließ Thomas bei seinen Berichten Chantal geflissentlich aus. Ob Sybille möglicherweise auch etwas ausließ, interessierte ihn nicht, er kam überhaupt nicht auf die Idee, dass sie ebenfalls jemand anderen kennengelernt haben könnte.

Bei diesen Besuchen hatten sie auch regelmäßig Sex, der immer nach dem gleichen Muster ablief. Thomas inszenierte Situationen, und Sybille folgte seinen Ideen. Manchmal hatte er den Eindruck, dass sie nicht mit der ganz großen Begeisterung dabei war, machte sich aber keine weiteren Gedanken darüber. Hauptsache war, dass sie mitspielte und er, anders als mit Chantal, bedingungsloser Chef bei diesen Begegnungen war.

Einige Male hatte Sybille ihn in Zürich besucht. Sie bewohnte dann in Thomas' Domizil »ihr« Zimmer, was aber eigentlich ein normales Gästezimmer war. Persönliche Gegenstände hinterließ sie kaum. Er achtete bei ihren Besuchen darauf, dass sie zum Essen Etablissements besuchten, in denen Chantal mit Sicherheit nicht auftauchen würde. Es gab nie irgendwelche derartige Probleme.

Jetzt packte Thomas zwei Koffer. Als er Sybille letzte Woche an seiner Idee hatte teilhaben lassen, über die Weihnachtsfeiertage nach Homburg kommen zu wollen, hatte sie ziemlich kühl geantwortet, dass sein Vorschlag zu spät komme und sie über Weihnachten bei ihren Eltern sei. Dahin wolle er mit Sicherheit nicht mitkommen, schließlich habe er sich noch nie gut mit ihren Eltern verstanden. Am 26., nach ihrer Rückkehr, könne er sie gerne besuchen.

Zuerst war er empört, dass sie ihn nicht früher über ihre Pläne unterrichtet hatte, besann sich dann aber und sagte zu, am 26. für ein paar Tage nach Homburg zu kommen.

Thomas entschied sich, über Weihnachten in die Berge zu fahren, wenn seine Frau keine Zeit für ihn hatte. Ein Mitarbeiter hatte ihm einmal von Laax erzählt und von dem Ort geschwärmt. Er schaute ins Internet, und als er tatsächlich im »Posta Veglia« zufällig noch eine Suite mit Vollpension buchen konnte, weil die gebuchten Gäste hatten absagen müssen, freute er sich, obwohl der Preis exorbitant war.

Er stellte sich vor, in den Bergen etwas zur Ruhe zu kommen, bevor er nach Homburg fuhr. Außerdem hatte er eine Festplatte mit der Kopie des vollständigen Datensatzes seines letzten Curasan-Forschungsauftrages dabei. Es war das erste Mal, dass ihm ein solches Projekt wirklich Kopfschmerzen bereitete. Eine erste Berechnung ergab keine statistisch bedeutsamen Effekte in die gewünschte Richtung. Er wusste, dass er ein solches Ergebnis Curasan kaum verkaufen könnte, und wollte sich in Ruhe um das Problem kümmern.

Also packte er zwei Koffer, einen für Laax, einen für Homburg.

— Laax, Samstag–Mittwoch, 21.–25.12.2002

Am Samstagabend war er um 19 Uhr angekommen. Die Parkplätze am »Posta Veglia« waren für seinen E-Klasse-Mercedes etwas unterdimensioniert, aber irgendwie ging es dann doch. Unterwegs hatte es angefangen zu schneien, und Thomas war froh, auf Chantal gehört zu haben, die ihm Anfang November dringend geraten hatte, Winterreifen aufziehen zu lassen. Die Suite war kleiner, als er sie sich vorgestellt hatte, aber es war okay. Insgesamt machte die Einrichtung auf ihn einen hochwertigen und gemütlichen Eindruck.

Das Essen am Abend war erstklassig gewesen, und auch die Einrichtung des Restaurants mit dem vielen Arvenholz beeindruckte ihn. Er saß allein an einem Zweiertisch, fühlte sich aber nicht die Spur einsam. An den anderen Tischen saßen zumeist Pärchen, die sich, so Thomas' Wahrnehmung, nicht viel zu sagen hatten. So etwas würde er sich nie antun wollen. Er überdachte seine Züricher und Homburger Situation, nahm noch einen Pflümli und sah sich auf einem guten Weg.

Den Sonntag ging er ruhig an. Mittags fuhr er mit dem Postbus bei blauem Himmel und Sonnenschein bergauf nach Falera, machte dort einen längeren Spaziergang und fuhr am Nachmittag mit dem Bus zurück.

Am Montag schneite es ein wenig, und Thomas beschloss, sich heute um seinen Datensatz zu kümmern. Direkt nach dem Frühstück setzte er sich an den Tisch in seiner Suite, startete sein Notebook und schloss die externe Festplatte an. Er versuchte es zuerst mit modifizierten statistischen Prüfverfahren, jedoch ohne durchschlagenden Erfolg. Dann verbiss er sich in die Daten, und nach einer Stunde wusste er, wie er verfahren musste. Thomas hielt kurz inne. Was er hier tun würde, war keine kleine Trickserei mehr. Er musste richtig in die Daten eingreifen – oder Curasan eingestehen, dass diese Forschungsarbeit gescheitert war.

Er atmete mehrmals tief durch und arbeitete weiter. Als er am Nachmittag fertig war, lehnte er sich zurück und überdachte die Situation. Jetzt war Thomas froh, dass er die Planung der neuen EDV-Ausstattung seines Bereichs selbst in die Hand genommen hatte und streng nach der Devise vorgegangen war, unter allen Umständen Herr über seine Forschungsdaten zu sein.

Er hatte ein lokales Netzwerk installieren lassen, das weder mit dem Internet noch mit dem Netzwerk der Universität verbunden war. Es bestand aus einem Server, zu dem nur er direkten Zugang hatte, und einigen Workstations in Labor- und Büroräumen, die er mit dem Server verbinden konnte, falls das im Laufe von Forschungsarbeiten zum Beispiel zur Dateneingabe durch Mitarbeiter erforderlich wäre. Dazu benötigten sie einen eigenen Code, der ihnen Zugangsrechte auf dem notwendigsten Niveau gewährte. Täglich wurden die Serverinhalte auf einem zweiten Gerät gesichert. Der Originalserver stand in Thomas' Büro, der Sicherungsserver in einem Laborraum, der sich in einem anderen Gebäudetrakt befand, beide in abgeschlossenen Stahlschränken.

Er würde den »korrigierten« Datensatz, wie er ihn für sich bezeichnete, neben dem alten Datensatz auf dem Originalserver unter einem neuen Namen abspeichern. Das war die offensive Variante, aber die andere Möglichkeit, auf beiden Servern die alten Datensätze zu löschen oder zu überschreiben, würde intern dokumentiert, und er war nicht fit genug, um diese automatische Dokumentation zu überlisten.

Für die Überschreibung des Datensatzes hatte er eine treffende Erklärung parat, falls der Systemadministrator, wenn es denn so käme, nachfragen würde. So wie der alte Datensatz strukturiert gewesen war, hätte es Probleme mit dem Einlesen der Daten in die Statistik-Software gegeben. Deshalb musste die Struktur des Datensatzes verändert werde. Thomas hatte wohlweislich nicht nur Daten »korrigiert«, sondern auch den Aufbau des Datensatzes verändert. Um seine »Korrekturen« entdecken zu können, müssten beide Datensätze, die jetzt unterschiedlich aufgebaut waren, akribisch miteinander verglichen werden. Und dazu hatte der

Systemadministrator keinerlei Anlass. Da sonst niemand Zugang zu den Servern hatte, konnte Thomas beruhigt sein. Seine »Korrekturen« konnten nach menschlichem Ermessen kaum gefunden werden.

Er würde auf dem Weg nach Homburg in Zürich einen kurzen Zwischenstopp einlegen und den korrigierten Datensatz von seiner externen Festplatte auf den Originalserver kopieren. Damit wäre das Problem gelöst.

Thomas fühlte sich erleichtert und gleichzeitig erregt. Er hatte sich entschieden und fühlte, dass es so richtig war. Das Leben war zu kurz, um es sich von ein paar unpassenden Daten vermiesen zu lassen.

Im »Stübli« des »Posta Veglia« gönnte er sich ein Stück Bündner Nusstorte und einen Espresso. Er blätterte durch eine herumliegende Tageszeitung und stolperte über die Immobilienanzeigen. Es kam ihm spontan die Idee, sich ein Domizil in dieser Gegend zu kaufen. Mit seiner Datenkorrektur hatte er die Weichen für eine längere und erfolgreiche Zusammenarbeit mit Curasan gestellt. Finanziell sollte eine solche Investition also kein großes Problem darstellen. Das Homburger Haus war abbezahlt, in Zürich hatte er keinerlei Wohnkosten, dafür aber beträchtliche, sichere Einkünfte. Er wollte sich einen Rückzugsort schaffen, von dem er weder Chantal noch Sybille etwas erzählen würde.

Am Ortseingang hatte er ein Schild mit einem Hinweis auf einen Immobilienhändler gesehen. Thomas zog sich in seiner Suite an, verließ das Hotel, und nach kurzer Suche fand er das Büro. Auf die Frage der Angestellten, was er denn genau suche, zuckte er mit den Achseln und fragte zurück, was es denn aktuell im Angebot gebe. Daraufhin überreichte sie ihm einen Katalog, den sie zusammen durchblätterten. Es fand sich von dem kleinen Ein-Zimmer-Appartement in einem Feriensilo in der Nähe der Laaxer Talstation bis zum Zwei-Millionen-Chalet in Flims so ziemlich alles darin.

Übrig blieben in dem finanziellen Rahmen, den er sich spontan auferlegte, zwei Objekte. Eines war ein Zwei-Zimmer-Appartement in einer größeren Wohnanlage in Laax. Es gab einen Kamin im Wohnzimmer, eine riesige Terrasse, einen Tiefgaragenplatz und ein Schwimmbad im Haus. Das andere Objekt war ein Drei-Zimmer-Appartement in einem Chalet mit vier Appartements in Sagogn, einem kleinen Ort fünf Kilometer entfernt in Richtung Ilanz, auch mit einem Kamin und einer Garage.

Auf Thomas' Nachfrage holte die Angestellte zwei Schlüsselbunde aus einem kleinen Schränkchen und hängte ein kleines Schild mit der Aufschrift »Bin bald zurück« an die Tür. Beide Objekte konnten sofort besichtigt werden, sie wurden aktuell nicht bewohnt.

Sie nahmen sich fast anderthalb Stunden Zeit. Das kleinere Appartement hatte ihm ganz gut gefallen, in das Drei-Zimmer-Appartement hatte er sich sofort verliebt. Das Chalet lag oberhalb des Ortskerns von Sagogn am Hang, das Appartement befand sich unter dem Dach in der dritten Etage und hatte einen großen Südwestbalkon. Der Blick über den Ort und den Vorderrhein war wunderschön. Auf einem Plateau oberhalb des Flusses sah er Langläufer auf einer großen Rundloipe. Das große Wohn-Ess-Zimmer und der Flur waren vollständig mit Arvenholz verkleidet, der Geruch war umwerfend. Das Appartement war vollständig möbliert, so gab es auch einen großen Esstisch mit vier Stühlen, ebenfalls aus Arvenholz. Die offene Küche war umfassend ausgestattet. Da auch das Schlafzimmer komplett eingerichtet war, konnte man hier sofort einziehen. Nur das kleine Gästezimmer stand leer.

Es war einfach ideal. Er müsste nichts renovieren, und die wenigen fehlenden Einrichtungsstücke könnte er leicht Zug um Zug besorgen. Es gab einen Hausmeister, das hieß, er müsste sich auch hier um nichts kümmern. Der Preis war an der Oberkante seines Limits, aber dafür würde es sich lohnen. Die Finanzierung sollte kein Problem darstellen, da war er sicher, und wenn es mit Curasan noch mindestens fünf Jahre so weiterlief wie bisher, wären die Schulden getilgt. Ohne Curasan würde er allerdings ein Problem bekommen. Aber diesen Gedanken schob Thomas weit von sich. Schließlich hatte er gerade mit der Datenkorrektur erfolgreich die Weichen für eine längerfristige Zusammenarbeit gestellt. Er unterschrieb eine Kaufoption, die ihm das Appartement bei einem relativ geringen finanziellen Einsatz bis zur endgültigen Klärung der Finanzierung für eine Frist von vier Wochen sicherte. Außerdem sollte in dieser Zeit bestätigt werden, dass ihm als EU-Ausländer mit Wohnsitz in Zürich der Erwerb bewilligt würde.

Am Dienstag, es war der 24. Dezember, startete Thomas ein weiteres Abenteuer. Nach dem Frühstück ließ er vom Hotel für nachmittags einen Skilehrer für sich buchen, der ihm das Langlaufen beibringen sollte. Für die Ausrüstung wurde ihm das Sportgeschäft an der Post empfohlen.

Er machte sich auf den kurzen Weg, und eine Stunde später hatte er Langlaufski, -schuhe und -stöcke ausgeliehen. Auf die Frage des Verkäufers, ob er die klassische Technik oder die Skating-Technik bevorzuge, wusste er keine Antwort. Der Verkäufer lächelte freundlich und fragte dann, ob er die Ausrüstung lieber für Altherrenlanglauf leihen würde, oder ob er eine sportlichere Variante favorisiere. Das gab den Ausschlag. Handschuhe wurden ihm dringend empfohlen, also kaufte er ein Paar. Er erstand auch noch eine Hose und eine leichte Jacke, weil er seine Jeans nicht passend fand. Mütze und Anorak für tiefere Temperaturen hatte er.

Mit seinem Skilehrer war er in Sagogn verabredet, in Laax direkt gab es keine Loipe. Er fand den Loipeneinstieg und den Skilehrer ohne Probleme. Am Anfang fühlte er sich auf den glatten, schmalen Brettern völlig unsicher und fand sich mehrmals im Schnee wieder. Nach und nach wurde er sicherer, und irgendwann glaubte er sich an frühe Kindertage mit Schlittschuhen zu erinnern. Ab dann ging es zumindest in der Ebene deutlich besser, und sie übten auf leichten Gefällstrecken das Umtreten, um Kurven fahren zu können, und den Pflug zum Bremsen. Obwohl Thomas mehrmals kurz davor war, konnte er weitere Stürze vermeiden.

Am Mittwoch, seinem letzten Tag, wollte er unbedingt noch einmal nach Sagogn zum Langlaufen und dann eine richtige große Runde drehen. Also verlängerte er die Ausleihe im Sportgeschäft. Danach würde er nach Zürich fahren und die korrigierten Daten auf den Server überspielen.

Abends gab es ein Weihnachtsmenü mit vielen Gängen und kleineren musikalischen Darbietungen. Thomas war mit sich und der Welt zufrieden, trank eine Flasche eines – wie er fand – richtig guten Rotweins zum Essen und danach noch ein paar Pflümli, bis er müde war und ins Bett ging.

Am Mittwochvormittag packte er nach einem späten Frühstück seine Sachen zusammen. Dann zog er die neue Langlaufbekleidung an, die Sonne schien, und seine leichte Jacke würde genügen.

Thomas verstaute die Langlaufski in seinem Auto und fuhr nach Sagogn. Zuerst schaute er sich sein zukünftiges Refugium noch einmal von außen an. Er war nach wie vor überzeugt, dass es genau das Richtige für ihn war. Und wenn ihm das mit dem Langlauf weiter Spaß machte, hätte er für den Winter eine tolle Beschäftigung.

Bis auf einen Sturz, der es in sich hatte, lief bei seiner Runde alles glatt. Bei einer Abfahrt unterschätzte er sein Tempo, und die nachfolgende Kurve katapultierte ihn von der Loipe. Aber er hatte Glück, seine Knochen blieben heile, und bei den folgenden Passagen war er deutlich vorsichtiger.

Wieder zurück in Laax, gab er seine Ausrüstung im Sportgeschäft ab und duschte ausgiebig. Er packte seine Sachen ins Auto, trank noch einen Cappuccino, checkte aus und fuhr nach Zürich.

Als Thomas seinen Wagen an der Uni parkte, war es schon dunkel. Das Gebäude war abgeschlossen, nichts war beleuchtet. Über die Weihnachtsfeiertage arbeitete hier niemand. Er schloss auf, hinter sich wieder zu und ging auf direktem Weg in sein Büro. Das Kopieren der korrigierten Daten auf den Server dauerte einige Zeit, es war ein großer Datensatz. Die externe Festplatte packte er wieder ein. Dann verließ er das Gebäude und vergewisserte sich, dass es wieder abgeschlossen war.

In seinem Haus – für Thomas war es inzwischen »sein« Haus – legte er die externe Festplatte in den Safe, den er im Schlafzimmer hatte einbauen lassen. Er packte den Laax-Koffer aus und ging dann in ein italienisches Restaurant, das nur einige Hundert Meter entfernt war. Beim Essen versuchte er, sich auf das Treffen mit Sybille einzustellen, aber es gelang ihm nicht so richtig. Er war gedanklich noch zu sehr in seinem Immobilienabenteuer gefangen. Am Freitag musste er unbedingt zu seiner Homburger Bank, um einiges zu klären.

— Homburg, Donnerstag–Samstag, 26.–28.12.2002

Sybille war sich unschlüssig, ob sie sich auf Thomas' Besuch freuen sollte. Die Weihnachtstage bei ihren Eltern waren schön gewesen. Es herrschte eine Herzlichkeit, die ihr wohltat. Die Abwesenheit von Thomas war nur kurz ein Thema. Dass ihre eheliche Beziehung inzwischen etwas abgekühlt war, ließ sich nicht verbergen. Sybille erklärte, dass er erst am 26. Dezember aus Zürich wegkäme, und ihre Eltern fragten nicht weiter nach.

Seit gestern Abend war sie wieder zu Hause. Sie rechnete mit Thomas am Nachmittag, wie üblich hatte er seine

Ankunft nicht genauer angekündigt. Gegen 15 Uhr klingelte es. Thomas hatte zwar einen Schlüssel, aber sie hatten sich geeinigt, dass er sich nach längerer Abwesenheit besser akustisch anmeldete. Sybille fühlte sich trotzdem überfallen.

Er sah überraschend gut aus, hatte eine ungewöhnlich gesunde Gesichtsfarbe und machte einen entspannten Eindruck. Sie ließ sich von ihm in den Arm nehmen und küssen. Wie üblich ging er zuerst in sein Zimmer, deponierte seinen Koffer und machte sich etwas frisch.

Sie trafen sich in der Küche. Sybille hatte Kaffee gemacht und etwas Kuchen, den sie von ihren Eltern mitgebracht hatte, auf den Küchentisch gestellt.

»Ist der von deinen Eltern? Wie geht es ihnen?«, fragte er.

»Ja, stimmt, der Kuchen ist von meinen Eltern. Es geht ihnen gut. Ich soll dir schöne Grüße ausrichten.«

Das stimmte zwar nicht, aber die Floskel kam ihr über die Lippen, ohne dass sie darüber nachdachte.

»Ich hoffe, dass du von mir auch schöne Grüße bestellt hast.«

»Natürlich«, antwortete Sybille schnell.

Auch das war nicht wahr, aber so, wie sie es einschätzte, waren ihm die Grüße an ihre Eltern auch nicht besonders wichtig. Sie hatte wieder einmal innerhalb weniger Sekunden – so kam es ihr vor – mit Thomas eine künstliche und oberflächliche Gesprächsebene geschaffen, die ihr eigentlich zuwider war. Oder lag das vielleicht an ihm? Schon die Frage nach dem Befinden ihrer Eltern war zweifelhaft, sie hatten sich wirklich nie richtig verstanden. Sybille ließ sich nicht anmerken, wie sie über ihren Gesprächseinstieg dachte.

Er fing sofort an, von seiner Arbeit zu reden, erzählte den aktuellen Kollegentratsch und berichtete von seinen Forschungserfolgen. Als er mit Kaffee und Kuchen fertig war und seinen Bericht beendet hatte, wurde sie plötzlich von ihm hochgezogen und hart geküsst. Sie fühlte, wie er nach ihren Brüsten griff und wie er begann, ihr den Pullover über den Kopf zu ziehen. Sie machte einen Schritt zurück, sah ihn bekümmert an und flüsterte:

»Nicht jetzt, bitte.«

Er lachte, ließ sie aber los und setzte sich wieder. Übergangslos fragte er:

»Wo wollen wir denn heute essen? Wonach ist dir? Italienisch habe ich allerdings gestern erst gegessen.«

Sybille fasste sich schnell.

»Dann lass uns zum Spanier gehen. Da war ich schon lange nicht mehr.«

Sie wechselten ins Wohnzimmer und schauten sich ein Biathlonrennen sowie die Vorberichte zur Vierschanzentournee an. Weder das eine noch das andere interessierte Sybille wirklich, aber irgendwie empfand sie es ein wenig wie normales Familienleben.

Beim Spanier erzählte sie, dass die Leitung des Uni-Rechenzentrums vakant war, weil der bisherige Leiter in Pension gegangen war. Der Präsident habe ihr in einem Gespräch, bei dem auch der Kanzler anwesend war, mitgeteilt, dass er sie gerne auf der Leitungsstelle sehen würde. Allerdings müsse die Stelle ausgeschrieben werden.

Sybille freute sich, dass Thomas zuhörte und nur ab und zu eine Zwischenfrage stellte. Jetzt schaute er sie aufmerksam an.

»Und, wirst du dich bewerben?«

»Habe ich schon. Die Bewerbungsfrist endete am 23. Dezember.«

»Na, das ist ja toll. Wie geht es denn jetzt weiter?«

»Mitte Januar sollen die Bewerbungsgespräche stattfinden.«

»Und weißt du schon, wie die ablaufen sollen?«

»Ja, die Kandidaten sollen in einem Vortrag darlegen, wie sie sich das Rechenzentrum in zehn Jahren vorstellen. Keine leichte Aufgabe, finde ich.«

Thomas dachte kurz nach, dann stimmte er zu.

»Da gibt es jede Menge Fettnäpfchen. Wer trifft denn die Entscheidung über die Besetzung der Stelle? Das Präsidium, und der Senat nickt die Entscheidung ab?«

Jetzt dachte Sybille kurz nach.

»Ich glaube schon. Das mit dem Abnicken muss aber nicht immer so sein.«

Bei der zweiten Flasche Wein diskutierten sie Sybilles Vorstellungen zur Zukunft des Rechenzentrums, und sie fühlte sich mit Thomas wohl wie lange nicht. Auf dem Heimweg wünschte sie sich, dass er seine Bemühungen vom Nachmittag wiederholen würde, wenn sie zu Hause waren. Sie wurde nicht enttäuscht, und er blieb danach sogar in ihrem Zimmer und schlief bei ihr.

Als sie am nächsten Morgen aufwachte, war der Platz neben ihr leer. Überrascht war sie nicht, Thomas stand oft früher auf als sie. Nach der Dusche zog sie sich aus Gewohnheit nur einen Bademantel über. Sie kannte ja seine Vorlieben.

Das Frühstück war vorbereitet, und Thomas saß mit einer Tasse Kaffee und der Zeitung am Tisch. Als Sybille kam, legte er die Zeitung weg, umarmte sie kurz und goss ihr ebenfalls eine Tasse Kaffee ein. Er erzählte ihr, dass er sich über Mittag mit einem früheren Kollegen in der Klinik verabredet habe und sie vielleicht auch irgendwo etwas essen würden.

Sybille zog den Gürtel ihres Bademantels etwas enger und meinte dann, dass sie sowieso einkaufen gehen müsse, weil der Kühlschrank fast leer sei. Sie würden sich dann am Nachmittag wieder zu Hause treffen.

Dass Thomas eigentlich seine Bank aufsuchen wollte und schon auf dem Weg zum Bäcker telefonisch einen Termin vereinbart hatte, behielt er für sich.

Dort lief es dann nicht so einfach, wie er gedacht hatte. Der Banker war der Ansicht, dass es bei einem Immobilienkauf in der Schweiz günstig sei, eine Schweizer Bank im Boot zu haben, gerade auch, wenn Thomas dort lebte und arbeitete. Schließlich habe er hier schon länger keinerlei Einkünfte mehr verbucht. Selbstverständlich könne er sein Homburger Haus beleihen, aber es wäre hilfreich, wenn er seine Schweizer Bank autorisierte, über seine dortigen Einkünfte Auskunft zu erteilen. Thomas sagte zu, darüber nachzudenken, und verließ die Bank. Er ging in ein Café und bestellte einen Espresso und ein Mineralwasser. Er musste nachdenken.

Sein Züricher Bankkonto mit erstaunlichen Konditionen und VIP-Betreuung durch den Filialleiter hatte er natürlich über Chantal bekommen. Deshalb wollte er den Immobilienkauf eigentlich nicht über diese Bank abwickeln. Der Filialleiter kannte Chantal sehr gut, und man konnte ja nie wissen. Andererseits nahmen es die Schweizer mit dem Bankgeheimnis besonders ernst. Vielleicht musste er sich doch keine Sorgen machen. Er rief den Filialleiter an und verabredete einen Termin für den kommenden Montag.

Der Rest des Tages verlief unspektakulär, Thomas und Sybille langweilten sich ziemlich. Seine Lust war abgeflaut, und ihre Rolle verbot jegliche Initiative. Die großen Themen waren besprochen, jedenfalls diejenigen, die beide zulassen wollten. Sie hatten sich kaum mehr etwas zu sagen.

Nach dem Frühstück am Samstag sagte Thomas dann, dass er wieder zurück nach Zürich fahren wolle. Er hätte am Montag schon sehr früh einen Termin und würde noch etwas Zeit zur Vorbereitung brauchen. Sybille fragte nicht nach, mit wem er am 30. Dezember einen so wichtigen Morgentermin hatte.

Sie verabredeten noch, dass Sybille zum nächsten Treffen Ende Januar nach Zürich käme, dann packte er seine Sachen und fuhr nach einem kurzen Abschiedskuss los.

Kapitel 12

— Saarbrücken, Mittwoch, 5.9.2018

Gestern war es Karl trotz mehrerer Anläufe nicht gelungen, Sybille ans Telefon zu bekommen. Henriette hatte ihn gebeten, Sybille zu informieren, dass die Polizei Personen suche, die Thomas Pfilzner kannten. Ihr Sekretariat im Statistischen Amt versprach mehrmals, dass sie ihn zurückrufen werde, jedoch ohne Erfolg. Jetzt versuchte er es aufs Neue, und sie war überraschenderweise direkt in der Leitung.

»Sygusch, Statistisches Amt Saarbrücken. Was kann ich für Sie tun?«

»Limbach, Institut für Psychologie, Universität des Saarlandes.«

Karl hörte ein lautes Gelächter auf der anderen Seite. Offensichtlich war Sybille allein, das war günstig.

»Hallo, Karl. Das ist ja eine Überraschung.«

Und dann mit einem fragenden Unterton:

»Sag mal, hast du gestern schon mal angerufen?«

»Ja, habe ich, mehrmals sogar. Aber du hast trotz Ankündigung deiner Leute nicht zurückgerufen.«

»Das tut mir leid. Es war so viel los, dass ich immer nur auf einen Sprung im Sekretariat war, und die haben mir gesagt, jemand von der Uni habe angerufen. Wenn ich gewusst hätte, dass du das warst, hätte ich mich natürlich sofort gemeldet. Die Uni sollte bis heute warten.«

»Gut, dass es jetzt geklappt hat, es gibt nämlich einen Grund für meinen ungewöhnlichen Anruf in deinem Amt. Hast du einen Moment Zeit, und kannst du frei sprechen?«

»Beides ja, die nächste Sitzung fängt erst in zehn Minuten an, und ich sitze allein in meinem Büro. Was ist denn los?«

»Gestern war ein Aufruf unserer Polizei in der ›Neuen Saarbrücker Zeitung‹. Es wird jemand gesucht, der Thomas Pfilzner kennt. Robertas Idee ist, dass du dich darauf meldest, damit die Polizei mit dir sprechen kann, ohne dass eure Beziehung offengelegt werden muss, verstehst du?«

Sybille antwortete nicht sofort.

»Ja«, kam es dann etwas zögerlich. »Das verstehe ich. Eigentlich habe ich nur überhaupt keine Lust, die alten Geschichten wieder aufleben zu lassen. Aber ich komme wohl nicht drum herum.«

»Das glaube ich auch«, erwiderte Karl bestimmt. »Roberta versucht mit ihrer Strategie nur, eure Beziehung aus dem Fall draußen zu halten. Das muss ihr ziemlich wichtig sein.«

»Ja, ich verstehe das. Und wenn sie es offiziell gemacht hätte, müsste ich genauso aussagen. Wenn sie meine Rolle dagegen verschwiegen hätte, und das käme raus, würde sie ihren Job verlieren, ist schon gut. Aber eins verstehe ich nicht. Wieso ermittelt die Polizei, wenn Thomas doch Selbstmord begangen hat?«

»Keine Ahnung. Vielleicht sind sie sich noch nicht ganz sicher, was genau passiert ist.«

Karl fragte noch, ob Sybille die gestrige Ausgabe der »Neuen Saarbrücker Zeitung« hätte, und sie bejahte, sie habe sie gerade neben der Kaffeemaschine gesehen und werde sie gleich holen. Dann werde sie sich unter der dort angegebenen Telefonnummer melden.

Anschließend nahm Karl im »Ubu Roi« einen Cappuccino und ließ sich nach seinem Urlaub mal wieder in der Uni sehen. Seine Sekretärin Ingeborg hatte zwar am Telefon gesagt, es sei alles ruhig, weil sich die meisten Kollegen wohl ebenfalls im Urlaub befänden, allerdings sei der Postkorb ziemlich voll.

Schon seit einiger Zeit hatte er sich mit Ingeborg darauf geeinigt, dass sie seine sämtliche Post öffnete. Was sie ohne

Probleme selbst abschließend bearbeiten könne, dürfe sie »im Auftrag« unterschreiben. Falls sie sich nicht wirklich sicher sei, solle sie die Vorgänge bearbeiten und ihm zur Kontrolle und Unterschrift vorlegen. Ganz schwierige Fälle solle sie ihm unbearbeitet in den Postkorb legen und ihn anrufen, falls er nicht da wäre und es eilig zu sein schien. Für E-Mails hatten sie eine ähnliche Regelung vereinbart.

Mit dieser Vereinbarung waren beide sehr zufrieden. Ingeborg freute sich über das Vertrauen und wurde mit der Zeit immer sicherer darin, Vorgänge selbstständig abzuschließen. Karl fand im Postkorb dann Kopien des erledigten Briefwechsels oder bekam Kopien von Ingeborgs E-Mail-Reaktionen. Sehr selten hatte er Reklamationen, die er dann meist für sich behielt. Trotzdem war es wichtig, nach zwei Wochen Abwesenheit das Wichtigste persönlich zu besprechen.

Oft genug in den letzten Jahren war Karl auch in den Semesterferien durchgehend vor Ort gewesen. Es waren Forschungsanträge zu schreiben und Veröffentlichungen abzufassen, zu denen er während des Semesters kaum kam. Außerdem wurden Prüfungen durchgeführt, das neue Semester musste vorbereitet werden, und Sitzungstermine gab es auch reichlich.

In diesem Sommer war es allerdings ziemlich ruhig. Seit er vor zwei Jahren mit viel Aufwand eine neue Vorlesung entwickelt hatte, konnte sein Arbeitsbereich auch mit weiter steigenden Studierendenzahlen gut umgehen, und die Vorbereitungen für das neue Semester beschränkten sich für ihn auf unbedingt notwendige Überarbeitungen der Lehrmaterialien.

Die Prüfungen waren schon erledigt, einen neuen Forschungsantrag hatte er nicht geplant. Es gab ein grundsätzlich schon bewilligtes Zwei-Jahres-Projekt, für dessen zweites Jahr bis zum 1. Oktober ein Zwischenbericht und ein gegebenenfalls modifizierter Arbeitsplan eingereicht werden mussten. Darum kümmerte sich im Wesentlichen Klaus, der wissenschaftliche Mitarbeiter, der in diesem Projekt mit einer halben Stelle beschäftigt war. Klaus hatte alles vorbereitet, sie hatten seinen Entwurf dann detailliert besprochen, und er war jetzt bei der Abfassung der endgültigen Variante. Freitag in einer Woche wollten sie sich wieder zusammensetzen und dann den Verlängerungsantrag zusammen fertigstellen.

Ingeborg hatte einiges zu erzählen. Sie war wie immer hervorragend über alle universitären Angelegenheiten unterrichtet. Nachdem sie das Wichtigste berichtet hatte, senkte sie die Stimme.

»Weißt du, was seit Neuestem in der Gerüchteküche brodelt?«

»Nein, sag es mir bitte.«

»Es wird gemunkelt, dass Professor Zweigelt heiraten würde.«

Karl verschluckte sich an seinem Kaffee und musste erst mal eine Weile husten.

»Ach du lieber Gott, die Arme«, rief er aus, als er wieder zu Atem gekommen war.

Beide mussten über Karls Ausbruch schallend lachen. Karl wandte sich gespielt um, als wenn er kontrollieren würde, dass ihnen niemand zugehört hatte. Wieder lachten beide laut. Karl war sich sicher, dass seine vorlaute Bemerkung bei Ingeborg gut aufgehoben war.

Sie besprachen noch einige Punkte, die in den letzten 14 Tagen aufgelaufen waren, dann setzte er sich an seinen Schreibtisch und sichtete den Postkorb.

Ingeborg war schon gegangen, sie hatte eine Halbtagsstelle, als Karl nach mehreren Tassen Kaffee fertig war. Es hatte länger gedauert, als er geplant hatte, und jetzt musste er sich beeilen. Er hatte gestern in der Praxis von Dr. Verstegen angerufen und überraschend schon für heute Nachmittag einen Termin bekommen. Aber bis Saarlouis sollte er es noch pünktlich schaffen.

Dr. Verstegen erneuerte seinen Vorschlag, ein blutdrucksenkendes Medikament und Statine zu verschreiben. Dies entspräche den einschlägigen Leitlinien und auch seiner Überzeugung in diesem konkreten Fall, er meinte Karl.

»Nun ja, ich habe mich in den letzten Tagen etwas mit diesen Leitlinien beschäftigt, und ich bin da nicht so überzeugt«, reagierte Karl zögernd. Er berichtete dann doch in einer Kurzfassung von seinen und Henriettes Rechercheergebnissen.

»Es ist natürlich Ihre Entscheidung«, antwortete Dr. Verstegen knapp, ohne auf Karls Worte in irgendeiner Weise einzugehen. »Aber ich werde festhalten, dass Sie meine leitliniengemäßen Medikationsvorschläge ablehnen, schon um mich abzusichern.«

Damit stand er auf und streckte Karl die Hand hin.

»Ich wünsche Ihnen alles Gute.«

Karl war wegen des abrupten Gesprächsendes etwas perplex, stand dann mit leichter Verzögerung ebenfalls auf, ergriff die Hand und sagte:

»Danke, Ihnen auch.«

Dann war er auch schon draußen.

Wieder im Auto, blieb er erst mal sitzen. Er musste das Verhalten von Dr. Verstegen verdauen. So etwas war ihm bislang noch nicht passiert. Als er ruhiger geworden war, ließ er den Gedanken zu, dass eine Diskussion seiner Rechercheergebnisse während eines Sprechstundentermins vielleicht nicht angezeigt war. Im Wartezimmer saßen schon die nächsten fünf Patienten, und vielleicht war er ja sogar dazwischengeschoben worden, so schnell wie er den Termin bekommen hatte. Dann fiel ihm ein, dass er ein ähnliches Szenario schon in Salon mit Sybille besprochen hatte. Sein Gesprächsvorstoß war dann wohl doch ziemlich naiv gewesen.

Karl fuhr nach Saarbrücken zurück und parkte in der Nähe seiner Wohnung im Nauwieser Viertel. Er nahm seine große Einkaufstasche aus dem Auto und begann, sich auf den abendlichen Besuch von Henriette einzustellen. Er wollte Coq au vin blanc machen. Eigentlich passte das nicht zu hohen Sommertemperaturen, aber in den letzten Tagen war es deutlich frischer geworden.

Beim Fleischer hatte er eine kleine Pintade bestellt, ein französisches Perlhuhn mit einem besonders kräftigen Geschmack. Dazu brauchte er noch Schalotten, Knoblauch, jede Menge Kräuter, ein Töpfchen Crème fraîche und ein paar Amandines, kleine bretonische Kartoffeln. Als Vorspeise wollte er einen einfachen Feldsalat mit Croutons zubereiten. Als er sämtliche Zutaten hatte, ging er auf dem Rückweg noch beim neuen Bäcker in der Kaltenbachstraße vorbei und nahm ein frisches Baguette mit.

Als Erstes schwitzte er in einer Kasserolle gehackte Schalotten und Knoblauch in Butter an, legte zwei Zweige Rosmarin dazu und löschte alles mit einem großzügigen Schuss Noilly Prat ab. Er gab Thymian, ein paar Lorbeer- und Salbeiblätter sowie den Saft einer halben Limette in die Kasserolle, goss Grauburgunder hinzu und ließ den Sud mit geschlossenem Deckel langsam vor sich hin köcheln.

Dann kümmerte er sich um die Pintade. Sie war doch etwas größer, als er sie sich vorgestellt hatte. Er wusch sie sorgfältig unter fließendem Wasser ab, trocknete sie mit Küchenkrepp und zerteilte sie. Die zwei Brüstchen und Keulen briet er in einer Sauteuse von allen Seiten an, stellte sie zur Seite und deckte sie ab. Den Rest hackte er in kleine Stücke und tat sie in den köchelnden Sud. Er goss noch etwas Wasser dazu. Die Portionen waren so groß, dass er auf die Kartoffeln verzichten wollte. Etwas Baguette würde reichen.

Nach der Dusche zog Karl sich ein Poloshirt über, schenkte sich ein Glas aus der schon geöffneten Flasche

Grauburgunder ein und genoss den ersten Schluck. Er freute sich schon sehr auf Henriette.

Wieder am Herd, goss er den Sud durch ein Sieb in eine zweite Kasserolle und stellte die Hitze hoch, um ihn zu reduzieren. Als der Boden nur noch zu einem Zentimeter bedeckt war, rührte er zwei Esslöffel Crème fraîche dazu, gab die Pintadenstücke hinein und stellte die Kasserolle mit Deckel zur Seite.

Es klingelte, und Henriette stand in Jeans, schwarzen Pumps und einem atemberaubend engen schwarzen Angorapulli vor ihm. Er schnaufte kurz, presste sie dann an sich und küsste sie ungestüm. Sie stellte ihre Tasche ab, erwiderte den Kuss, löste sich von ihm und schaute ihn an.

»Hoppla, das ist ja ein feuriger Empfang.«

»Tja, wir haben uns eben lange nicht gesehen. Da staut sich so einiges auf.«

»Den Eindruck habe ich auch. Darf ich hereinkommen, bevor dich jemand sieht?«

Beide lachten, Karl schloss die Tür und wollte Henriette in den großen Wohn-Ess-Koch-Bereich folgen. Sie bog allerdings im Flur ab, streifte die Pumps ab, schob sie mit dem Fuß zur Seite und stieg die Treppe zum Schlafzimmer hinauf. Schon auf der Treppe zog sie den Pullover aus, und bevor Karl im Schlafzimmer angekommen war, lagen auch die Jeans auf dem Boden. Jetzt trug sie nur noch einen kleinen schwarzen Slip, der Karl an das Bikiniunterteil aus der Bretagne erinnerte. Der Kontrast zwischen ihrer dunkelbraunen Haut und ihren weißen Brüsten machten ihn vollends hilflos. Henriette zog ihm das Poloshirt über den Kopf, nahm in bei der Hand und fragte:

»Und was machen wir jetzt mit dem Slip?«

Beide waren so verschwitzt, dass sie zusammen kurz unter die Dusche gingen. Mit einer entsprechenden Verzögerung fanden sie sich am Tresen seiner Kochinsel wieder. Karl hatte wieder sein Polohemd an, Henriette eines seiner Hemden. Er hatte für Henriette eine Flasche Sauvignon blanc geöffnet, er selbst blieb beim Grauburgunder.

Sie stießen auf einen schönen Fortgang des Abends an. Karl bereitete den Salat vor, erhitzte eine kleine Pfanne und tat eine Handvoll gewürfeltes Baguette hinein. Dabei berichtete er von seinem Kurzbesuch bei Dr. Verstegen und seinem gescheiterten Versuch, die Leitlinien mit ihm zu diskutieren.

Henriette lachte.

»Gut, es war ein Versuch. So scheint es offensichtlich nicht zu funktionieren. Wie soll es denn jetzt weitergehen?«

Karl war mit der Vinaigrette fertig, vermengte sie mit dem Salat, verteilte ihn auf zwei Teller und löffelte die inzwischen knusprigen Croutons darüber. Henriette hatte das Besteck geholt. Sie blieben für die Vorspeise am Tresen sitzen. Er goss beiden Wein nach und antwortete dann:

»Ich muss das jetzt erst mal sacken lassen. Es besteht ja wohl keine akute Lebensgefahr. Vielleicht finde ich auch noch einen anderen Gesprächspartner, mal sehen.«

Er trank einen Schluck Grauburgunder.

»Übrigens, Sybille habe ich erst heute erreicht, aber sie hat zugesagt, sich sofort bei der Polizei zu melden.«

»Das ist gut. Vielen Dank im Namen Robertas.«

»Gern geschehen.« Karl nahm noch einen Schluck.

»Was gibt es denn bei dir Neues?«

»Falls dich mein übliches Bürodesaster nicht interessiert, kaum etwas. Ich hatte einen Poststapel von 30 Zentimetern und doppelt so viele E-Mails, wirklich ätzend. Ach, und Jeff hatte mit mir ein Gespräch über den LSVS-Beitrag, den wir jetzt in Angriff nehmen sollen.«

»Das wolltest du doch eigentlich vermeiden, oder?«

»Das Leben ist leider kein Wunschkonzert, wie du weißt. Aber Stefan hatte die Idee, dass wir hauptsächlich die strukturellen Bedingungen thematisieren, die diesen Skandal erst ermöglichten. Damit kommen wir um die Personendiskussionen hoffentlich halbwegs herum. Morgen muss ich mit meinem Team darüber sprechen. Ob das ohne Auswirkungen auf die Leitlinien bleibt, kann ich noch nicht sagen, aber ich hoffe es. Für den LSVS-Beitrag haben wir immerhin sechs Wochen Zeit.«

Sie machte eine Pause, und auch Karl sagte nichts, sondern trank sein Glas aus. Dann stand er auf, knöpfte Henriettes Hemd auf und küsste sie, jetzt sehr zärtlich. Das Hemd fiel zu Boden, das Poloshirt landete daneben. Er nahm sie bei der Hand und führte sie zur Couch.

Irgendwann löste sich Karl aus Henriettes entspannter Umarmung und setzte die Kasserolle mit dem Coq au vin blanc aufs Feuer. Er stellte den Küchenwecker auf eine halbe Stunde und legte sich wieder zu Henriette, die sich in der Zwischenzeit nicht bewegt hatte. Sie lagen umschlungen unter einer Decke und nickerten so dahin.

Als der Wecker klingelte, öffneten beide gleichzeitig die Augen und strahlten sich an. Dann lachten sie, und Henriette meinte:

»Du bist das reinste Schlafmittel für mich.«

Karl war inzwischen am Herd, prüfte die Konsistenz der Pintadestücke, war zufrieden und stellte die Kasserolle zur Seite.

»Kannst du das vielleicht noch einmal anders formulieren, liebe Henriette?«

»Ich versuche es mal: Ich kann mich nirgends so gut entspannen wie mit dir. Besser so?«

»Viel besser.«

Er ging zur Couch, küsste sie und zog ihr die Decke weg. Er streichelte sie und stöhnte dann auf.

»Immer muss man Prioritäten setzen. Das Essen ist fast fertig, was meinst du?«

»Es riecht schon fantastisch. Ich finde, wir haben uns das Hühnchen verdient. Ich hole mal unsere Hemden.«

Das Fleisch war zart und die Soße ein Gedicht. Sie tunkten sie mit Baguette auf.

»Hmm, lecker.« Henriette schnalzte mit der Zunge und leerte ihr Glas. »Und außerdem kannst du ganz gut kochen.«

»Vielen Dank«, lachte Karl. Er freute sich über das gelungene Mahl und dass es Henriette geschmeckt hatte.

Als alles abgeräumt war und Karl die zweite Flasche Grauburgunder geöffnet hatte, die Sauvignonflasche war noch halb voll, meinte er vorsichtig:

»Ich habe noch etwas Neues zu unserem Leitlinienthema. Dieser Pfilzner war an den Cholesterin-Leilinien und auch an dem Risikomodell beteiligt.«

»Das ist ja ein Ding. Aber dass uns das nicht aufgefallen ist, macht mich nachdenklich.«

»Du vergisst, dass wir in der Bretagne den Namen Pfilzner noch nicht kannten«, beruhigte Karl sie.

»Da hast du recht. Sonst wäre uns dieser Autorenname sicher aufgefallen. Und wie hast du das herausgefunden? Hast du gezielt nachgesehen, weil du einen Verdacht hattest, oder hast du es von Sybille?« Henriette grinste ihn schelmisch an.

»Sybille hat es mir erzählt. Wir treffen uns übrigens montags, das passt doch, oder?« Karl schmunzelte zurück.

»Gut, dass die Woche noch sechs andere Tage hat«, gab Henriette lachend zurück. Dann wurde sie wieder ernst.

»Bleibt die Frage, ob Pfilzners Leitlinien-Beteiligung etwas mit seinem Tod zu tun hat.«

Sie wurde jetzt sehr nachdenklich.

»Arme Roberta! Das ist wirklich schwierig für sie. Sybilles Geheimniskrämerei um ihren Ex und mein Schweigen zu dem Verhältnis zwischen Sybille und dir hat sie ziemlich getroffen. Aber ich hoffe, dass sie es verstehen kann. Und dann noch dieser ominöse Fall mit Sybilles Verwicklung.«

Karl nahm Henriettes Hand.

»Ich hoffe, dass deine Beziehung zu Roberta durch diesen ganzen Müll nicht wirklich beschädigt wird.«

»Vielen Dank, Karl. Das ist schön, dass du das so sagen kannst.«

Sie löste ihre Hand von Karls und nahm ihr Glas.

»Aber in dem Leitlinien-Zusammenhang kommt mir noch eine andere Frage: Wie kann ein Forscher die Ergebnisse seiner Untersuchungen gezielt beeinflussen? Das muss doch möglich sein, sonst würde die Pharmaindustrie wohl nicht so viel Geld investieren.«

Karl blickte sie leicht belustigt an. »Gute Frage. Neulich habe ich irgendwo gelesen, dass Studien, die von der Arzneimittelindustrie finanziert werden, die Wirksamkeit der untersuchten Medikamente mit einer fünfmal höheren Wahrscheinlichkeit belegen als extern finanzierte Studien.«

Und nach einer kurzen Pause etwas ernster: »Klar können die Ergebnisse beeinflusst werden.«

»Und wie geht das? Fällt das nicht auf?«

»Nicht unbedingt. Es kommt darauf an, wer wie genau wohin schaut.« Karl überlegte kurz.

»Da wäre zum Ersten mal das Signifikanzproblem. Ein signifikanter Unterschied liegt zum Beispiel dann vor, wenn die Daten der gegenteiligen Annahme, es läge kein Unterschied vor, mit einer bestimmten Wahrscheinlichkeit widersprechen.«

»Ich verstehe nur Bahnhof.«

»Da bist du in bester Gesellschaft, gräme dich nicht. Ich versuche es mit einem Bespiel: Es wird untersucht, ob ein Medikament A wirksamer als ein anderes Medikament B ist. Geprüft wird dann eigentlich die genau gegenteilige Aussage zur eingangs formulierten Erwartung. Es wird geprüft, ob die Wahrscheinlichkeit, dass die erhobenen Daten zur Aussage passen, die Wirksamkeit beider Medikamente würde sich nicht unterscheiden, einen bestimmten Wert unterschreitet. Also praktisch von hinten durch die Brust ins Auge.«

»Hmm. Und welchen Wert hat diese Wahrscheinlichkeit?«

»Bei uns in der Psychologie meistens fünf Prozent, in der Medizin manchmal ein Prozent, das ist reine Konvention. Es gibt mit der Signifikanz noch jede Menge weiterer Probleme, die jetzt aber zu weit führen würden. Für deine Frage wichtiger ist, dass ein signifikantes Ergebnis nichts mit seiner inhaltlichen Bedeutung zu tun hat. Ich versuche mal, bei meinem Beispiel zu bleiben, aber Vorsicht, es wird jetzt völlig fiktiv.«

»Bitte, nur zu.«

Weil Karl sehr konzentriert aussah, goss sich Henriette selbst nach.

»Nehmen wir mal an, es geht um die Wirksamkeit zweier fiebersenkender Medikamente. Alle Versuchspersonen haben zu Beginn 39 Grad Fieber. Die Wirksamkeit wird bestimmt, indem man die Zeit misst, die von der erstmaligen Einnahme des Medikaments bis zum Erreichen von 37 Grad benötigt wird. Gemessen wird jede Stunde. Bei den Versuchspersonen, die Medikament A bekommen, sind es im Mittel 20 Stunden, bei Medikament B sind es 19,5 Stunden.«

»Eine halbe Stunde, das ist aber kein sehr großer Unterschied«, Henriette trank einen großen Schluck Sauvignon, »aber darauf willst du wahrscheinlich hinaus.«

»Genau. Der Unterschied ist offensichtlich nicht sehr bedeutend. Jetzt kommt der springende Punkt: Wenn hinter diesen Werten sagen wir mal 1.000 Versuchspersonen stünden, würde dieser inhaltlich ziemlich fragwürdige Unterschied mit Sicherheit signifikant werden. Und schwups hättest du die Aussage statistisch bestätigt, dass Medikament B wirksamer ist als Medikament A.«

»Die Frage, ob ein Unterschied signifikant ist«, hakte Henriette nach, »hängt also nicht nur von seiner Größe ab, sondern auch von der Anzahl der Versuchspersonen?«

»Genau. Und wenn man wirklich sauber arbeiten will, legt man vor der Untersuchung inhaltlich begründet fest, welchen Unterschied man für bedeutsam hält, meinetwegen in unserem Beispiel drei Stunden. Dann kann man ausrechnen, wie viele Versuchspersonen gebraucht werden, damit genau dieser Unterschied von drei Stunden signifikant wird. Häufig läuft es aber andersrum. Ein signifikanter Unterschied wird mit irgendwelchen Kennwerten möglichst attraktiv beschrieben und dann seine inhaltliche Bedeutung begründet.«

»Würde das auch bei deinem Beispiel gehen?«

»Schon, aber in diesem Fall müsste man schon ziemlich frech vorgehen. Gemessen an Medikament A würde der Unterschied von A und B zwischen zwei und drei Prozent ausmachen, wenn ich es richtig sehe. Das lässt sich nicht richtig gut verkaufen. Wenn man jetzt, aber bitte wieder völlig fiktiv, davon ausgehen würde, dass das Fieber ohne ein Medikament erst nach 23 Stunden auf 37 Grad sinken würde, hätte man schon durch das schlechtere Medikament A einen Vorteil von drei Stunden. Wenn man jetzt den Unterschied zwischen A und B auf den Zeitgewinn von A gegenüber gar keiner Behandlung bezieht, hätte man einen Vorteil von – ähh – 25 Prozent, oder? Das hört sich doch schon ganz anders an.«

Henriette ließ ihr Glas sinken.

»Du machst mich sprachlos. So läuft das wirklich?«

»Na ja, das Beispiel ist schon ziemlich hanebüchen. Aber wenn du genau hinschaust, findest du ähnliche Geschichten ziemlich häufig.«

Karl trank sein Glas Grauburgunder aus, er hatte inzwischen einen trockenen Mund.

»Willst du noch mehr hören«, fragte er, »oder hast du schon jetzt genug?«

Er stand auf, um beiden nachzuschenken.

»Gerne noch mehr, wenn der Wein reicht.«

»Daran soll es bestimmt nicht scheitern.«

Karl setzte sich wieder.

»Interessant ist auch das Problem der sogenannten ›missing values‹, also fehlender Daten. Ich versuche mal, es auf unser Beispiel zu beziehen. Stell dir vor, bei den Fiebermessungen fällt teilweise das Thermometer aus, und es kann nicht gemessen werden. Konsequenterweise dürfte man die Daten der Versuchsperson, bei der auch nur eine Messung ausfällt, nicht berücksichtigen, weil man ja nicht weiß, ob dabei nicht 37 Grad erreicht worden wären. Wenn aber bei beiden Messungen vorher und nachher Werte erhoben werden, die darüber liegen, ist es sehr unwahrscheinlich, dass zwischenzeitlich schon einmal 37 Grad erreicht wurden.«

»Das leuchtet mir ein. Ich würde die Daten nicht wegwerfen. Aber wo sind hier die Manipulationsmöglichkeiten?«

»Das kommt jetzt, aber bitte, wieder ziemlich abstrus. Stell dir vor, du misst bei einer Versuchsperson zuerst keine Temperaturabsenkungen, sondern Anstiege bis 40 Grad und erst danach Reduktionen. Bis 37 Grad erreicht werden, dauert es 48 Stunden.«

»War das Fieberthermometer wieder defekt?«, fragte Henriette.

»Vielleicht. Aber vielleicht war es auch ein zusätzlicher Infekt, der dazu führte, dass das Fieber zuerst anstieg. Oder das Medikament hat bei dieser Versuchsperson eine besondere Wirkung, wer weiß. Jedenfalls würden die 48 Stunden zu einer Verzerrung der Ergebnisse führen. In der anderen Versuchsgruppe gibt es nämlich einen solchen Sonderfall nicht. Soll man diese Daten in der Untersuchung belassen, oder sollte man sie lieber eliminieren, was meinst du?«

»Ich glaube, ich würde diesen Daten nicht trauen und sie weglassen«, meinte Henriette.

»Okay. Jetzt haben wir einen Fall, bei dem die Temperatur über 15 Stunden bei 39 Grad bleibt und erst dann langsam abnimmt. 37 Grad werden nach 25 Stunden erreicht.«

Henriette nickte.

»Ich glaube, ich habe das Problem verstanden. Es gibt keine klaren Grenzen für das Wegwerfen von Daten. Es muss für jeden Fall entschieden werden.«

»Genau. Das Problem ist wirklich nicht banal, weil du mit jeder dieser beiden Entscheidungen Fehler machen kannst. Behältst du die Daten und sie sind fehlerhaft, verfälschst du die Ergebnisse. Wirfst du die Daten weg und sie sind eigentlich korrekt, verfälschst du sie auch. Es ist ein typisches Dilemma.«

Karl holte tief Luft.

»Und wenn du tatsächlich Einfluss nehmen willst, um zum Beispiel ein knapp nicht signifikantes Ergebnis doch noch signifikant zu machen, schaust du dir die Daten sehr genau an, suchst nach Versuchspersonen mit extremen Werten, die schlecht zur Annahme passen, und probierst es ohne sie. Das machst du, bis das Ergebnis passt. Je nach Transparenz muss dieses Eliminieren gut oder gar nicht begründet werden.«

»Was meinst du mit ›Transparenz‹?«

»Na, die Frage, wie viele Personen die Daten und die ursprüngliche Anzahl von Versuchspersonen kennen. Mit diesen Personen müssten die Gründe für einen Ausschluss diskutiert werden, und sie müssten vielleicht sogar zustimmen.«

»Mit deinen Mitarbeitern hättest du da wahrscheinlich wenig Probleme, oder?«

»Da irrst du dich gewaltig, aber glücklicherweise habe ich dieses Problem nicht. Wir diskutieren die gesamte Datenlage regelmäßig bis zum Erbrechen. Und im Zweifel muss ich zum Schluss entscheiden.«

Nach einer kleinen Pause setzte Karl nach:

»Nur um das noch hinzuzufügen: Bei schlechter Transparenz können natürlich auch ganze Datensätze gefälscht werden. In den letzten Jahren hat es einige solche Fälle gegeben, die aufgeflogen sind, und ich meine jetzt nicht unbedingt nur die Pharmaforschung.«

Karl hatte sich in Fahrt geredet und referierte noch über Hypothesenvarianten, ein- und zweiseitiges Testen und andere statistische Themen mit Potenzial für Fragwürdigkeiten, bis Henriette aufstand und ihn mit einem langen Kuss zum Schweigen brachte.

»Vielen Dank, Karl, lass mir bitte noch ein bisschen guten Glauben an die Wissenschaft.«

»Ach, entschuldige bitte. Jetzt habe ich dich wohl etwas zugequatscht.«

»So würde ich das jetzt nicht nennen, aber das Letzte habe ich wirklich nicht mehr verstanden. Aber mach dir keine Gedanken, mir ist durch deine Beispiele sehr klar geworden, dass sich die Investitionen der Pharmaindustrie schon lohnen. Es gibt genug Manipulationsmöglichkeiten. Das war mir vorher nicht so klar.«

Es war schon ziemlich spät und der Wein ausgetrunken. Sie gingen ins Bett und kuschelten sich zusammen. Morgen musste Henriette zwar erst um elf Uhr zur Redaktionsbesprechung erscheinen, vorher gab es aber noch einiges zu überlegen. Karl hatte keine Termine und wollte erst am Nachmittag ins Büro.

Gegen neun Uhr standen sie auf, und während Henriette unter der Dusche stand, bereitete Karl ein kleines Frühstück mit aufgebackenem Baguette von gestern, etwas Käse und Salami, einem Lungo für Henriette und einem doppelten Espresso für sich selbst vor. Henriette erschien mit einem etwas harmloseren Pullover und Sneakers statt Pumps. Sie verabredeten sich für kommenden Samstag bei ihr, und Henriette verabschiedete sich mit einem zärtlichen Kuss.

Kapitel 13

— Saarbrücken, Donnerstag, 6.9.2018

Henriette war um zehn Uhr im Büro und freute sich, dass sie gestern den ganzen Kram weggeschafft hatte, der in ihrem Urlaub angefallen war. So hatte sie jetzt den Kopf frei.

Als Erstes schaute sie sich die Autorenlisten der letzten Cholesterin-Leitlinien an und fand tatsächlich den Namen Pfilzner bei den Ausgaben von 2013 und 2016. Auch in den Quellenangaben zur »Count«-Studie fand sie ihn, und zwar an prominenter Stelle. Es stimmte also, der Tote vom Schwarzenbergturm hatte etwas mit dieser Leitlinie zu tun. Sicher konnte sie sich aber nur wegen der Aussage von Sybille sein, denn es könnte ja durchaus mehrere Thomas Pfilzners geben.

Sie beschloss, ihren Mitarbeitern die Verbindung Pfilzners zu den Leitlinien vorläufig als eine denkbare Möglichkeit zu schildern, die noch weiter geprüft werden müsse. Sie sei durch Zufall darauf gestoßen. Sybille und ihre Rolle in der ganzen Geschichte würde sie für sich behalten.

Als alle auf ihren Plätzen saßen und mit Lungos versorgt waren, besprachen sie zuerst die Punkte, die während der letzten 14 Tage aufgelaufen waren. Dann berichtete Henriette von ihrem Gespräch mit Jeff und schlug vor, dass Stefan mit Cornelia beginnen solle, den LSVS-Beitrag vorzubereiten. Sie selbst würde vorerst mit Sabine an dem Leitlinienthema weiterarbeiten. Stefan und Cornelia reagierten nicht besonders begeistert, stimmten aber zu. Henriette war zufrieden.

»Na, dann wollen wir uns mal mit euren Recherchen beschäftigen. Was hast du denn über ›Leitlinienwatch‹ herausgefunden, Cornelia?«

Cornelia stöpselte ihr Notebook an den Beamer. Sie googelte »Leitlinienwatch« und ging zuerst auf die Wikipedia-Seite.

»Bei Wikipedia wird ›Leitlinienwatch‹ als ein 2015 gegründetes Transparenzportal beschrieben, das Medizinische Leitlinien auf ihre Unabhängigkeit von der Pharmaindustrie untersucht und sie bewertet. Dabei werden wissenschaftliche Kriterien und ein festgelegtes Bewertungsschema zur Beurteilung von Interessenkonflikten der Leitlinien-Autoren angewendet.«

Cornelia wies auf Angaben zur Finanzierung des Portals und auf weitere Details zur Vorgehensweise hin und meinte dann abschließend:

»Auf mich macht das alles einen seriösen und zuverlässigen Eindruck, was meint ihr?«

Henriette und Sabine nickten, nur Stefan meinte leicht grinsend:

»Finde ich grundsätzlich auch, aber schimmert da nicht eine leichte Tendenziösität durch?«

Henriette nickte wieder.

»Ich verstehe, was du meinst. Aber mich würde das für unsere Belange nicht stören.«

Direkt zu Stefan gewandt ergänzte sie: »Trotzdem ist es wichtig, eine mögliche Tendenziösität im Hinterkopf zu haben und im Zweifel noch nach anderen Quellen zu suchen.«

Alle nickten, und Cornelia rief jetzt das Portal selbst auf. Von 175 aufgeführten Leitlinien wählte sie die gerade neu erschienene Bluthochdruck-Leitlinie der ESC, der Europäischen Gesellschaft für Kardiologie, aus und benutzte die aufgeführten Angaben, um die Bewertungskriterien grundsätzlich zu erläutern. Es gab sechs Kriterien, für die jeweils bis zu drei Punkte vergeben werden konnten. Bewertet wurde mit der Gesamtpunktzahl und einem Farbcode. Grün: 11 bis 18 Punkte, gut, ordentlich regulierte Interessenkonflikte; gelb: 6 bis 10 Punkte, Achtung, nur partielle Regulierung von Interessenkonflikten; rot: 0 bis 5 Punkte, Reformbedarf, unzureichende Regulierung von Interessenkonflikten.

Henriette musste laut lachen. Cornelia lachte mit, die anderen sahen sie verwundert an. Henriette erläuterte:

»Da haben sich die ›Leitlinienwatcher‹ wohl eine gewisse Ironie nicht verkneifen können. Zumindest in den Blutdruck-Leitlinien wird ein solcher Farbcode auch verwendet, versteht ihr?«

»Nicht nur in den Blutdruck-Leitlinien«, ergänzte Cornelia immer noch lachend.

Sie sahen, dass die Blutdruck-Leitlinie mit drei Punkten bewertet und entsprechend rot markiert war.

»Ach nee, wirklich drei Punkte.« Henriette kam aus dem Lachen nicht mehr raus. Dann wurde sie wieder ernst.

»Gibt es noch genauere Informationen?«

Cornelia scrollte weiter.

»Die ESC-Leitlinien sind für Deutschland wichtig, weil die Deutsche Gesellschaft für Kardiologie sie praktisch übernimmt«, erläuterte sie.

Dann zeigte sie mit ihrem Pointer auf eine andere Passage.

»Hier ist beschrieben, dass 17 von 21 Autoren Interessenkonflikte angeben. Die Interessenkonflikte beziehen sich in den meisten Fällen direkt auf kostenintensive medikamentöse Therapien von Bluthochdruck. Und es wird gesagt« – sie zeigte auf eine andere Textstelle –, »dass ein sonst wohl üblicher Report, aus dem Enthaltungsregeln bei Abstimmungen, Methoden der Studienbewertung, Rekrutierung der Autorengruppe und der Reviewprozess ersichtlich sind, nicht zugänglich seien.«

Als alle fertig gelesen hatten, scrollte Cornelia weiter nach oben, kopierte eine Internetadresse aus dem Text und rief sie auf. Es erschien eine Tabelle mit 17 Leitlinien-Autoren und den Pharmaunternehmen, für die eine finanzielle Verbindung zu diesen Autoren angegeben wurde.

»Hier können wir die Angaben einsehen, zu denen die Autoren verpflichtet sind.«

Cornelia scrollte langsam durch die Seiten. Stefan schüttelte den Kopf.

»Das sind ja pro Autor im Schnitt ein halbes Dutzend Firmen, die Beraterhonorare bezahlen, für Vorträge aufkommen und Forschungsarbeiten finanzieren. Und das ist möglich, ohne dass irgendjemand eingreift?«

Cornelia lächelte vielsagend.

»Wie du siehst, ist es das. So wie ich das Ganze verstehe, sind es die medizinischen Fachgesellschaften, die hier die Hosen anhaben. Gesetzliche Vorschriften gibt es keine, jedenfalls nicht nach meiner Kenntnis. Besonders schlimm ist es wohl bei den Leitlinien der ECS, also der Europäischen Gesellschaft für Kardiologie. Da kommt ja auch die Blutdruck-Leitlinie her. Leitlinien, die dagegen in Deutschland über die Arbeitsgemeinschaft der Wissenschaftlichen Medizinischen Fachgesellschaften publiziert werden, müssen härteren Transparenzstandards genügen.«

Einen Moment war es still im Raum. Henriette sah von Cornelia zu Sabine und wieder zurück zu Cornelia.

»Bevor Sabine zu Wort kommt: Hast du dir bei ›Leitlinienwatch‹ auch noch andere Leitlinien angesehen?«

»Ja, aber nur die Diabetes- und die Cholesterin-Leitlinien, wie du mich gebeten hast. Diabetes hat zwei Punkte, Cholesterin drei Punkte. Beide sind von der ECS. Es ist grundsätzlich die gleiche Geschichte.«

Wieder wurde es ruhig.

»Soll ich denn jetzt mal?«, meldete sich Sabine.

»Moment noch«, sagte Henriette daraufhin. »Cornelia, versuch doch bitte, etwas über die Transparenzstandards dieser ECS herauszufinden. Es wäre besser, wenn wir da beide Seiten berücksichtigt hätten. Kriegst du das neben dem LSVS-Einstieg hin?«

Cornelia nickte nur, und Henriette sah jetzt wieder zu Sabine:

»Okay, schieß los. Was hast du herausgefunden?«

»Ich bin von der Tabelle mit den Autoren und ihren finanziellen Verbindungen zur Pharmaindustrie in Bezug auf die Blutdruck-Leitlinie ausgegangen. Offen zugänglich ist da wenig. Ein in der Tabelle dokumentierter Beraterstatus eines Autors oder Angaben zur Forschungsförderung finden sich häufig auch auf den Seiten der jeweiligen Unis oder auch der Firmen. Mit einigen Tricks bin ich bei den Unis etwas weitergekommen, deren Netze sind nicht so gut gesichert wie die der Industrie. Die Forschungsmittel, die ich hier zuordnen konnte, liegen teilweise im unteren bis mittleren sechsstelligen Bereich, das finde ich schon erheblich. Zu Beraterverträgen habe ich nur nichtssagende Nebentätigkeitsanträge und -erklärungen gefunden, keine Angaben zu tatsächlich geflossenen Beträgen.«

»Schade«, meinte Henriette. »Und dein Bekannter? Hat er eigentlich unterschrieben, was ich vorbereitet hatte?«

»Ja, hat er. Und er hat auch etwas herausbekommen. Ich habe ihm drei Namen und drei Firmen genannt, für die Beraterverträge dokumentiert sind. Es war wohl ziemlich schwierig, aber in einem Fall konnte er das Konto des Autors einsehen, in einem anderen hatte er Zugang zur Steuererklärung des letzten Jahres. Beim dritten Autor ging leider gar nichts.«

»Und um welche Beträge geht es dabei?«, fragte Stefan aufgeregt dazwischen.

»Innerhalb eines Jahres sind in dem einen Fall von der jeweiligen Firma 85.000 Euro, in dem anderen Fall 155.000 Euro gezahlt worden.«

»Hoppla«, rief Stefan, »das ist nicht ohne.«

Auch die anderen äußerten ihr Erstaunen über diese Größenordnung, mit der sie offensichtlich nicht gerechnet hatten.

Henriette spürte plötzlich, dass etwas mit ihr nicht stimmte. Sie fröstelte und fühlte sich müde. Mit einiger Anstrengung straffte sie sich.

»Schon einmal vielen Dank an euch beide«, sagte sie zu Cornelia und Sabine. »Ich habe auch etwas Neues.«

Sie berichtete kurz von Karls und ihrer Urlaubsrecherche zu den Cholesterin- und Diabetes-Leitlinien.

»Deshalb hatte ich dich gebeten, dir bei ›Leitlinienwatch‹ diese beiden Bewertungen anzusehen«, meinte sie zu Cornelia gewandt. »Irgendwie müssen wir ja exemplarisch vorgehen, und das scheint ja auch zu passen.«

Henriette hielt kurz inne.

»Dann habe ich noch einen Knaller: Der Tote vom Schwarzenbergturm hat wahrscheinlich etwas mit den Cholesterin-Leitlinien zu tun. Der Name stand in der Zeitung, er heißt Pfilzner, und ich habe ihn durch Zufall auf der Autorenliste entdeckt.«

Jetzt redeten alle durcheinander. Als es wieder ruhiger wurde, stellte sich heraus, dass niemand den Aufruf in der Zeitung gelesen hatte, auf den sich Henriette bezog, und deshalb keiner von ihnen den Namen kannte.

Ohne ein Wort schaltete Cornelia den Beamer wieder ein, schloss ihr Notebook an und rief über »Leitlinienwatch« den Link zur Tabelle mit den Autoren und Industrieverbandelungen der Cholesterin-Leitlinie von 2016 auf. Sie fand »Pfilzner« schnell und staunte:

»Da steht nur ›Curasan‹, und zwar im Zusammenhang mit ›Beraterhonorar‹ und mit ›persönlicher Forschungsförderung‹. Das ist merkwürdig, die meisten arbeiten ja mit mehreren Pharmafirmen zusammen.«

»Vielleicht wird das ja besonders honoriert«, meinte Henriette mit leicht sarkastischem Unterton. »Sabine, ich glaube, da hast du eine neue Aufgabe.«

»Das glaube ich auch. Hoffentlich haben wir Glück.«

Stefan sah Henriette an.

»Geht es dir gut? Du bist ziemlich blass.«

»Geht so, danke. Aber wir sind eigentlich fertig, oder?«

»Mich würde interessieren, wie Ergebnisse der Pharmaforschung von den Forschenden beeinflusst werden können«, meinte Sabine. »Wozu sollte sonst so viel Geld bezahlt werden?«

Henriette wandte sich Sabine zu.

»Das habe ich meinen Freund Karl auch gefragt, und er hat mir eine Menge Möglichkeiten aufgezeigt. Ich kann dir das jetzt nicht im Einzelnen erklären, aber glaube mir, es geht.«

Sabine war zwar nicht völlig zufriedengestellt, nickte aber.

»Ich glaube es dir. Und es wird ja auch immer wieder über Forschungsbetrug berichtet.«

Henriette horchte auf. War Forschungsbetrug strafbar? Das musste sie mit Roberta besprechen.

Als sie wieder an ihrem Schreibtisch saß, zitterte sie wie vor Kälte. Sie kannte das.

Als Erstes rief sie ihren Vater an, sagte das Treffen am Nachmittag ab, weil sie ihn schließlich nicht anstecken wollte, und verschob es auf nächsten Donnerstag. Dann versuchte sie, Roberta auf deren Handy zu erreichen. Die Mobilbox sprang an, und Henriette berichtete von ihrer Erkältung, dass sie auf keinen Fall ins Fitnessstudio kommen werde und dass ihr Treffen am Abend etwas fraglich werden könnte.

Noch bevor sie ihr Büro verlassen hatte, klingelte ihr Handy.

»Was muss ich hören?« Roberta klang besorgt. »Wie geht es dir?«

»Ich kriege gerade eine dicke Erkältung, glaube ich. Das mit heute Abend ist vielleicht nicht so gut.«

»Also, wenn du alleine ins Bett und schlafen willst, ist das okay. Falls du aber nur vermeiden willst, mich anzustecken, musst du dir keine Sorgen machen. Ich bin in solchen Situationen ziemlich widerstandsfähig. Wie sieht es aus?«

»Ich werde ziemlich in den Seilen hängen, das kenne ich. Aber wenn du damit umgehen kannst, würde ich mich freuen, wenn du trotzdem kommst.«

»Schön. Dann komme ich nach dem Training. Ich kann ja bei dir duschen, und du trocknest mich ab.«

Henriette lachte.

»Das ist eine gute Idee. Ich freue mich auf dich.«

Sie nahm ihre Tasche, meldete sich bis Montag in ihrem Sekretariat ab und fuhr nach Hause.

— Saarbrücken, Donnerstag, 6.9.2018

Henriette legte sich, so wie sie war, auf die Couch, stellte den Handywecker auf 17 Uhr und schlief sofort ein. Als der Wecker klingelte, fühlte sie sich wie gerädert. Sie versuchte sich zusammenzureißen, zog sich aus und kroch unter die Dusche. Danach ging es ihr etwas besser. Sie verbannte die aufkommende Erotik aus ihren Gedanken und zog Jeans und ein dickes Sweatshirt an. Die Lammkoteletts hatte sie schon am Morgen aus der Tiefkühlung geholt. Die weiteren Essensvorbereitungen würde Roberta übernehmen müssen.

Henriette setzte sich wieder auf die Couch und war auch im Sitzen gerade am Einnicken, als es klingelte. Sie schreckte auf, schlich zur Tür und öffnete sie. Roberta sah sie an.

»Du siehst ja wirklich schrecklich aus.«

Sie nahm Henriette in die Arme und küsste sie kompromisslos. Henriette blieb der Atem weg, dann löste sie sich, hustete kräftig und meinte schließlich:

»Danke für das Kompliment. Du bist ja mutig.«

»Ich glaube nicht, dass mir deine Erkältung was anhaben kann. Ich bin da wirklich nicht so empfindlich.«

Roberta ging unter die Dusche, trocknete sich aber selbst ab und kam dann nackt aus dem Bad. Sie trat zu Henriette, die sich wieder auf die Couch gesetzt hatte.

»Wo finde ich denn eins von deinen kurzen Sweatshirts? Oder soll ich lieber auch in Vollverkleidung herumlaufen?«

»Nein, bitte nicht. Verzeih bitte, dass ich nicht ins Bad gekommen bin, um dich abzutrocknen, aber ich fühle mich wirklich schlapp. Schau mal in die Kommode im Schlafzimmer, links oben. Da müsstest du ein Hemdchen für dich finden.«

Im Kühlschrank fand Roberta neben zwei Flaschen Sauvignon blanc und den Lammkoteletts die grünen Bohnen vom Montag. Sie waren nicht mehr richtig knackig, aber noch brauchbar. Nur der Salat machte einen so traurigen Eindruck, dass sie ihn spontan im Biomüll entsorgte.

Sie fragte Henriette, ob sie lieber einen Sauvignon oder einen Pfefferminztee hätte.

»So weit kommt es noch«, krächzte Henriette.

Roberta brachte zwei Gläser an die Couch.

»Na, dann auf einen den Umständen entsprechend schönen Abend. Und du bleibst mal lieber hier auf der Couch.«

Sie holte einen Stuhl und schob ihn Henriette unter die Beine.

»So ist es bequemer. Essen können wir nachher am Küchentresen, aber solange legst du erst mal die Füße hoch.«

Roberta küsste Henriette und strich ihr über den Kopf. Sie begann, das Essen vorzubereiten, und berichtete dabei vom Stand der Ermittlungen zum Tod von Thomas Pfilzner.

»Offiziell dachten wir ja, der Tote wäre ein Schweizer, wegen des Autokennzeichens, der Schuhe und der Fahrkarte.«

Henriette unterbrach sie.

»Was für ein Auto, was für Schuhe und welche Fahrkarte? Ich hatte noch nicht die Ehre, von diesen Dingen etwas zu erfahren.«

»Doch. Das habe ich dir erzählt. Der Schuhmacher hatte den Namen des Käufers und eine Adresse in Sagogn, das ist ein kleiner Ort in der Umgebung von Chur. Bezahlt hatte er bar, deshalb haben wir leider keine Kontodaten. Die Fahrkarte ist von einer regionalen Bahngesellschaft in derselben Gegend. Wir haben sie in einer seiner Hosentaschen gefunden, zusammen mit einem Autoschlüssel, der zu einem Range Rover mit Schweizer Kennzeichen passt, den wir in der Nähe gefunden haben.«

»Okay, entschuldige, das muss ich wohl im Kontext des emotionalen Begleitrauschens vergessen haben.«

Roberta lief zu Henriette und küsste sie wieder.

»Alles gut, die emotionale Seite war am Montag auch für mich deutlich wichtiger. Also, wie gesagt, offiziell dachten wir aus diesen Gründen, der Tote wäre Schweizer. Dass es Sybilles Ex ist, weiß im Augenblick bei der Polizei ja offiziell niemand.«

Sie ging zurück zum Küchentresen, goss sich einen weiteren Sauvignon ein, Henriette hatte an ihrem bislang nur genippt, und setzte ihre Essensvorbereitungen fort.

»Aber es gibt keinen Schweizer Staatsbürger mit diesem Namen. Wir haben über das Appartement in diesem Sagogn nur einen Deutschen mit dem Namen gefunden, weil der dort gemeldet ist. Und auch die Zulassungsdaten des Range Rovers sprechen die gleiche Sprache.«

»Aber das passt doch ausgezeichnet zusammen.« Henriette wurde zunehmend wacher und überlegte weiter. »Die Fahrkarte hatte er, weil er in dieser Gegend mit der Bahn unterwegs war, und dass Sybilles Ex ein Deutscher war, ist nicht wirklich überraschend. Anscheinend hatte er ein Appartement in Sagogn.«

Roberta ließ sich nicht beirren.

»Ich bin die ganze Zeit ausschließlich bei den offiziellen Erkenntnissen, liebe Henriette. Nach denen kennen wir den Namen des Toten, wissen, dass er Deutscher ist, ein Appartement in Sagogn hat und nicht ganz arm ist, wegen der Maßschuhe und des Range Rovers. Mehr wissen wir nicht. In Sagogn ist er nicht besonders in Erscheinung getreten, aber die Kollegen vor Ort fragen noch weiter herum.«

»Also müsst ihr offiziell nach einem vermissten Deutschen mit dem Namen des Toten fahnden, oder?«

»Genau. Über die Republik verteilt gibt es mit diesem Namen sieben Personen unterschiedlichen Alters. Vermisst wird keiner. Passen würden vom Alter her drei, die wir gerade abchecken. Darunter ist auch ein Dr. Pfilzner, der bis 2009 in Homburg gemeldet war, aber dass der passen würde, wissen nur wir, verstehst du?«

Henriette hob mit einer eindeutigen Geste ihr leeres Glas in die Höhe und lächelte Roberta an.

»Nachschub bitte, und nicht nur Sauvignon, wenn es geht.«

Roberta lächelte zurück, goss ihr nach und küsste sie ausgiebig.

»Recht so?«

»Ich fühle mich schon viel besser.«

Henriette trank einen Schluck.

»Umso wichtiger ist es ja, dass Sybille von euch befragt werden kann. Wie sieht es denn damit aus?«

»Sie wird morgen Vormittag ins Präsidium zu Kommissar Schäfer kommen. Dann wird sich die Situation hoffentlich komplett verändern. Vielen Dank für Sybilles Benachrichtigung, auch an Karl.«

»Werde ich ausrichten. Und habt ihr sonst noch etwas herausgefunden?«

»Leider nur wenig. Es gab oben auf dem Turm einen Rucksack und eine Strickleiter, aber wir haben am Rucksack nur Spuren der Jacke des Toten und seine Fingerabdrücke gefunden, sonst nichts. Auch ihre Herkunft bringt uns nicht weiter. Es ist Massenware, die man praktisch in jedem Sportgeschäft und Baumarkt kaufen kann. Allerdings gibt es beides in Deutschland häufiger als in der Schweiz.«

Die Bohnen waren fast fertig, und Roberta legte die Lammkoteletts in die Pfanne.

»Soll ich die Lammkoteletts schon in der Pfanne salzen?«

»Nur ein wenig. Den Rest machen wir am Tisch.«

Roberta setzte ihren Bericht fort.

»Es gibt außerdem keinerlei Anzeichen für einen Kampf, an Händen und Fingernägeln des Toten ist nichts Entsprechendes zu finden. Verletzungen, die ihm möglicherweise vor dem Sturz zugefügt wurden, lassen sich auch nicht nachweisen. Nur am Hals gab es unzusammenhängende und sehr dünne Spuren und auch vereinzelte Seidenfasern, die zusammen auf eine Strangulation hinweisen könnten. Die Spuren könnten aber auch mit den Gewalteinwirkungen durch den Sturz erklärt werden. Die Fasern wiederum könnten von einem Schal stammen, den er vorher einmal getragen hatte. Die Zerstörungen gerade des Oberkörpers und des Kopfes sind jedenfalls so heftig, dass unser Rechtsmediziner die Hände hebt. Und irgendwelche Zeugen haben sich auch nicht gemeldet. Der Tote und eine eventuelle Begleitung sind von niemandem gesehen worden.«

Sie wendete die Lammkoteletts. »Das Essen ist gleich fertig. Kommst du?«

Henriette setzte sich mit ihrem Glas an den Küchentresen, das Besteck lag schon bereit. Sie frotzelte Roberta an:

»Das können wir jetzt öfter so machen.«

Roberta antwortete nicht sofort. Sie servierte die Teller mit den grünen Bohnen und dem Lamm.

»Warte erst mal ab, wie es dir schmeckt.«

Sie stießen mit ihren Weingläsern an und begannen zu essen.

»Also, mir schmeckt es«, sagte Henriette zwischen zwei Bissen, »obwohl mein Appetit so lala ist. Die grünen Bohnen waren wohl nicht mehr ganz frisch, oder?«

»Vorsichtig ausgedrückt. Aber es geht, finde ich. Und für eine halbe Koch-Novizin hat es insgesamt doch ganz gut geklappt.«

Henriette stimmte zu und warf Roberta eine Kusshand zu. »Vielen Dank für die Betreuung und dass du überhaupt gekommen bist.«

Als sie fertig waren, setzte sich Henriette mit ihrem Glas wieder auf die Couch, und Roberta räumte die Küche auf.

»Mir fällt noch etwas ein«, rief Henriette plötzlich. »Der Tote hatte etwas mit den Cholesterin-Leitlinien zu tun. Der Name steht auf der Autorenliste, und er ist finanziell mit der Pharmafirma Curasan verbunden.«

Roberta unterbrach ihre Küchenaktivitäten und kam zu Henriette. »Wie kommst du denn darauf? Das hört sich ja sehr interessant an.«

»Das mit den Cholesterin-Leitlinien habe ich von Karl, also ursprünglich von Sybille. Dann habe ich die Autorenliste geprüft, und den Rest haben wir in der Redaktion über ›Leitlinienwatch‹ recherchiert. Das ist eine Leitlinien-kritische Plattform, die Interessenkonflikte der Autoren offenlegt.«

Henriette stellte ihr Glas auf dem Couchtisch ab.

»Außerdem habe ich mir von Karl erklären lassen, wie Wissenschaftler behumsen können. Du glaubst es nicht.

Forschungsbetrug ist ziemlich einfach, wenn man weiß, wie. Hast du eine Ahnung, ob das strafbar ist? Das könnte doch für deinen Fall auch eine Bedeutung haben.«

»Ich glaube nicht, dass so etwas wie Ergebnismanipulation strafbar ist. Das Strafrecht greift wohl nur bei Zweckentfremdung oder Untreue, was immer das auch heißen mag.«

Sie grinste Henriette schelmisch an. Dann wurde sie wieder ernster.

»Morgen früh muss ich Schäfer unbedingt auf die Leitlinien-Geschichte hinweisen, damit er konkret nachfragen kann.«

Sie stockte.

»Aber wie soll ich das machen? Woher soll ich das wissen, ohne Sybille oder dich zu nennen?«

Henriette grinste Roberta verschwörerisch an. »Meinem Team habe ich berichtet, ich sei durch Zufall über den Namen Pfilzner gestolpert, als ich die Autorenliste der Cholesterin-Leitlinien durchgesehen habe. Den Namen kannte ich ja aus der Zeitung. Was spricht dagegen, dass ich deinem Kommissar morgen früh das Gleiche erzähle?«

Roberta grinste zurück. »Das könnte gehen, Superidee. Der Zeitpunkt deines Telefonats wäre natürlich auch rein zufällig genau richtig.«

Sie stellte die letzten Teile in die Geschirrspülmaschine, wischte den Tresen ab, füllte beide Gläser auf und setzte sich dann zu Henriette.

»So machen wir es. Und dann werden wir die finanzielle Situation des Herrn Dr. Pfilzner durchleuchten.«

Henriette zögerte etwas. Sie sagte vorsichtig:

»Genau das haben wir auch vor, aber vielleicht nicht ganz legal. Könntest du dir vorstellen, dass wir unsere Erkenntnisse gegenseitig austauschen?«

»Das mit der fehlenden Legalität eures Vorgehens habe ich überhört. Einen informellen Austausch kann ich mir aber vorstellen. Euch geht es um mögliche Leitlinien-Machenschaften und uns um die Frage, ob der Tote sich selbst umgebracht hat oder ob jemand nachgeholfen hat. Für beide Fragen sind finanzielle Aspekte von Bedeutung.«

»Das denke ich auch«, antwortete Henriette. »Wir müssen nur gut überlegen, wer mit welchen Informationen wie umgeht. Aber das haben wir schon öfter hinbekommen, denk an die Blutdoping-Geschichte und diesen Wilders vor zwei Jahren.«

Beide kuschelten sich auf der Couch zusammen und redeten noch ein wenig. Henriette wurde dabei immer einsilbiger, und eine Stunde später war der Abend für sie rum.

»Ich muss jetzt dringend ins Bett. Wie sieht es denn bei dir aus?«

»Ich würde gerne mitkommen. Mal ein bisschen mehr Schlaf kann mir nicht schaden. Oder willst du lieber für dich sein?«

»Nein, ich fände es schön, wenn du dableibst. Los, dann gehen wir jetzt ins Bett.«

Roberta war schneller. Als Henriette mit einem karierten Flanellschlafanzug bekleidet in der Tür zum Schlafzimmer auftauchte, musste sie laut lachen.

»In so einem Outfit habe ich dich ja noch nie gesehen. Hast du den auf einer Erotikmesse ersteigert?«

Henriette sah zu Boden.

»Verarsch mich nicht. Ich bin krank.«

Roberta stand noch einmal auf und umarmte sie.

»Verzeih mir, aber es ist schon ziemlich ungewohnt, dich auf dem Weg ins Bett mit so einem lustigen Teil zu sehen. Darf ich denn ohne Schlafanzug bleiben?«

»Ich bitte darum. Wenigstens etwas Haut.«

Sie schmusten noch eine Weile, und Henriette beichtete, dass sie den Platzreifekurs mit Karl zusammen machen werde. Sie müsse Robertas Geschenk deshalb zurückgeben. Die Karte würde sie aber gerne behalten.

Roberta drückte Henriette an sich.

»Wichtig ist jetzt erst mal, dass du wieder gesund wirst und wir auf diesen blöden Stoff verzichten können.« Sie zwirbelte den Flanell an Henriettes Bauch zusammen. »Und dann wäre es schön, wenn wir wenigstens ab und zu zusammen Golf spielen könnten, wie auch immer du zu deiner Platzreife kommst.«

Am nächsten Morgen war Roberta um acht Uhr wach. Henriette schlief noch fest.

Sie stand auf, duschte und machte sich einen Lungo nach Henriettes Art. Sie hatte sich für den Vormittag im Büro unter einem Vorwand abgemeldet. Sie wollte Sybille nicht über den Weg laufen, die um zehn Uhr bei Schäfer angemeldet war.

Um neun Uhr weckte sie Henriette und brachte ihr einen Lungo ans Bett. Sie sollte Schäfer anrufen. Das Telefonat war kurz, aber erfolgreich, und Henriette meinte danach, dass sie nur noch kurz liegen bleibe. Dann wolle sie aufstehen, und sie könnten zusammen frühstücken.

Als Henriette um elf Uhr immer noch fest schlief, schrieb ihr Roberta einen Zettel mit der Bitte, dass Henriette sie anrufen solle, wenn sie aufgewacht war, damit sie sich keine Sorgen machen müsse.

Sie fuhr mit ihrem Auto, das wie immer auf Henriettes Gästeparkplatz in der Tiefgarage stand, ins »Thonet«, frühstückte einen Lachsteller mit einem Cappuccino und las, ohne wirklich etwas zu verstehen, in der ausliegenden »Frankfurter Allgemeinen«. Dann machte sie sich auf den Weg nach Hause, um sich fürs Büro umzuziehen. Um 14 Uhr war sie mit Schäfer verabredet, um die neue Situation nach Sybilles Aussage zu besprechen. Henriette hatte sich noch nicht gemeldet.

Kapitel 14

— Saarbrücken, Freitag, 7.9.2018

Sybille schlief schlecht. Immer wieder wachte sie auf und beantwortete unangenehme Fragen eines bösartigen Polizeibeamten. Gegen Morgen schlief sie dann doch noch eine gute Stunde am Stück, bis der Wecker klingelte. Sie fühlte sich todmüde und unruhig zugleich.

Nach der Dusche war sie wacher, und nach zwei starken Kaffees war die Müdigkeit halbwegs überwunden. Was blieb, war die Unruhe.

Sie versuchte sich klarzumachen, dass sie nichts zu befürchten hatte. Es ging um eine Aussage zu Thomas, wer er war, um ihre Beziehung, um ihre Scheidung.

Und dann merkte sie, dass genau hier das Problem lag. Thomas hatte ihr fürchterliche Gewalt angetan, sie geschlagen und brutal vergewaltigt. Dann hatte sie einen Schlaganfall bekommen. Als Thomas bemerkte, dass sie nicht mehr richtig sprechen konnte, hatte er glücklicherweise sofort reagiert und den Notarzt gerufen, ohne daran zu denken, dass der auch die Verletzungen, die er Sybille zuvor zugefügt hatte, bemerken würde. Nur mit vielen Lügen gelang es ihr damals, ihre Verletzungen so zu erklären, dass Thomas straffrei blieb. Warum sie das getan hatte, war ihr im Nachhinein völlig unklar. Aber letztlich führte das Ganze zu dem Scheidungsdeal, bei dem sie das Haus bekam und noch einige Euros dazu. Man hätte es auch Erpressung nennen können.

Sie hatte alles sehr gut verdrängt und in ein verstecktes Schubfach ihrer Erinnerungen gepackt. Dieses Schubfach jetzt vielleicht vor der Polizei öffnen zu müssen, machte ihr Angst, weil sie nicht wusste, was dann mit ihr passieren würde. Bislang hatte sie nur ihrem Scheidungsanwalt von Thomas' Gewaltexzessen erzählt, danach Karl eine sehr harmlose und verkürzte Variante.

Sie hatte noch eine andere Befürchtung. Es konnte sein, dass die Polizei sich nicht sicher war, ob es sich um einen Selbstmord handelte. Und ein starkes Mordmotiv, nämlich Rache, hatte sie ganz sicher.

Um Viertel vor zehn betrat sie das Präsidium, fragte sich durch und klopfte an die Tür des Dienstzimmers von Kommissar Schäfer.

»Herein, bitte«, ertönte es von drinnen.

Sybille trat ein und war von der Erscheinung des großen, grauhaarigen Mannes positiv überrascht. Er strahlte Ruhe und Seriosität aus und machte darüber hinaus einen sympathischen Eindruck.

Sie begrüßten sich, und Schäfer fragte Sybille, ob sie einen Kaffee wolle. Sie bejahte, Schäfer verließ das Büro, die Tür ließ er offen. Mit einer jüngeren Kollegin, die drei dampfende Tassen Kaffee auf einem Tablett balancierte, kam er kurze Zeit später zurück. Er stellte seine Kollegin als Kommissarin Degrado vor, die das Protokoll anfertigen würde. Sybille wurde auch von Degrado begrüßt. Zusammen wechselten sie in einen angrenzenden Raum, der bis auf einen Tisch mit vier Stühlen kahl war. Schäfer wies Sybille einen Platz zu und verteilte die Tassen.

Nach der Feststellung ihrer Personalien wurde sie von Schäfer über ihre Rechte und Pflichten im Rahmen dieser Zeugenvernehmung unterrichtet. Auf die zu erwartende Einstiegsfrage, woher sie Thomas Pfilzner kennen würde, nannte Sybille ihre elfjährige Ehe bis zur Scheidung 2009 und die Jahre vor ihrer Hochzeit.

Jetzt wollte Schäfer ausführlich berufliche und finanzielle Hintergründe zu Thomas erfahren. Beziehungsdetails interessierten ihn anscheinend nicht.

Sybille antwortete auf Schäfers Fragen so gut sie konnte. Den Beginn von Thomas' Tätigkeit für Curasan ab etwa 1998 beschrieb sie als wichtigen Einschnitt. Sie merkte, dass sie ab Thomas' Weggang nach Zürich über seine finanzielle Situation kaum etwas wusste. Zumindest seine erste Adresse in Zürich konnte sie angeben. Außerdem habe er irgendwann noch ein Appartement in einem kleinen Ort in den Schweizer Bergen gekauft. Für den Zeitraum nach 2009 musste sie aber völlig passen.

Für Schäfer entwickelte sich nach ihrem Eindruck ein Bild von Thomas als einem erfolgreichen Professor, der durch seine Nebentätigkeiten relativ wohlhabend geworden war. Und das stimmte ja auch, zumindest teilweise. Vollständig war das Bild sicher nicht.

»Fällt Ihnen ein Grund ein, warum Dr. Pfilzner sich umgebracht haben könnte? Er schien ja in seinem Beruf ziemlich erfolgreich zu sein.«

Offensichtlich lag sie mit ihrem Eindruck nicht so falsch.

»Nein, ich habe keine Ahnung. Aber ich habe seit der Scheidung auch keinerlei Kontakt zu ihm gehabt.«

»Hatte Dr. Pfilzner Verwandte, irgendjemanden, den wir informieren sollten?«, fragte er kurz darauf. Was er nicht erwähnte, war, dass es auch darum ging, ob ihn jemand beerbte. Sie tappten ja in der Frage, ob hier ein Selbstmord vorlag oder jemand anderes an seinem Tod Schuld hatte, immer noch völlig im Dunklen. Eine Erbschaft könnte immerhin als Mordmotiv gelten.

Sybille nannte Thomas' Eltern in Berlin, deren Adresse sie jedoch nicht kannte und von denen sie auch nicht sagen konnte, ob sie noch lebten.

Überraschend meldete sich Degrado zu Wort.

»Wie hat sich denn Ihre Beziehung zu Dr. Pfilzner gestaltet, nachdem er an die Uni Zürich gewechselt ist?«

»Wir haben uns zuerst jedes zweite, dritte Wochenende gegenseitig besucht, aber dann sind die Besuche seltener geworden, und wir haben uns irgendwie auseinandergelebt.«

»Wieso haben Sie sich dann erst 2009 scheiden lassen?«

»Wir waren schließlich verheiratet. Das gibt man nicht so schnell auf, oder?«

Degrado ging auf die Gegenfrage nicht ein.

»Und warum kam es dann schließlich doch zur Scheidung?«

Sybille zögerte. Sie wollte nicht darüber sprechen. Die Vergewaltigung zu verschweigen könnte aber möglicherweise gegen sie verwendet werden, und die Krankenakten aus Homburg waren sowieso unmissverständlich.

»Es gab eine Vergewaltigung durch meinen Mann. Aber ich bitte um Verständnis, dass ich dazu nicht mehr sagen möchte.«

Degrado hob leicht die Augenbrauen und lächelte Sybille dann freundlich an.

»Selbstverständlich, Frau Sygusch. Das reicht uns völlig.«

Schäfer übernahm das Gespräch wieder und fragte jetzt nach Sybilles beruflichem Werdegang und der Entwicklung ihrer finanziellen Situation. Sie berichtete von der Scheidungsregelung, nach der sie das Homburger Haus erhalten hatte. Von dem zusätzlichen Geld sagte sie nichts.

Sie sprachen noch über ihren Wechsel von der Uni zum Statistischen Amt im Jahre 2013, über ihren Verkauf des Homburger Hauses und den Kauf der Wohnung am Triller.

Dann schauten sich Schäfer und Degrado an, und Schäfer bedankte sich bei Sybille. Beide standen auf.

»Nur noch eine letzte Frage«, meinte Degrado. »Wir müssen sie stellen. Können Sie uns sagen, wo Sie am Abend des 29. August waren?«

Sybille war auch gerade im Aufstehen begriffen, und jetzt wurde ihr leicht schwindelig. Sie hielt sich an der

Stuhllehne fest. Mit so einer direkten Frage hatte sie nicht gerechnet.

»Ich glaube, ich bin zu schnell aufgestanden. Am Abend des 29. August? Ach so, ich verstehe. Da war ich bis gegen 21 Uhr im Büro. Ich hatte einige schwierige Personalfragen zu klären und brauchte etwas Ruhe. Das geht nur am Abend.«

Was sie nicht sagte, war, dass die schwierige Personalfrage ihre eigene war. Vor einem halben Jahr hatte sie sich für die Leitung des Amtes für Statistik Berlin-Brandenburg in Potsdam beworben, dann aber nichts mehr davon gehört. Sie hatte die Geschichte schon vergessen und sich darauf eingestellt, doch im Saarland zu bleiben. Mitte August bekam sie dann gänzlich überraschend eine Einladung zu einem kurzfristigen Vorstellungsgespräch für den kommenden Freitag. Sie sei in der engeren Auswahl, Hin- und Rückflug würden bezahlt. Sie sagte zu und hinterließ offensichtlich einen sehr guten Eindruck, denn schon am 28. August hatte sie die Zusage Potsdams, sie zum 1. Dezember einzustellen. Man gab ihr eine Woche Bedenkzeit. Es war ein völlig ungewöhnliches Verfahren und eigentlich nur dadurch zu erklären, dass sie nach langen politischen Querelen als Kompromisskandidatin ausgeguckt worden war und ihr Vorstellungstermin nur der abschließenden Bestätigung diente.

Wie auch immer, an dem fraglichen Abend hatte sie die Entscheidung getroffen, nach Potsdam umzuziehen, und ihre Kündigung geschrieben, die sie dann am nächsten Tag fristgerecht persönlich einreichte. Gleichzeitig hatte sie ab sofort ihren gesamten Resturlaub beantragt und wollte nur noch ungefähr zwei Wochen im Amt sein, um die Geschäfte an ihren Vertreter zu übergeben. Für den Rest des Septembers, Oktober und November beantragte sie Urlaub ohne Bezüge, um ihren Umzug organisieren zu können. Das war zwar heftig, aber sie kannte ihren Vertreter gut und war sicher, dass es funktionieren würde. Und sie wusste, dass sie sich die Zeit nehmen musste, um diesen Wechsel ohne Schaden zu bewältigen.

»Kann das jemand bestätigen?«, fragte Degrado nach.

»Zwischen 17 und 18 Uhr waren verschiedene Kollegen bei mir, um sich zu verabschieden. Als ich dann gegangen bin, habe ich mich bei unserem Portier verabschiedet, Herrn Winter. Und in der Zwischenzeit war ich ständig in unserem EDV-System aktiv, das wird alles dokumentiert.«

»Können Sie uns auch die Namen der anderen Kollegen nennen?«

»Erinnern kann ich mich an Frau Schmidt, Elvira Schmidt, wir haben drei Schmidts bei uns, und die Herren Bähr und Volkamer.«

Degrado ließ sich die Namen buchstabieren und notierte sie, dann bedankte sie sich für das Gespräch. Schäfer schloss sich dem Dank an. Sie verabschiedeten sich.

Sybille fuhr ins Amt. Dort konnte sie sich besser ablenken als zu Hause. Außerdem würde sie ihre Log-in-Daten vom 29. August checken. Sie war sich nicht sicher, ob ihre ununterbrochene Anwesenheit an diesem Abend wirklich dokumentiert war.

Aber die Daten waren eindeutig. Es hätte auch sonst kein unüberwindliches Problem bedeutet, schließlich hatte sie die Software selbst eingeführt und implementiert. Sybille druckte die Listen aus und beruhigte sich etwas.

Diese letzte Frage hatte sie wirklich getroffen. Dachte die Polizei jetzt tatsächlich, sie hätte Thomas vom Turm gestoßen, oder war das nur eine Routinefrage, die mit ihren Antworten schnell in den Akten landete?

Als Sybille gegangen war, holte Degrado zwei neue Tassen Kaffee und setzte sich zu Schäfer an den Besprechungstisch.

»Na, was meinst du?«

»Für mich hatte dieser Dr. Pfilzner bislang keinen erkennbaren Grund, sich umzubringen. Frau Sygusch kann uns da ja leider aus verständlichen Gründen nicht weiterhelfen, weil sie in den letzten Jahren keinen Kontakt zu ihrem Ex-Gatten hatte, wie sie sagt. Vielleicht kommen wir über die Uni Zürich und seine Verbindung zu Curasan weiter. Das sollten wir jedenfalls versuchen. Heute früh hat übrigens eine Dame angerufen, die meinte, den Namen unseres Toten auf der Autorenliste irgendwelcher Medizinischer Leitlinien gesehen zu haben. Darum müssen wir uns auch kümmern. Und wir müssen seine Eltern ausfindig machen, wenn sie noch leben.«

Degrado lehnte sich vor und sah Schäfer an.

»Für mich hat Frau Sygusch ein verständliches Mordmotiv, das wir nicht außer Acht lassen sollten. Diese Vergewaltigung hat ihr anscheinend stark zugesetzt. Es könnte Rache gewesen sein.«

»Aber sie hat doch ein Alibi.«

»Aber das müssen wir erst einmal prüfen, oder?«

»Ja, klar. Aber wenn es stimmt, was sie sagt, scheidet sie offensichtlich aus.«

Degrado hatte zu diesem Alibi noch andere Szenarien im Kopf, die ihr aber zu vage erschienen, um sie mit Schäfer zu diskutieren. Außerdem war er ihr Vorgesetzter und hatte darüber hinaus noch einen sehr direkten Draht zur Chefin.

»Gut, sehe ich auch so.«

»Ich schlage vor«, meinte Schäfer dann, »dass du versuchst, über die Uni und Curasan mehr über ein mögliches Selbstmordmotiv unseres Toten herauszufinden. Ich kümmere mich jetzt gleich um die Prüfung des Alibis von Frau Sygusch und rufe wegen Pfilzners Eltern in Berlin an. Um 14 Uhr treffe ich mich dann mit Frau Miltrat und berichte ihr über unseren Stand. Falls du in der Zwischenzeit schon etwas finden solltest, kommst du einfach dazu. Wir sind bei ihr.«

Degrado stimmte zu und verließ Schäfers Büro.

Die Berliner Amtsgenossen sagten zu, nach den Eltern des Toten zu suchen und sich dann zu melden. Der junge Kollege, den Schäfer anschließend zum Statistischen Amt schickte, rief nach einer knappen Stunde an. Bis auf den Portier, den er jetzt noch zu Hause aufsuchen werde, habe er drei Bestätigungen des Alibis von Frau Sygusch erhalten. Die Dokumentation ihrer Systemaktivitäten habe er als Ausdruck direkt von Frau Sygusch bekommen.

Kurz bevor Schäfer Roberta aufsuchen wollte, kamen die erwarteten Anrufe. Der Portier hatte die Angaben von Frau Sygusch ebenfalls bestätigt. Es sei genau zehn Minuten vor 21 Uhr gewesen, als sie das Haus verließ. Er wisse das so genau, weil er sich darüber gewundert habe, dass die Chefin so lange arbeitete, und deshalb extra auf die Uhr gesehen habe. Die Berliner teilten ihm kurz darauf mit, dass die Eltern von Pfilzner 2011 und 2013 verstorben seien.

Roberta war schon seit einer halben Stunde in ihrem Büro und versuchte, sich mit einem anderen Fall zu beschäftigen. Immer wieder sah sie auf die Uhr ihres Rechners.

Es war schon eine merkwürdige Situation, dass sie jetzt gleich von ihrem Kommissar Schäfer Dinge mitgeteilt bekommen würde, die sie zwar schon wusste, aber eigentlich nicht wissen konnte. Und außerdem würde sie sicher noch viele zusätzliche Informationen bekommen, die hoffentlich ihren Fall voranbrächten, aber mit Sicherheit ihre Beziehung zu Sybille verändern würden. Von ihrem Leben mit diesem Dr. Pfilzner wusste sie ja so gut wie gar nichts.

Als es klopfte und Schäfer eintrat, versuchte sie, sich ihre neugierige Beunruhigung nicht anmerken zu lassen. Wie nebenbei wies sie auf seinen Platz am Besprechungstisch. Sie tippte noch etwas herum, schloss dann ihr Notebook und setzte sich dazu.

»Und, was hat die Dame erzählt?«

Schäfer berichtete ihr von Sybilles Befragung und endete mit der Routinefrage nach ihrem Alibi für den fraglichen Abend und den Bestätigungen ihrer Angaben.

Roberta nickte ihm zu.

»Und wie wollen Sie weiter vorgehen?«

»Nach den Bestätigungen ihres Alibis kommt Frau Sygusch als Tatverdächtige wohl nicht mehr in Betracht. Aus Berlin wissen wir, dass Pfilzners Eltern vor einigen Jahren verstorben sind. Über andere Verwandte konnte uns Frau Sygusch nichts sagen, Erben scheinen also nicht zu existieren. Frau Degrado versucht schon, über die Uni Zürich und diese Firma, Curasan, weiterzukommen. Wir werden allerdings jemanden in die Schweiz schicken müssen, um zusammen mit den dortigen Kollegen ernsthafte Befragungen durchzuführen. Nur mit Telefonaten kommen wir erfahrungsgemäß nicht sehr weit. Außerdem muss das Appartement von Dr. Pfilzner in Sagogn gründlich durchsucht werden, um an Informationen über seine Konten zu gelangen und einen eventuellen Abschiedsbrief zu finden oder aber auszuschließen, dass dort einer liegt.«

Roberta unterbrach seinen Redefluss.

»Vielen Dank, Herr Schäfer, da haben Sie schon viel erreicht, und ich stimme Ihren Schlussfolgerungen ausdrücklich zu. Ich würde Sie bitten, am Montag die Reise in die Schweiz selbst anzutreten, Sie kennen den Fall am besten. Können Sie das einrichten?«

»Ja, das kann ich machen. Ich würde allerdings gerne erst am Dienstag fahren, am Montag hat meine Frau Geburtstag.«

Roberta lächelte ihn freundlich an. »Das ist in Ordnung, Herr Schäfer, die Gespräche haben auch noch einen weiteren Tag Zeit.«

»Dann werde ich am Dienstag mit dem Zug kurz vor neun Uhr fahren, bin um 14 Uhr in Zürich und kann am Nachmittag mit den Kollegen vor Ort die Gespräche an der

Uni führen. Alles Weitere würde ich von den Ergebnissen dieser Gespräche abhängig machen. Mindestens eine Bankverbindung sollte die Uni ja haben, und diese Bank könnte natürlich auch in Zürich sein.«

»Und wie kommen Sie in dieses Sagogn?«

Roberta war nicht überrascht, dass Schäfer sich schon auf eine Schweiz-Reise eingestellt hatte, und war sicher, dass er auch dieses Reisedetail schon im Kopf hatte.

»Von Zürich fährt der Zug über Chur nach Ilanz zweieinhalb Stunden, dann geht es von dort direkt mit dem Postbus bis Sagogn. Wenn es gut läuft, kann ich also an einem Tag von Zürich nach Sagogn kommen und zurück.«

»Dann nehmen Sie das mal in Angriff. Gibt es im Zusammenhang mit diesem Fall sonst noch etwas Aktuelles?«

»Heute früh gab es noch den Anruf einer Dame, einer Frau Limbach, die berichtete, Dr. Pfilzner habe etwas mit Medizinischen Leitlinien zu tun. Ich glaube, es ging um Cholesterin. Wir haben den Anruf aufgezeichnet. Wahrscheinlich ist es nicht wichtig.«

»Um diesen Anruf kümmere ich mich, vielleicht steckt ja doch etwas dahinter. Und Frau Sygusch bleibt eine wichtige Zeugin, als Tatverdächtige wird sie aber gestrichen, Sie können das so festhalten.«

Schäfer nickte und verließ ihr Büro. Roberta forderte eine Abschrift des morgendlichen Telefonats von Henriette mit Schäfer an und erhielt sie nach einer Viertelstunde. Gleichzeitig wurde sie von Henriette auf ihrem privaten Handy angerufen, die sich dafür entschuldigte, dass sie wieder eingeschlafen war. Aber anscheinend habe sie es nötig gehabt und bis eben durchgeschlafen.

»Und wie geht es dir jetzt?«

»Schon besser. Aber ich bin immer noch müde. Was machst du gerade?«

Roberta lachte.

»Du glaubst es nicht, aber ich lese gerade die Aufzeichnung deines Telefonats heute früh mit Schäfer. Wie bist du denn auf den Namen Limbach gekommen?«

»So heißt Karl mit Nachnamen, und mir ist spontan nichts anderes eingefallen. Vielleicht war das nicht besonders schlau, aber ich war nicht sehr wach.«

Und nach einer kleinen Pause:

»Für dich ist es ja wirklich gerade ziemlich kompliziert. Was hat denn Sybille gesagt?«

Roberta zögerte etwas. Dann erklärte sie, dass sie darüber besser am Montag sprechen sollten. Hoffentlich wäre Henriette dann wieder fit. Sie würden am Montagvormittag telefonieren.

— Saarbrücken, Samstag, 8.9.2018

Henriette war gestern direkt nach dem Telefonat mit Roberta wieder eingeschlafen. Am Abend hatte sie sich ein Brot und einen Tee gemacht und war danach sofort wieder ins Bett gegangen.

Karl und sie hatten heute früh bei einem Telefonat beschlossen, sich am Abend lieber nicht zu treffen. Karl äußerte Bedenken, sich anstecken zu können, und nächste Woche sei dieser wichtige Kongress in Bern. Henriette war es recht, weil sie sich immer noch ziemlich kaputt fühlte. Wenn sie sich bei ihr treffen würden, müsste sie außerdem die Betten neu beziehen und richtig aufräumen. Und zu ihm wollte sie auch nicht. Wenn sie sich krank fühlte, war sie lieber zu Hause. Karl hatte dann vorgeschlagen, sie am Sonntagnachmittag »ohne Knutschen«, wie er sagte, zu besuchen. Er bringe etwas Kuchen mit.

Henriette kicherte. »Das ist dann wie bei meinem Vater.«

Karl lachte zurück.

»Na, da sehe ich schon einige Unterschiede, du hoffentlich auch?«

»Ich glaube schon. Gut, dann freue ich mich auf Sonntagnachmittag.«

Nach dem Telefonat duschte sie ausgiebig, fühlte sich jetzt deutlich besser und hatte Lust auf frische Luft. Sie beschloss, zum Markt vor der Ludwigskirche zu fahren.

Frisches Gemüse für heute und morgen Abend hatte sie schon gekauft und in ihrem Rucksack verstaut. Gefrühstückt hatte sie noch nicht, und so stellte sie sich am Crêpes-Stand an. Als sie ihre Crêpe in der Hand hatte, drehte sie sich zu einem der Stehtische um. Ein Aufschrei ertönte. Sie hatte mit ihrem Rucksack den Kaffeebecher einer hinter ihr stehenden Frau getroffen. Die hatte jetzt einen großen braunen Fleck auf ihren Jeans, keinen Kaffee mehr in der Hand und blitzende Augen.

»Können Sie nicht aufpassen, so was Blödes!«

Henriette sah, dass außer dem Kaffeefleck auf den Jeans nichts passiert war.

»Entschuldigen Sie bitte. Das tut mir furchtbar leid. Ich habe wohl nicht auf meinen Rucksack geachtet.«

Sie legte ihre Crêpe auf dem Stehtisch ab und fischte ein Papiertaschentuch aus ihrer Hosentasche. Sie wollte sich dem Kaffeefleck nähern, als ihr auffiel, dass sich der Fleck an einer intimen Stelle der Jeans befand, und musste lachen.

»Vielleicht ist es doch besser, wenn Sie das selber machen. Etwas Wasser würde auch nicht schaden.«

Henriette betrachtete ihr Gegenüber jetzt genauer. Sie sah eine sportliche zornig-hübsche Frau, die deutlich jünger war als sie selbst, mit blonden, mittellangen Haaren und immer noch blitzenden Augen.

»Ich würde Sie gerne zu einem frischen Kaffee im ›Fürst Ludwig‹ einladen«, setzte sie fort. »Das ist da drüben.« Sie zeigte an der Ludwigskirche vorbei. »Die Sonne scheint, es ist warm, und nach einer halben Stunde ist Ihre Hose wieder trocken.«

Die Augen der jungen Frau blitzten weiter, aber weniger zornig.

»Das ist ein guter Vorschlag«, antwortete sie. »Wie heißen Sie denn?«

»Henriette.«

»Ich bin Charlotte. Dann gehen wir mal rüber.«

Während Charlotte zuerst die Toilette aufsuchte, setzte sich Henriette an einen freien Tisch in der Sonne. Es fing zwar gerade an, etwas zu warm für Sonnenplätze zu werden, aber sie dachte an Charlottes Hosen. Das war auch ganz richtig so, denn als sie zurückkam, hatte der zuvor eher kleine braune Kaffeefleck einem größeren dunklen Wasserfleck Platz gemacht.

»Wenn wir uns mit Vornamen anreden, duzen wir uns dann auch?«, fragte Henriette.

»Ja, können wir gerne machen.«

»Dann würde ich dir empfehlen, dass du dich, äh, mit der Butterseite in die Sonne setzt und nicht mit dem Rücken.«

»Danke für den Tipp.« Charlotte schmunzelte und setzte sich um. »Und was würdest du mir sonst noch empfehlen?«

»Stell dich nie wieder mit einem Kaffee in der Hand hinter eine Frau mit Rucksack.«

Jetzt mussten beide schallend lachen. Sie bestellten jede einen Cappuccino. Charlotte schaute sich um, korrigierte dann ihre Trockenposition noch einmal und öffnete die Beine, um die Sonne noch besser heranzulassen. Wieder hatte sie diese blitzenden Augen, jetzt aber nicht voller Zorn, sondern wieder schmunzelnd.

»Und was tust du so, wenn du nicht mit üblen Tricks fremde Frauen anmachst?«

»Also erstens fand ich den Trick gar nicht so übel, und zweitens bin ich Journalistin. Und was machst du so, wenn du dir nicht den Kaffee über die Hose schüttest?«

Wieder lachten beide laut auf. Die anderen Gäste schauten herüber, und Charlotte setzte sich wieder ordentlicher hin.

»Ich bin Kinderärztin in Homburg.«

»An der Uniklinik?«

»Ja.«

»Und was machst du dann auf dem Markt vor der Ludwigskirche in Saarbrücken?«

»Ich habe gestern in Saarlouis das Konzert einer Frauen-Jazzband besucht und bin sozusagen auf der Heimfahrt hier vorbeigekommen.«

Henriette horchte auf. Vielleicht irrte sie sich, aber das könnte spannend werden.

»Wie heißt denn diese Frauenband?«

»Bra‘s Band. Du wirst sie nicht kennen. Und bevor du auf dumme Gedanken kommst: Die Bandleaderin heißt Barbara, genannt Bra.«

»Nein, habe ich wirklich noch nicht gehört.«

Henriette spürte jetzt, dass sie wegen ihrer Erkältung noch ziemlich wackelig war. Außerdem hatte sie immer noch nichts gegessen, die Crêpe hatte sie auf dem Stehtisch liegen gelassen. Charlotte sprach weiter über die Band und ihre Musik, plötzlich hielt sie inne und beugte sich besorgt zu Henriette.

»Du siehst gar nicht gut aus, weißt du das? Was ist los?«

Henriette berichtete von ihrer Rest-Erkältung und setzte hinzu:

»Ich würde mich sehr gerne noch länger mit dir über Musik und andere Themen unterhalten, aber ich muss jetzt dringend nach Hause. Würdest du für eine Verlängerung des

Gesprächs eine Einladung zu mir zum Abendessen annehmen?«

Charlotte lachte erst und tat dann überrascht:

»Für die Hosenreinigung hättest du dir ja schon noch etwas einfallen lassen müssen, aber ist ein Abendessen bei dir nicht zu viel des Guten?«

»Finde ich nicht«, gab Henriette zurück und sah Charlotte direkt in die Augen.

Charlotte blickte aufmerksam zurück. So sahen sie sich ein paar Sekunden an.

»Also gut, ich würde gerne kommen, wenn wir einen Termin fänden.«

Henriette berührte vorsichtig Charlottes Hand.

»Das ist sehr schön. Wann würde es denn für dich passen?«

»Bei mir würde nächste Woche eigentlich nur der Mittwoch passen, weil ich am Donnerstag nicht schon um acht, sondern erst um 14 Uhr in der Klinik sein muss.«

Henriette musste nicht nachdenken. Wenn das kein Zeichen war. Am Mittwoch wäre Karl in Bern, und mit Roberta hatte sie sich mittwochs noch nie getroffen.

»Mittwoch fände ich sehr schön. Gibt es etwas, was du nicht essen magst?«

»Rohkost ist nicht so meins. Aber eigentlich bin ich beim Essen pflegeleicht.«

Sie tauschten ihre Handynummern aus, verabredeten, am Dienstagabend zu telefonieren, und verabschiedeten sich trotz Henriettes Erkältung mit Wangenküsschen. Auf dem Weg zum Auto hatte Henriette deshalb ein schlechtes Gewissen, dachte dann aber, dass eine Kinderärztin eigentlich wissen sollte, was sie tat.

Henriette fuhr nach Hause, versorgte das Gemüse im Kühlschrank, machte sich wieder ein Brot und einen Tee und schlief den Rest des Samstags durch. Am Abend trank sie einen weiteren großen Pott Tee, und als sie das nächste Mal aufwachte, war es hell und Sonntag.

— Saarbrücken, Sonntag, 9.9.2018

Als Karl um 15 Uhr kam, hatte Henriette notdürftig aufgeräumt, Überreste von Robertas Besuch lagen jetzt nicht mehr herum. Die Betten wollte sie allerdings erst am Mittwoch neu beziehen, aber das Schlafzimmer sollte ja jetzt eigentlich kein Thema sein.

Sie setzten sich ohne Kuss an den Küchentresen, und Karl packte zwei Stücke Kuchen und zwei Portionen Schlagsahne aus. Für Henriette hatte er ihren Lieblingskäsekuchen mitgebracht, für sich selbst Kirsch-Streusel.

»Wie geht es dir?«, fragte er besorgt.

»Viel besser, danke. Ich habe zwei Tage praktisch durchgeschlafen.«

Sie machte zwei Lungos fertig, legte den Kuchen auf zwei Teller und löffelte die Schlagsahne auf den Kuchen. Den Freitagabend mit Roberta und den Samstagvormittag auf dem Markt samt Charlotte und ihrer Verabredung unterschlug sie.

»Ich könnte das nicht, so lange am Stück schlafen. Aber es ist ja toll, wenn es dir hilft«, antwortete Karl.

Er trank einen Schluck Lungo und gabelte einen Bissen von seinem Kuchen auf.

»Hast du gehört, ob Sybille sich bei der Polizei gemeldet hat?«

»Ja, ich habe mit Roberta telefoniert. Sie war wohl am Freitag da. Mehr weiß ich aber nicht.«

Karl wirkte nachdenklich.

»Eine verzwickte Angelegenheit«, meinte Henriette weiter.

Auch sie aß von ihrem Kuchen, den Lungo hatte sie schon fast ausgetrunken. Der Kaffee schmeckte sehr gut nach dem vielen Tee. Sie berichtete dann von den Rechercheergebnissen ihrer Redaktionskollegen und dass sich Sabine mit ihrem Hacker-Bekannten um die Verbindung von Thomas Pfilzner zu Curasan kümmern würde. Karl äußerte sich besorgt wegen der Illegalität dieses Vorgehens, aber Henriette winkte ab. Da würde schon nichts passieren.

Als der Kuchen aufgegessen war, fragte er, ob es bei ihrer Samstag-Verabredung bleibe.

»Na, das will ich doch hoffen. Du wirst dich wundern, wie fit ich dann wieder bin.«

Karl stand auf und umarmte Henriette trotz aller Vorsicht.

»Dann kann ich mich ja auf Samstag freuen. Ich wünsche dir gute Besserung und eine schöne Zeit.«

»Ich wünsche dir einen erfolgreichen Kongressbesuch, und genieße die Schweiz!«

Sie brachte Karl zur Tür.

»Und vielen Dank für den leckeren Kuchen.«

Kapitel 15

— Paris, Sonntag, 3.9.2003

Chantal hatte Thomas ins »Le Jules Verne« eingeladen. Nachdem sie am Vorabend beide am Kongress-Dinner teilgenommen hatten, wollten sie heute Abend Thomas' Erfolg zu zweit feiern.

Gestern hatte er richtig im Rampenlicht gestanden. Sein Hauptvortrag am Nachmittag war ein voller Erfolg gewesen, und er hatte ihn in vollen Zügen genossen. Nachdem der Beitrag zum »Count«-Projekt im »European Heart Journal« erschienen war, allerdings ohne Sybille als Mitautorin, hatte ihn der Präsident der European Society of Cardiology angerufen und ihn im Namen des Wissenschaftlichen Komitees des Jahreskongresses seiner Vereinigung nach Paris zu einem Hauptvortrag über das Projekt eingeladen.

Während des Vortrages fühlte er sich souverän, auch weil er wusste, dass es keine Diskussion geben würde. Nur der Chairman, der ihn gleichsam wie ein Moderator angekündigt hatte, würde eine oder zwei Fragen stellen. Nicht, dass Thomas Diskussionen fürchtete, aber einem harten kritischen Disput über den mathematischen Hintergrund des modifizierten Weibull-Modells ginge er lieber aus dem Weg, wenn es die Möglichkeit gäbe. In den meisten Fällen stellte der Chairman jedoch allenfalls harmlose Fragen oder solche, deren Antworten er selbst kannte, schließlich wollte sich niemand auf einer derartigen Bühne gerne eine Blöße geben. Und der Chairman war alles andere, nur kein Mathematiker, das wusste Thomas.

Beim Dinner saßen sie beide neben dem Präsidenten der Schweizerischen Gesellschaft für Kardiologie, der Thomas überschwänglich zu diesem großartigen Projekt gratulierte. Er kündigte an, ihn auf der nächsten Jahrestagung für einen Platz im Vorstand der Gesellschaft vorzuschlagen. Seine Vorschläge seien bislang immer angenommen worden. Außerdem fragte er Thomas, ob er sich an der Arbeitsgruppe, die diagnostische und therapeutische Empfehlungen der Gesellschaft erarbeitete, beteiligen wolle. Er könne ihn direkt berufen.

Chantal brauchte ihm nicht ans Schienbein zu treten, damit Thomas sofort zusagte. Das würde Curasan sehr gefallen.

Jetzt saßen sie im zweiten Stock des Eiffelturms an einem Fenstertisch des »Le Jules Verne«. Chantal hatte ihn nicht wegen der Sterneküche hierher eingeladen, sondern wegen der fantastischen Aussicht über die Stadt.

Sie war stolz auf ihn und hatte sich auf dem Kongress in seinem Erfolg gesonnt. Sie stießen mit Champagner an, und Chantal meinte, dass sich spätestens jetzt die Investitionen von Curasan und der Stiftung in seine Person gelohnt hätten. Thomas war zunächst etwas irritiert, aber als sie ihn dann bewundernd anlächelte und ihm mit ihrem Glas zuprostete, vergaß er die fragwürdige Direktheit ihrer Äußerung.

In ihre Suite kamen sie erst ziemlich spät zurück, und wie gestern Abend fiel Chantal förmlich über ihn her. Sie waren schon seit ein paar Tagen hier, und zuerst hatte sie sich in gewissem Maße zurückgehalten. Nach seinem aufsehenerregenden Vortrag und dem Dinner-Abend verhielt sie sich dagegen so, als hätte sie ein Aufputschmittel genommen.

Thomas war noch wach, als Chantal schon eingeschlafen war. Sie war sehr heftig mit ihm zugange gewesen, und er hatte es genossen. Seine passive Rolle in diesem Spiel hatte er schon lange akzeptiert. Jetzt dachte er, dass so ein Erfolg anscheinend mehrere positive Effekte hatte.

Auf dem Weg in den Schlaf driftete er noch einmal zum Beitrag im »European Heart Journal« ab, der ihm anscheinend einige Türen geöffnet hatte. Ohne Sybille, das war ihm klar, wäre der Beitrag so nicht zustande gekommen. Nicht, dass er wirklich ein schlechtes Gewissen hatte, aber zufriedenstellend war die Geschichte auch nicht gelaufen. Zuerst hatte er Sybille gegenüber das Manuskript einfach nicht mehr erwähnt. Bei ihrer ersten Nachfrage, die dann irgendwann trotzdem gekommen war, hatte er sie mit der Mitteilung vertröstet, der Beitrag sei noch im Reviewverfahren, obwohl er längst schon akzeptiert worden war. Später hatte er ihr dann erklärt, dass der Chefredakteur der Zeitschrift eine Nicht-Medizinerin, die darüber hinaus auch in ihrem Spezialfach nicht promoviert war, schlichtweg als Mitautorin abgelehnt habe. Sie hätten keine Chance gehabt.

Sybille war zwar enttäuscht, hatte sich aber gut im Griff und äußerte keine ernsthaften Klagen. Danach hatten sie nicht mehr darüber gesprochen.

— Sagogn, Freitag, 6.2.2004

Es war einige Monate später, und Thomas war am Abend in Sagogn angekommen. Er wollte eine Woche bleiben, dann würde das Frühjahrssemester anfangen. Inzwischen empfand er dieses Chalet als sein wirkliches Zuhause, das er leider nur selten nutzen konnte. Die Finanzierung hatte letztlich geklappt, und mit der Abzahlung gab es keinerlei Probleme. Im Gegenteil, er war froh, eine Möglichkeit zur Zwischentilgung vereinbart zu haben, so dass er den Kredit wahrscheinlich früher als ursprünglich gedacht zurückzahlen konnte.

Er stellte sein Auto in die Garage, nahm seine kleine Reisetasche, in die auch sein Notebook und ein paar schriftliche Unterlagen passten, ging zwei Treppen zu seinem Appartement hoch und roch den Duft des Arvenholzes. Er war da.

Chantal gegenüber hatte er das Chalet nie erwähnt. Wenn sie fragte, wo er sich aufhalte, wenn er nicht in Zürich war, und er nicht vorgeben konnte, auf beruflich bedingten Reisen zu sein, erklärte er seine Abwesenheit mit dringenden Angelegenheiten, die er in Deutschland erledigen müsse.

Sybille hatte er auch nichts erzählt.

Inzwischen war das Appartement vollständig nach seinen Bedürfnissen eingerichtet. Auch das Gästezimmer hatte er mit einem Bett, einem Schrank und einem kleinen Schreibplatz am Fenster ausgestattet, ohne zu wissen, wer hier je Gast sein sollte. In seinem Kleiderschrank hatte er genügend Sommer- und Winterbekleidung, und der Schuhschrank im Flur war auch gut bestückt. Er konnte also jederzeit ohne viel Gepäck anreisen. Das Immobilienbüro hatte ihm eine Haushaltskraft vermittelt, die nach Absprache putzte, die Heizung bediente und den Kühlschrank auffüllte, bevor er kam. Holz für zwei Wochen hatte er ständig auf dem Balkon vorrätig, das Auffüllen besorgte er selbst.

Wie immer, wenn er abends eintraf, ging er die 500 Meter ins »Ustria Sil Plaz« zum Essen und wurde mit »Gueten Abig, Herr Professor« begrüßt. Es behagte ihm, mit seinem Titel angeredet zu werden, obwohl er hier nie etwas über sich selbst verbreitet hatte. Wahrscheinlich hatte jemand über die Immobilienfirma erfahren, dass er Professor war, und dann hatte es sich herumgesprochen. Mehr wusste aber anscheinend niemand.

Die letzten Monate waren anstrengend gewesen. Seine internationale Vortragstätigkeit nahm weiter zu, und er war sehr viel unterwegs. Auch seine Aufgaben in der Schweizerischen Gesellschaft für Kardiologie kosteten zusätzliche Zeit.

Er hatte die Daten einer aktuellen Untersuchung dabei. Große Probleme erwartete er nicht, eine erste Ergebnisübersicht war durchaus zufriedenstellend. Es würde also bei ein paar statistischen Aufhübschungen bleiben können. Eine weitere Datenkorrektur wollte er sich auch ersparen, obwohl beim letzten Mal alles gut gegangen war. Es hatte keinerlei Nachfragen aus seinem universitären Umfeld gegeben, und die Untersuchungsergebnisse waren inzwischen in einem angesehenen Journal publiziert worden.

Zusätzlich zu den Schweizern war er jetzt von der Deutschen Vereinigung für Kardiologie angefragt worden, an deren Leitlinien mitzuarbeiten. Es war wieder das »Count«-Projekt, das ihm auch diese Tür geöffnet hatte. Außerdem sollte er auf ihrer 70. Jahrestagung in Düsseldorf den Einführungsvortrag zu ebendiesem Thema halten. Beides hatte er zugesagt, obwohl er eigentlich auf den Vortrag keine große Lust hatte. Wie oft sollte er denn noch das Gleiche erzählen? Aber andererseits gab es auf den nationalen Kongressen immer viele Teilnehmer, die nicht international unterwegs waren und seinen Vortrag deshalb noch nicht kannten.

Thomas hatte also auch diese Woche in Sagogn einiges zu tun. Er arbeitete vormittags an seinem großen Arvenholztisch und ging nachmittags in die Loipe zwischen Sagogn und Schluein. Alternativ fuhr er mit dem Auto hoch nach Obersaxen, wo es eine längere und anspruchsvollere Loipe gab. Zum Abendessen ging er ins »Sil Plaz« oder in die »Stiva Grischuna«. Später setzte er sich ans Kaminfeuer und arbeitete weiter, bis er müde war.

— Zürich, Mittwoch, 21.4.2004

Wieder einige Monate später hatte es vorübergehend Aufregung gegeben, als fast gleichzeitig Anfragen von zwei großen Pharmakonzernen bei Thomas eintrafen. Sie boten ihm großzügig dotierte und nach oben verhandelbare Beraterverträge an. Er hatte kurz nachgedacht und dann mit dem CEO von Curasan über die Angebote gesprochen, obwohl seine Verträge mit Curasan nicht exklusiv waren, er also eigentlich frei war. Der CEO bedankte sich für die Offenheit und erbat sich Bedenkzeit.

Mit Chantal sprach Thomas nicht über die Angebote. Er wollte wohl das störende Gefühl der Abhängigkeit von ihr, das ihn ab und zu überkam, vermeiden. Dabei irritierte ihn ihre sexuelle Dominanz keineswegs, hier hatte er ihre Rolle gerne akzeptiert. Es war vielmehr ihre zentrale Position zwischen der Uni, Curasan und ihrer Stiftung, die ihn manchmal beunruhigte.

Es überraschte ihn dann aber nicht sehr, als Chantal ihm zwei Tage später einen neuen Vertragsentwurf von Curasan präsentierte.

Sie verlegte die Übergabe des Angebots an den Beginn des erotischen Teils ihrer Abendeinladung. Wie üblich hatten sie gemeinsam gegessen, Chantal hatte die Bediensteten für den weiteren Abend entlassen und Thomas dann die Treppe hinauf in ihr Schlafzimmer geleitet, obwohl er den Weg inzwischen ausreichend kannte. Sie waren dabei, sich auszuziehen, Chantal hatte nur noch ihren Slip an, da zeigte sie auf einen kleinen Beistelltisch.

»Übrigens, ich habe da etwas für dich.«

Thomas wandte sich um und sah einige Papiere auf dem Tisch. Er zog sich weiter aus.

»Was ist das?«

»Das musst du dir schon selbst ansehen.«

»Ich glaube, ich habe da gerade andere Prioritäten beim Ansehen.«

Sie kam zu ihm und ging auf die Knie.

»Du solltest trotzdem mal nachsehen.«

Chantals Aktivitäten ließen Thomas aufstöhnen, trotzdem nahm er die Papiere und überflog sie schnell. Er bekam weiche Knie, und dazu trug auch der Inhalt der Papiere bei. Er hatte einen neuen Vertrag mit Curasan in der Hand, der Exklusivität bei deutlich erhöhten Bezügen vorsah. Er ließ die Papiere fallen und sich selbst auch.

Als sie später mit einem Whisky vor dem Kamin saßen, erklärte Chantal ihm, dass der Curasan-CEO mit ihr über das Problem der Fremdfirmen gesprochen habe. Sie seien sich einig gewesen, dass Thomas' Aktivitäten für Curasan eine sehr positive Tendenz aufwiesen. Das bedeute, die Beziehung zu ihm in Zukunft lieber exklusiv gestalten zu wollen. Das müsse selbstverständlich finanziell kompensiert werden.

»Was meinst du dazu?«, fragte sie ihn.

»Das sieht interessant aus. Es wundert mich nur, dass das Angebot über dich kommt.«

»Das hat zwei Gründe. Der CEO bespricht Angelegenheiten, die dich betreffen, sowieso mit mir, weil die Stiftung in das Gesamtpaket stark involviert ist, wie du weißt. Außerdem würde die Stiftung deine Bezüge um das gleiche Maß aufstocken, das Curasan übernähme, so dass der neue Betrag insgesamt mehr als das Doppelte des alten Betrages ausmachen würde.«

»Okay, ich verstehe. Das hört sich nach einem Angebot an, das ich kaum abschlagen kann.«

»Das sehe ich auch so. Allerdings gibt es über die zweite Teilsumme keinen Vertrag. Es wird unregelmäßig von der Stiftung verschiedene Beträge für Dienstleistungen geben, die du der Stiftung gegenüber erbringst und die in der jährlichen Summe dem vereinbarten Betrag entsprechen.«

Thomas lehnte sich zurück und nippte an seinem Whisky. Da saß diese Frau, die er eben noch schwitzend im Arm gehabt hatte und die immer noch sehr leicht bekleidet war, jetzt als sehr handfeste Geschäftsfrau vor ihm. Er genoss die Diskrepanz.

»Was sollen denn das für Dienstleistungen sein?«, fragte er und grinste hintergründig.

Chantal ging auf die Doppeldeutigkeit seiner Frage nicht ein.

»Dazu gehört auch, dass du Gutachten und Expertisen für Curasan nicht mehr extra vergütet bekommst. Das würde jetzt zum Gesamtpaket gehören, verstehst du?«

Er schaute nachdenklich ins Feuer.

»Ja, ich glaube, dass ich es verstehe. Gutachten erstelle ich dann für die Stiftung, die das Geld dafür aber von Curasan bekommt. Aber warum macht ihr es so kompliziert?«

»Weil der Gesamtbetrag, um den es für dich geht, so hoch ist, dass jede Transparenz-Anfrage Probleme nach sich ziehen würde. Es geht also auch um deine Reputation.«

»Okay. Dann unterschreibe ich den Curasan-Vertrag, und die Vereinbarung mit der Stiftung ist eine Handschlag-Geschichte mit dir, oder?«

»Etwas mehr als ein Handschlag sollte schon drin sein.«

Chantal stand auf, beugte sich über Thomas und küsste ihn ungestüm. Dann biss sie ihm heftig in die Unterlippe. Er genoss den Schmerz, wunderte sich über sich selbst und biss zurück. Der Tisch bekam einen Schlag von einem Bein, ein Whiskyglas fiel zu Boden und zerbrach. Es kümmerte sie nicht.

Kapitel 16

— Saarbrücken, Montag, 10.9.2018

Henriette hatte in der Nacht ausgezeichnet geschlafen, fühlte sich am Morgen frisch und ausgeruht und war um neun Uhr in der Reaktion. Sabine hatte leider noch keine Neuigkeiten, deshalb diskutierte sie mit Stefan ausführlich den Einstieg in die LSVS-Recherche. Zwischendurch sprach sie Roberta auf die Mobilbox, dass sie sich normal zum Training treffen könnten.

Dann entschied sie, dass es Zeit sei, mit dem Leitlinien-Manuskript zu beginnen. Material hatte sie genug. Als Einstieg wählte sie ein »Dr.-Verstegen-Szenario«, wie sie es nannte, also die Situation eines Mediziners, der sich an Leitlinien gebunden fühlt und sich womöglich therapeutisch nicht frei entscheiden kann. Den Namen verwendete sie natürlich nicht. Sie kam gut voran.

Beim Training trat Henriette etwas kürzer. Sie fühlte sich zwar halbwegs fit, aber der Abend sollte ja noch etwas länger dauern, und sie wollte nicht übertreiben. Statt drei Serien pro Übung machte sie nur eine und assistierte ansonsten Roberta. Dafür war sie unter der Dusche aktiver und schäumte Roberta von Kopf bis Fuß mit Haarwaschmittel ein. Beide amüsierten sich köstlich, fingen sich jedoch den erstaunten Blick einer anderen anwesenden Dame ein, die sich dann aber anstecken ließ und mitlachte.

Roberta brauchte für ihre Haare ziemlich lange. Als sie mit ihrer Frisur zufrieden war, drehte sie sich vor Henriette und zeigte ihre Locken. Sie waren jetzt allein.

»Das Warten hat sich doch gelohnt, oder?«

»Du siehst fantastisch aus, aber lange wirst du von der Pracht nichts haben, das kann ich dir versprechen. Wenn wir bei dir zu Hause sind…«

Sie redete nicht weiter, weil zwei andere Damen den Umkleideraum betraten.

Obwohl sie einiges zu besprechen hatten, was nicht für fremde Ohren geeignet war, trafen sie sich zum Essen erst einmal in der »Tomate 2«. Roberta wollte nicht schon wieder kochen, wie sie sagte, und dann müssten sie eben etwas vorsichtiger reden.

Sie hatten Glück. Der Ecktisch direkt links hinter dem Eingang war frei, so dass sie relativ ungestört saßen. Sie bestellten zwei Flammkuchen und eine große Flasche Mineralwasser zu den zwei Gläsern Sauvignon blanc.

Henriette hielt es jetzt nicht mehr aus.

»Nun erzähl schon. Was hat Sybille gesagt?«

»Eine Menge. Wir haben jetzt ein ganz gutes Bild von diesem Dr. Pfilzner. Er war erfolgreicher Professor in Homburg, ab 2002 in Zürich. 1998 startete seine Zusammenarbeit mit Curasan, seitdem ging es finanziell immer weiter bergauf. Er muss richtig viel Geld gescheffelt haben, wie es aussieht, aber leider haben wir noch keinen Zugang zu seinen Konten. Hast du da schon etwas erreicht?«

»Nein, wir sind auch noch nicht so weit.«

»Na, jedenfalls ist da das Appartement in Sagogn, und in Homburg hat er Sybille bei der Scheidung 2009 ein Haus vermacht. Zusammen ist das eine runde Million.«

»Und in Zürich? Hatte er da auch ein Haus? Das ist ja nicht gerade als preiswertes Pflaster bekannt.«

»Gute Frage, aber die Antwort ist noch nicht klar. Sybille weiß von seinem Züricher Leben kaum etwas. Er wohnte wohl in dem Haus einer Stiftung, jedenfalls hat uns das jemand vom Rechtsdienst der Uni-Verwaltung berichtet, und es ist die Adresse, an der sie ihn anfangs ab und zu besucht hatte. Offiziell gemeldet war er dort aber nicht, seit 2009 war sein offizieller Wohnsitz Sagogn, vorher Homburg.«

Die Flammkuchen kamen, und beide hatten ziemlichen Hunger, wie sie jetzt feststellten. Nach den ersten Bissen sprach Roberta mit halb vollem Mund weiter, was eigentlich überhaupt nicht ihre Art war.

»Aber der Knaller ist, dass er vor Kurzem ohne Fortzahlung seiner Bezüge suspendiert wurde.«

Henriette verschluckte sich und musste husten. Als sie sich wieder beruhigt hatte, brachte sie nur hervor: »Sag das noch mal.«

»Sie haben ihn rausgeschmissen, könnte man sagen.«

»Weißt du, warum?«

»Es hat wohl mit Unregelmäßigkeiten bei seiner Habilitation zu tun. Jedenfalls hat sich der Herr vom Rechtsdienst so ausgedrückt. Mehr wollte er am Telefon nicht sagen. Schäfer wird morgen nach Zürich fahren, um mit den Schweizer Kollegen zusammen mehr zu erfahren.«

Henriette nahm das letzte Stück Flammkuchen in die Hand.

»Könnte das ein Selbstmordmotiv sein?«

»Ich denke schon. Da könnte eine ganze Welt zusammengebrochen sein. Und es kommt noch dicker. Bei Curasan wurde uns berichtet, dass sie alle Geschäftsbeziehungen zu Dr. Pfilzner abgebrochen haben. Mehr wollten sie uns so nicht sagen. Schäfer wird auch an Curasan herantreten und außerdem mit den Schweizer Kollegen das Haus in Sagogn nach Informationen zu seinen Konten und einem möglichen Abschiedsbrief durchsuchen. Auf die Schnelle haben die Kollegen vor Ort bislang nichts gefunden.«

Roberta widmete sich dem Rest ihres Flammkuchens. Nachdenklich meinte Henriette:

»Für mich sieht es so aus, als wenn sich innerhalb kürzester Zeit alles gegen Dr. Pfilzner gewendet hat. Da erscheint ein Selbstmord doch nicht mehr so unwahrscheinlich, was meinst du?«

»Warten wir erst mal Schäfers Ergebnisse ab. Wenn Pfilzner pleite war oder wenn wir einen Abschiedsbrief finden, weist das allerdings auf Selbstmord hin. Vor allem aber haben wir bislang keinerlei handfesten Hinweis auf mögliches Fremdeinwirken.«

Beide schwiegen eine Weile und stellten dann fest, dass es jetzt Zeit wäre, endlich zu Roberta zu fahren. Es könne ja nicht immer nur um tote Männer gehen.

Zwei kurze Sweatshirts lagen auf den Sesseln bereit, und beide machten sich ohne Umschweife an ihr Entkleidungsritual. Roberta verschwand in der Küche und holte zwei Gläser und eine Flasche Sauvignon blanc mit einem Weinkühler. Entgegen den letzten Worten in der »Tomate 2« setzte sie ihre Darstellung nahtlos fort.

»Sybille hat berichtet, dass sie sich von ihrem Gatten hat scheiden lassen, weil er sie vergewaltigt hat.«

»Ach du lieber Gott, wie furchtbar. Da kann ich verstehen, dass sie auf Männer keine Lust mehr hatte.«

»Ja, bis dein Karl kam.« Roberta blickte Henriette zuerst vorgespielt böse an und lachte dann. »Wie das Leben so spielt. Aber Karl ist ja wirklich ein Netter.«

»Wie soll ich das jetzt verstehen?« Jetzt tat auch Henriette zornig. »Bist du etwa auch schon so weit, ihm zu verfallen?«

Dann lachte sie auch und stand auf. Sie zog Roberta hoch, küsste sie und bugsierte sie ins Schlafzimmer.

»Ich werde alles tun, damit du nicht auf dumme Gedanken kommst.«

Als sie später mit zwei aufgefüllten Gläsern zusammen in einem Sessel kuschelten, fragte Henriette vorsichtig:

»Wie willst du denn jetzt weiter mit Sybille umgehen?«

Roberta streichelte Henriette gedankenverloren den Hals.

»Ich weiß es noch nicht. Für die nächste Zeit wäre es sowieso riskant, wenn wir uns sehen würden. Solange der Fall köchelt, will ich keine schlafenden Hunde wecken. Ich hätte meine Beziehung zu einer wichtigen Zeugin melden müssen, habe es aber nicht getan.«

»Tja, das Outing-Problem. Ich verstehe dich, das weißt du ja. Vielleicht müssen wir mal darüber nachdenken, ob wir uns nicht offensiver verhalten wollen, aber nicht jetzt. Weiß denn Sybille von deiner Abstinenz-Strategie?«

»Nein, nicht ausdrücklich, ich will sie auch nicht anrufen. Aber eigentlich könnte sie es sich denken.«

»Ich könnte Karl bitten …«

»Nein, bitte nicht schon wieder. Ich möchte Karl nicht als Dauervermittler zwischen Sybille und mir haben.«

Sie wurden müde, die Flasche Sauvignon war noch nicht völlig geleert, und gingen ins Bett. Eine ganze Weile lagen sie umschlungen und sprachen über Sybilles Vergewaltigung, die sie ziemlich beschäftigte, wie sie feststellten. Sie entwickelten im Laufe der Zeit immer erbarmungslosere Fantasien, was sie mit einem Mann tun würden, der versuchte, sie zu vergewaltigen.

— Saarbrücken, Montag, 10.9.2018

Seit seinem Anruf am Mittwoch hatte Karl nichts mehr von Sybille gehört. Er war gespannt, ob sie inzwischen bei der Polizei gewesen war und was sie berichten würde.

Daneben, das musste er sich gestehen, fühlte er sich ziemlich beschwingt, wenn er an den heutigen Abend und die folgenden Tage mit Sybille dachte. Ein wenig hatte er ein schlechtes Gewissen, wenn er daran dachte, dass Henriette diese Woche mit den Folgen ihrer Erkältung und deshalb zwangsläufig enthaltsam leben musste, aber es hielt sich in Grenzen.

Am Vormittag hatte er einen Termin mit dem Dekan gehabt. Es war um die Kommission zur Nachwuchsförderung gegangen, die Karl jahrelang geleitet hatte. Vor zwei Jahren hatte er diesen Job und auch seinen Platz in der Kommission abgegeben, weil ein jüngerer Kollege mit den Hufen scharrte und Karl ihm Platz machen wollte. Sein Nachfolger war kürzlich ernsthaft erkrankt und würde die Aufgabe in der nächsten Zeit nicht wahrnehmen können. Also hatte der Dekan das Gespräch gesucht, um Karl zur zeitweiligen Rückkehr in die Kommission zu bewegen.

Er war nicht begeistert, aber was sollte er machen. Er bat den Dekan allerdings, die nächste Sitzung, die schon für Mittwoch vorgesehen war, wegen seiner Kongressreise zu verschieben. Erleichtert über Karls Zusage versprach der Dekan, die Sitzung eine Woche nach hinten zu verlegen.

Für das Essen heute Abend hatte Karl zwei Entrecôtes, Salat, Käse und Brot besorgt. Kurz dachte er an das Essen mit Henriette in der Bretagne. Der Beweggrund für die Speisenwahl war der gleiche, es sollte flott gehen. Dann war er wieder im Hier und Jetzt. Er musste zugeben, dass das Essen für ihn heute nicht so sehr im Vordergrund stand. In Erinnerung an Salon hatte er aber reichlich Rosé und zusätzlich eine Flasche Crémant kaltgestellt.

Sybille trat ein und küsste ihn zuerst vorsichtig, dann immer stürmischer. Sie zeigte keinerlei Zurückhaltung, hatte sich im Nu ausgezogen und zog Karl entschieden zur Couch. Ihre Aktivitäten kamen Karl entgegen, und so ließ er sie sehr gerne machen, wie beide es ausdrückten, wenn sie den aktiveren Part hatte.

Sie gab keine Ruhe, wirkte dabei aber nicht angespannt, eher positiv aufgedreht. Karl staunte über ihre Energie und ihre beinahe schon turnerischen Fertigkeiten. Manchmal glaubte er seine Grenzen zu spüren, aber er genoss Sybilles kompromisslose Direktheit.

Als sie nachher mit zwei Gläsern Crémant am Tresen standen, war es dunkel, und besonders Karl hatte weiche Knie. Sie stießen auf den bemerkenswerten Einstieg in ihre dreitägige Auszeit an.

»Dass du ziemlich fit bist«, meinte Karl nach dem ersten großen Schluck, »war mir ja schon vorher klar, aber heute … hoppala.«

»Ich hoffe, dass ich dich nicht überfordert habe.«

»Aktuell geht es mir ausgezeichnet, und eventuelle Spätfolgen werden wir feststellen. Aber ich bin da optimistisch. Kommt das nur vom Golfspielen?«

Sybille lachte. »Nein, sicher nicht. Seit einigen Jahren mache ich regelmäßig Jiu Jitsu.«

Jetzt lachte Karl laut auf. »Na, dann wird mir einiges klar.«

Beim Essen erzählte Sybille, dass sie sich erfolgreich für den Berner Kongress angemeldet habe. Sie sei noch nicht sicher, ob sie sich den Statistik-Arbeitskreis antun wolle, aber für diesen Kurzurlaub mit Karl würde sie auch das tun.

Karl erzählte von seinem Golfeinstieg mit Henriette und ihrer geplanten Platzreife-Reise. Eigentlich sei ja Sybille der Ursprung des Golfens in ihrem komplizierten Beziehungssystem. Sie müssten dann später auch unbedingt öfter zusammen spielen.

Sybille stimmte lachend zu und meinte, das Schöne daran sei, dass sie ihn damit wenigstens indirekt auch zu etwas angefixt habe.

Karl blickte sie verständnislos an.

»Komm, ich zeig's dir noch mal.« Sie stand auf und wollte Karl wieder zur Couch ziehen.

Jetzt verstand er, entzog sich lachend und küsste sie.

»Nun wollen wir mal nicht übertreiben. Wir haben noch ein paar Tage.«

Als der Käse auf dem Tisch stand und die Gläser mit dem Rosé, bei dem sie inzwischen gelandet waren, wieder gefüllt waren, fragte Karl, ob sie inzwischen der Polizei einen Besuch abgestattet hätte.

»Ja, am Freitag«, antwortete Sybille. »Sie wollten alles über Thomas und besonders über seine Finanzen wissen, aber ich habe ihnen klargemacht, dass ich da nicht viel helfen kann. Das Gespräch hat nicht besonders lange gedauert.«

»Hast du denn eine Idee, wie die Polizei über den Fall denkt?«

»Ich nehme an, dass sie jetzt mit meinen Informationen in der Schweiz nach einem Selbstmordmotiv suchen. Aber gesagt haben mir die beiden Kommissare nichts, die haben nur gefragt.«

»Das bedeutet aber, dass du jetzt draußen bist, oder rechnest du mit weiteren Gesprächen?«

»Gesagt haben sie mir nur, ich sei eine wichtige Zeugin. Aber es gab keine konkrete Aufforderung, mich zur Verfügung zu halten. Wofür auch, ich habe ihnen alles gesagt, was ich weiß.«

»Na, dann ist es ja gut. Hoffentlich gibt es keine weiteren Fragen mehr an dich, damit du deine Ruhe mit dem Thema hast.«

»Ja, das hoffe ich auch. Schauen wir lieber mal nach vorne: Wann wollen wir morgen eigentlich losfahren?«

»Du hast recht. Lass mich mal rechnen. Um 13 Uhr startet der Kongress mit den Eröffnungsreden, wir sollten eine halbe Stunde früher bei der Anmeldung sein und brauchen ungefähr dreieinhalb Stunden bis Bern. Wenn wir um zehn Uhr losfahren, kriegen wir wahrscheinlich den Präsidenten der Uni Bern nicht mehr mit, aber für den Beginn des ersten Hauptvortrages sollte es noch reichen.«

»Deine Rechenleistung ist immer wieder beeindruckend. Wollen wir uns jetzt mal die Treppe hoch ins Schlafzimmer bewegen, damit wir morgen den Vorträgen folgen können?«

Karl stimmte zu, und nach einem kurzen erotischen Intermezzo waren sie bald eingeschlafen.

— Saarbrücken, Dienstag, 11.9.2018

Um acht Uhr klingelte Robertas Wecker, weil sie um neun im Präsidium sein wollte. Henriette hielt sie noch zehn Minuten zum Kuscheln im Bett, dann gingen beide duschen und tranken zwei große Tassen Kaffee. Sie verabredeten sich für nächste Woche, wollten sich aber sofort über ihre Privathandys anrufen, wenn es etwas Neues zu Pfilzners Finanzen gab.

Henriette fuhr kurz zu Hause vorbei, zog sich gegen die Morgenkühle etwas wärmer an und fuhr dann in die Redaktion. Auf dem Gang traf sie Sabine, die ihr freudig entgegentrat.

»Guten Morgen, Henriette. Übrigens, mein Bekannter war erfolgreich.«

»Guten Morgen, Sabine, dann komm doch mit zu mir, wenn du Zeit hast.«

»Gib mir fünf Minuten, ich bin gleich da.«

In Henriettes Büro berichtete Sabine, dass ihr Bekannter ins nach seiner Ansicht schlecht gesicherte Züricher Uni-Netz gekommen sei und die Unterlagen von Dr. Pfilzners Projekten eingesehen habe. Darunter seien Abrechnungen über Curasan-Projekte der letzten 16 Jahre. Die habe er runtergeladen. Sie legte eine Mappe auf Henriettes Schreibtisch und grinste sie zufrieden an.

»Hier sind die Unterlagen. Ich habe sie seit gestern Abend und bin sie schon einmal durchgegangen.«

»Das ist ja toll. Und was hast du gefunden?«

»Es handelt sich größtenteils um Forschungsprojekte, es gibt aber bis 2004 auch Aufträge zur Erstellung von Gutachten oder Expertisen zu bestimmten Forschungsthemen. Das Gesamtvolumen beläuft sich auf knappe fünf Millionen Schweizer Franken. Auffällig fand ich, dass bei fast jedem Projekt hohe Beträge für die Projektleitung abgerechnet wurden, die alle auf dasselbe Konto überwiesen wurden.«

»Und wem gehört dieses Konto?«

»Wir nehmen an, Professor Pfilzner, wissen es aber noch nicht genau. Mein Bekannter versucht, es herauszubekommen.«

»Sehr gut, Sabine, bleibt dran. Wo finde ich in den Unterlagen die Kontonummer, von der ihr vermutet, dass sie zu Pfilzner gehört?«

»Ich habe sie jeweils grün markiert. Du wirst sehen, es ist immer dieselbe, wenn es um ›Projektleitung‹ geht.«

Henriette bedankte sich noch einmal bei Sabine und forderte sie auf, sie direkt über ihr Handy zu informieren, wenn ihr Bekannter Neuigkeiten hätte. Sabine hatte nur die Nummer ihres Diensthandys, und das war in diesem Fall auch richtig so.

Darauf versuchte sie Roberta wie verabredet über ihr Privathandy anzurufen. Roberta war nach dem vierten Klingeln dran.

»Hallo, Henriette, eine Sekunde bitte.«

Henriette hörte ein Murmeln im Hintergrund, dann war Roberta wieder dran.

»So, jetzt geht es. Ich musste erst noch eine Kollegin auf später vertrösten. Wolltest du nur schon wieder meine Stimme hören, oder gibt es was Neues?«

»Beides, liebe Roberta«, gurrte Henriette.

»Pass auf«, setzte sie dann mit normaler Stimme fort, »wir haben Uni-Unterlagen über die fraglichen Projektfinanzen der letzten 16 Jahre. Es geht insgesamt um fast fünf Millionen Schweizer Franken, und wir vermuten, dass davon größere Beträge auf Pfilzners Konto geflossen sind, müssen das aber noch checken.«

»Interessant! Das hört sich eher nicht nach einer professoralen Pleite an. Bei uns gibt es noch keine neuen Nachrichten, Schäfer ist wahrscheinlich noch unterwegs, aber ich melde mich dann auch sofort. Vielen Dank erst mal und eine Umarmung.«

»Zurückumarmt«, beendete Henriette das Gespräch.

Sie bereitete sich einen Lungo zu, setzte sich dann an ihr Leitlinien-Manuskript und überarbeitete den Einstiegstext von gestern gründlich. Als sie zufrieden war, holte sie sich beim Bäcker um die Ecke ein Croissant und machte sich einen weiteren Lungo. Sie nahm beide Handys mit, aber es kam kein Anruf.

Nach der kurzen Pause setzte sie ihre Arbeit mit den Blutdruck-Leitlinien fort. Sie fing an, die Veränderungen des Blutdruck-Zielwerts in den letzten Jahrzehnten mit ihren Auswirkungen auf die Anzahl der zu therapierenden Patienten und den Umsatz der Medikamente zu recherchieren. Es ließ sich gut an, aber mehr als einen Überblick schaffte sie jetzt nicht.

Als sie gerade aufhören wollte, entdeckte sie einen aktuellen Beitrag über die Absenkung des systolischen Bluthochdruck-Grenzwerts auf 130 mmHg in den USA. Dies führte dazu, dass ab sofort jeder zweite US-Bürger ein Bluthochdruckpatient war, und entsprach einer spontanen Steigerung um mehr als 30 Millionen Patienten. Auch wenn nicht alle medikamentös behandelt würden, stellte dies eine maßlose Ausweitung des Patientenpools dar.

Die Umsätze mit blutdrucksenkenden Medikamenten würden zusätzlich dadurch befeuert, dass alte Blutdruckpatienten ihre Dosis erhöhen und zusätzliche Medikamente einnehmen müssten, um die neuen Zielwerte zu erreichen. Zuerst lachte Henriette laut auf. Dann musste sie sich leicht schütteln.

Sie konnte es zunächst schwerlich glauben, fand dann aber die Originalangaben des American College of Cardiology und der American Heart Association in einem Kardiologie-Journal. Tatsächlich wurden hier als neue Werte ein normaler systolischer Blutdruck mit kleiner als 120 und ein erhöhter systolischer Blutdruck mit 120–129 mmHg angegeben. Bei 130–139 mmHG sollte danach Bluthochdruck mit Stadium 1 vorliegen, bei mehr als 139 mmHg Stadium 2.

Immer noch aufgewühlt sicherte Henriette ihr Manuskript und die aktuellen Rechercheergebnisse, sah auf die Uhr ihres Notebooks und klappte es zu. Es war schon spät, und sie wollte noch in ihrem türkischen Lebensmittelladen einkaufen.

Sie war gerade an der Kasse, als eines ihrer Handys in ihrer Handtasche klingelte. Sie versuchte, ruhig zu bleiben, bezahlte, und als sie draußen war, hörte das Klingeln auf. Wie immer, dachte sie.

Es war Roberta gewesen, und sie rief sofort zurück.

»Hallo, Roberta, ich musste gerade mein Gemüse für heute Abend bezahlen. Was gibt's?«

Dass es eine sehr große Portion Gemüse war, dass der größere Teil für das morgige Abendessen mit Charlotte gedacht war und dass sie auch noch zwei Scheiben Kalbsfilet und einen Salat für morgen in der Tasche hatte, behielt sie für sich.

»Schäfer hat gerade angerufen. Er war mit den Schweizer Kollegen an der Uni Zürich.«

»Und, was hat er berichtet?«

»Zuerst einmal hat er das Gleiche über Pfilzners Uni-Konto herausgefunden, was deine Recherchen gezeigt haben.«

Sie hüstelte nachdrücklich.

»Und dann hat er bestätigt, dass sie Pfilzner suspendiert haben, weil er bei seiner Habilitation betrogen hat.«

»Und wie sind sie darauf gekommen? Das muss ja schon eine Ewigkeit her sein.«

»Die Habilitation lief 1993 an der Charité in Berlin. Jetzt wollte er sich anscheinend noch mal verändern, jedenfalls hat er sich vor Kurzem genau dort beworben. Daraufhin haben die Berliner seine Habilitationsschrift, wie es heute routinemäßig üblich ist, einer Plagiatsprüfung unterzogen. Dabei sind substanzielle Übereinstimmungen mit zwei Dissertationen aus demselben Umfeld und demselben Jahr gefunden worden.«

»Aber das war doch vor 25 Jahren. Ist das nicht längst verjährt?«

»Gute Frage, aber in diesem Fall nicht. Fakultäten gehen unterschiedlich mit möglichen Verjährungen um, und dann müssen noch die verschiedenen Qualifikationsgrade unterschieden werden. Bei Diplomarbeiten gelten in bestimmten Fällen fünf Jahre. Pfilzner wurde jedenfalls die Habilitation entzogen.«

»Und dann haben die Züricher ihn sofort suspendiert?«

»Ja, am 1. August, eine Woche nachdem sie die Information der Charité hatten, das ging richtig schnell.«

Beide schwiegen für einen Moment. Dann sagte Henriette langsam:

»So etwas kann einem schon den Boden unter den Füßen wegziehen.«

»Ja, das glaube ich auch. Es würde schon zu einem Selbstmord passen. Mit deinen Leitlinien hat es wohl nichts zu tun, von Unregelmäßigkeiten bei den Forschungsfinanzen war jedenfalls nicht die Rede, aber ich dachte, es würde dich interessieren.«

»Tut es ganz bestimmt. Vielen Dank und bis bald. Es ist immer wieder schön, deine Stimme zu hören.«

Roberta lachte und legte auf.

Zu Hause rief Henriette zuerst Charlotte an. Sie war direkt am Telefon und bestätigte das Treffen am morgigen Abend. Sie freue sich schon sehr.

Charlotte wollte mit dem Auto kommen, also erklärte Henriette ihr den Zugang zu ihrem Besucherparkplatz in der Tiefgarage und wie sie mit dem Fahrstuhl bis vor ihre Tür kame.

Anschließend bezog Henriette endlich die Betten frisch. Einerseits wollte sie damit endgültig die Erinnerung an ihre Erkältung vertreiben, andererseits dachte sie auch an Charlotte, die gesagt hatte, mit dem Auto kommen zu wollen. Das konnte heißen, dass sie den Abend mit Mineralwasser verbringen würde, aber auch, dass sie daran dachte, die Nacht bei Henriette zu verbringen. Es gab zwar noch ein kleines Gästezimmer, aber das würde sie nur im Notfall herrichten.

Sie bereitete sich wie gewohnt ihre Gemüsepfanne zu und setzte sich vor den Fernseher. Nach dem Essen und einem Glas Wein war sie müde und ging sofort ins Bett.

— Saarbrücken, Mittwoch, 12.9.2018

Vormittags blieb Henriette daheim und arbeitete an ihrem Manuskript. Gegen elf Uhr rief Sabine an:

»Hallo, Henriette, gute Nachrichten, wir haben das Konto gefunden. Es gehört wirklich zu Professor Pfilzner. Einzahlungen gibt es nur von der Uni Zürich, seine monatlichen Bezüge – ich hätte nicht gedacht, dass man als Professor so viel verdient –, ab und zu ein paar Reisekosten und die Beträge, die wir in den Projektunterlagen gefunden haben. Außerdem gibt es einige Auszahlungen und Abbuchungen, er hat anscheinend von diesem Konto auch gelebt. Mit der Zeit hat sich trotzdem ein ganz schönes Sümmchen angehäuft. Da liegen circa zwei Millionen Schweizer Franken.«

»Hoppla, das ist ja wirklich eine ganze Menge. Aber sag mal, auf der Liste der Leitlinien-Autoren und ihrer Pharmafirmen stand doch auch etwas von Beraterverträgen, oder? Habt ihr so etwas gefunden?«

»Nein, aber vielleicht gibt es noch ein anderes Konto. Sollen wir weitersuchen?«

»Ja, tut das. Ich weiß ja nicht, wie ihr das anstellt, und ich will es auch nicht wirklich wissen. Aber wenn Orte bei eurer Suche eine Rolle spielen, könntet ihr es mit Homburg oder Sagogn versuchen.«

»Meinst du unser Homburg im Saarland? Und wie soll der andere Ort heißen?«

»Ja, genau, das Homburg im Saarland. Den anderen Ort muss ich dir buchstabieren: S A G O G N. Das ist ein kleines Städtchen in der Schweiz. Vielleicht könnt ihr da auch im näheren Umfeld schauen.«

»Gut, habe ich notiert. Dann machen wir mal weiter. Ich melde mich, falls wir etwas Neues finden.«

Henriette wollte gerade aufstehen, um sich einen neuen Lungo zu machen, als ihr privates Handy klingelte. Es war Roberta.

»Guten Morgen, Henriette. Na, bist du schon aufgestanden?«

»Guten Morgen, liebe Roberta. Du musst nicht unbedingt von dir auf andere schließen. Ich habe schon eine ganze Menge geschrieben und ein wichtiges Telefonat geführt.«

»Okay, entschuldige bitte. Und wie war deine Nacht?«

»Leider einsam und dunkel. Und bei dir?«

»Genauso. Aber eben gab es ein Lichtlein. Schäfer hat angerufen. Er hat bei Pfilzners Züricher Hausbank Kontoeinsicht nehmen können. Da liegen ungefähr zwei Millionen Schweizer Franken.«

Henriette lachte.

»Das deckt sich genau mit unseren Recherchen. Ich habe gerade dasselbe erfahren und wollte dich auch gleich anrufen. Allerdings wollte ich mir vorher noch einen Lungo machen. Jetzt warst du schneller.«

»Danke für dein Warten und dass du mir diesen kleinen Erfolg ermöglichst hast.«

»Gern geschehen.« Wieder lachte Henriette. »Selbstmord aus finanziellen Motiven wird immer unwahrscheinlicher, oder?«

»Sehe ich auch so«, stimmte Roberta zu.

»Schäfer fährt heute noch weiter und untersucht morgen die Wohnung in Sagogn. Mal sehen, was wir dort finden. Vielleicht gibt es ja noch andere Konten. Und das Beste wäre natürlich, wir würden so etwas wie einen Abschiedsbrief finden.«

Sie verabschiedeten sich und versprachen, sich weiter auf dem Laufenden zu halten.

Nach einem halbstündigen Nickerchen und einem anschließenden doppelten Lungo arbeitete Henriette weiter an ihrem Manuskript. Es war schon ziemlich spät, als sie ihre Arbeit für diesen Tag beendete und unter die Dusche ging. Sabine hatte sich leider nicht wieder gemeldet.

Henriette überlegte kurz, was sie für Charlotte anziehen sollte. Es war gar nicht so einfach. Einerseits wollte sie ihre erotischen Ambitionen nicht verheimlichen, andererseits wollte sie Charlotte auch nicht verschrecken. Wie häufig im Zweifel entschied sie sich für die offensivere Variante und hatte sich gerade mit einem ihrer Kurz-Sweatshirts bekleidet, ihre kurzen schwarzen Haare waren noch nass, als es auch schon klingelte.

Charlotte sah sie etwas überrascht an, fing sich aber schnell.

»Hallo, Henriette, komme ich zu früh?«

»Nein, überhaupt nicht, komm rein.«

Sie standen in der Tür und begrüßten sich mit Wangenküsschen. Charlotte trug Jeans und eine hellblaue Bluse. Sie schob Henriette etwas von sich, sah auf den Saum ihres Sweatshirts und ihr dann herausfordernd in die Augen.

»Direkter geht's ja kaum.«

»Hast du eine Ahnung.«

Henriette zog Charlotte an sich und küsste sie ohne Vorwarnung auf den Mund. Charlotte erwiderte den Kuss ungebremst, schob Henriette dann aber wieder von sich.

»Nun mal langsam. Darf ich vielleicht erst mal hereinkommen?«

Henriette trat einen Schritt zurück.

»Herzlich willkommen.«

Sie nahm Charlotte bei der Hand und führte sie in den großen Wohn-Ess-Koch-Raum zum Küchentresen mit den bequemen Barhockern. Charlotte nahm Platz. Henriette küsste sie wieder, diesmal kurz und sehr vorsichtig.

»Ich freue mich sehr, dass du hier bist. Was möchtest du trinken? Sauvignon blanc oder Crémant?«

»Ich würde am liebsten mit einem Campari auf Eis einsteigen, wenn du einen hast. Mein Tag war ziemlich anstrengend, und dann ist Campari das beste Entspannungselixier für mich. Aber erst mal müssen wir darüber reden, ob ich bei dir übernachten kann. Sonst würde ich gezwungenermaßen Nichtalkoholisches bevorzugen.«

»Na gut, du hast mich schon überredet. Ich würde mich sehr freuen, wenn du über Nacht hierbleiben würdest.«

Henriette lachte, und Charlotte stieg in das Lachen ein.

»Dann schaue ich mal nach, wie es mit meinen Schnapsvorräten aussieht.« Henriette ging zu einem Schrank und klirrte mit einigen Flaschen.

Charlotte rief ihr hinterher: »Campari ist doch kein Schnaps.«

»Wie auch immer, hier ist er.«

Sie kam mit einer halb vollen Flasche Campari zurück, tat ein paar Eiswürfel in ein Glas und goss eine großzügige Portion Campari darüber. Die Eiswürfel knackten verführerisch.

»Möchtest du etwas Limette dazu?«

»Nein, danke, pur ist er am besten, finde ich.«

Henriette öffnete eine Flasche Crémant und goss sich ein Glas ein. Sie stießen auf einen schönen Abend an und küssten sich wieder sehr vorsichtig.

Henriette blickte Charlotte in die Augen. »Was hat deinen Tag denn so anstrengend gemacht?«

Charlotte nahm einen Schluck Campari und sah in ihr Glas.

»Ich bin in der Kinder- und Jugendpsychiatrie. Das ist manchmal ziemlich heftig, und heute war so ein Tag. Aber ich möchte nicht mehr davon erzählen, sonst funktioniert die Campari-Strategie nicht richtig.«

Sie blickte auf und lachte Henriette an.

»Und wie war dein Tag?«

»Ich habe an einem Artikel geschrieben. Du wirst es nicht glauben, es geht um Medizinische Leitlinien.«

»Ach nee, was hast du denn als Journalistin mit Medizinischen Leitlinien zu tun?

»Mein Team untersucht den Einfluss der Pharmaindustrie auf die Leitlinien. Und was wir da gefunden haben, ist schon ziemlich erschreckend.«

Charlotte trank ihren Campari zügig aus und zog die Augenbrauen hoch. »Und was habt ihr da gefunden?«

Henriette berichtete von ihren Recherchen über die Verquickung der Pharmaindustrie mit den Autoren der Bluthochdruck-, Diabetes- und Cholesterin-Leitlinien und beschrieb auch die Erkenntnisse von »Leitlinienwatch«. Auf den Toten vom Schwarzenbergturm ging sie nicht ein. Dabei bereitete sie den Salat mit einer einfachen Vinaigrette zu und servierte ihn mit etwas aufgeschnittenem Baguette auf dem Küchentresen. Charlotte entschied sich auf Henriettes Nachfrage für Crémant als Campari-Nachfolger.

Bis jetzt hatte Charlotte nicht viel nachgefragt. Nachdem beide ein zweites Mal angestoßen hatten, erkundigte sie sich mit einem skeptischen Unterton:

»Interessiert ihr euch eigentlich auch für die inhaltliche Seite von Leitlinien, oder ist euch das egal?«

»Du meinst, ob Diagnose- und Therapieaussagen richtig oder falsch sind, oder besser: ob sie dem aktuellen Stand der Wissenschaft entsprechen?«

»Ja, das auch. Aber eigentlich meine ich den Nutzen von Leitlinien, und zwar sehr allgemein.«

Henriette dachte nach, aß von ihrem Salat und trank einen Schluck Crémant. Dann antwortete sie ruhig:

»Mit der ersten Frage sind Journalisten wahrscheinlich schlichtweg überfordert. Aber wir sehen Hinweise darauf, dass einiges auch fachlich zumindest umstritten ist. Denk an die Diskussion zur Rolle des Cholesterins. Da findest du nichts in den Leitlinien. Oder denk an die ständige Verschiebung der Grenzwerte, wie aktuell die Blutdruck-Grenzwerte in den USA mit ihren Konsequenzen für die Anzahl zu Therapierender und den Verkaufszahlen der dazugehörenden Medikamente. Auch da gibt es viele kritische Stimmen.«

Sie machte eine kleine Pause, gabelte noch etwas Salat und trank ein bisschen Crémant. Charlotte hatte in der Zeit ruhig weitergegessen.

»Und wie war noch mal deine zweite Frage?«

Charlotte nahm ihr Glas, trank ebenfalls vom Crémant und lachte.

»Das war die Frage nach dem allgemeinen Nutzen. Aber erst mal muss ich dir zu den Punkten von eben zustimmen. Ich bin zwar keine Kardiologin und kenne die Leitlinien, die du genannt hast, nicht wirklich gründlich. Dazu ist mein Fachgebiet zu weit entfernt. Aber unter den Kollegen werden genau diese Fragen, die du angesprochen hast, schon diskutiert. Und soviel ich weiß, wurden diese neuen Blutdruck-Grenzwerte aus den USA in Europa nicht übernommen, zumindest bis jetzt noch nicht.«

Sie berichtete von einer kleinen Gruppe jüngerer Kolleginnen und Kollegen, mit denen sie sich ab und zu auf ein Bier traf und mit denen fachliche Probleme relativ offen besprochen werden konnten, was sie als großes Glück beschrieb.

Inzwischen war der Salat aufgegessen und das nächste Glas Crémant eingegossen. Henriette räumte die Teller und das Besteck weg und dachte parallel zum aktuellen Gesprächsthema an die nächsten Programmschritte, aber Charlotte nahm ihren Faden wieder auf.

»Du glaubst ja nicht, was für eine Konkurrenz da teilweise unter den Kollegen herrscht.«

Henriette trat auf sie zu, küsste sie wieder sehr vorsichtig und begann dann, Charlottes Bluse aufzuknöpfen.

»Was hältst du von einem Themenwechsel? Die lieben Kollegen und die Leitlinien laufen uns ja nicht weg.«

Charlotte lächelte sie entspannt an.

»Einverstanden. Komm, ich helfe dir ein bisschen.«

Sie stand auf, zog ihre Bluse aus den Jeans und streifte ihre Ballerinas ab. Dann trank sie ihr Glas aus und wandte sich wieder Henriette zu.

»Lass dich um Gottes willen nicht aufhalten.«

Als sie nach einiger Zeit wieder zurück am Küchentresen waren, verteilte Henriette zuerst den Rest des Crémants auf ihre Gläser. Nassgeschwitzt wie sie beide waren, hatten sie vorher kurz geduscht, und Henriette hatte Charlotte eine ihrer Blusen gereicht. Ihr eins von den Kurz-Sweatshirts zu geben, die Roberta bei ihr üblicherweise trug, fand sie spontan nicht passend.

Charlottes Gesicht leuchtete noch immer.

»Ich weiß ja nicht, wie gut du kochen kannst, aber wenn du in der Küche ähnlich gut bist…«

Sie beendete den Satz nicht, hob ihr Glas und trank es aus. Henriette lachte und tat es ihr nach.

»Ich verstehe deine Bemerkung als halbwegs verschleiertes Kompliment und gebe es gerne zurück. Wollen wir bei Crémant bleiben oder lieber einen Sauvignon blanc aufmachen, was meinst du?«

»Ist mir egal. Was ist dir denn lieber?

»Dann wechseln wir zu Sauvignon.«

Henriette holte zwei Weingläser aus dem Schrank, öffnete eine der beiden Flaschen, die sie neben dem Crémant vorsorglich kaltgestellt hatte, und goss beiden ein. Während sie eine große rote Paprika und eine Zucchini wusch, hakte Charlotte bei ihrem vorigen Thema nach.

»Habt ihr eigentlich nur die Aussagen von ›Leitlinienwatch‹ zu den Verbindungen der Leitlinien-Autoren mit der Pharmaindustrie?«

Henriette fing an, das Gemüse in Streifen zu schneiden.

»Na ja, zuerst einmal sind das nicht Aussagen von ›Leitlinienwatch‹, die die sich irgendwie ausgedacht haben, sondern Selbstauskünfte der Autoren. Wir sind nur durch ›Leitlinienwatch‹ auf diese Angaben gestoßen. Außerdem konnten wir aber für einzelne Autoren die Größenordnungen der Summen herausfinden, die von bestimmten Firmen an sie geflossen sind. Und die sind beträchtlich.«

»Wie habt ihr denn das angestellt?«

Henriette grinste Charlotte schräg an.

»Betriebsgeheimnis, sorry.«

»Verstehe.«

Charlotte machte eine Pause.

»Nicht, dass du glaubst, Mediziner wären naiv: Von ›Leitlinienwatch‹ habe ich schon gehört, und einer der jungen Kollegen, von denen ich vorhin berichtet habe, ist bei den ›Mezis‹, das heißt ›Mein Essen zahl ich selbst‹. So nennt sich eine Initiative von Ärztinnen und Ärzten, die sich als hardcore-unbestechlich verstehen.«

»Richtig. Die sind doch auch Träger von ›Leitlinienwatch‹, oder?«

»Ja, ich glaube. Also grundsätzlich ist das Ganze nichts Neues für mich. Aber es gibt da noch ganz andere Standpunkte. Hast du mal darüber nachgedacht, wer eigentlich die Arzneimittelforschung finanziert? Die ist schweineteuer und läuft nicht über staatliche Forschungsprogramme, sondern über die Pharmaindustrie. Ist doch klar, dass die etwas dafür zurückhaben wollen, oder?«

Henriette verteilte das Gemüse mit etwas Olivenöl in einer Sauteuse und briet es an. Sie überlegte, ob sie Karls Hinweise auf Betrugsmöglichkeiten in der Forschung dagegenhalten sollte. Immerhin wäre es damit fraglich, ob die pharmafinanzierten Forschungsergebnisse tatsächlich einen großen Nutzen hatten, der über das Industrieinteresse hinausging. Sie nahm einen Schluck Sauvignon und blickte Charlotte nachdenklich an. Sie würde es lieber sein lassen. Schließlich war das hier keine Kampfdiskussion, und sie wusste nicht, wie Charlotte reagieren würde, wenn sie die Integrität medizinischer Forschung so massiv infrage stellte. Sie gab etwas Noilly Prat und Limettensaft an das Gemüse, streute Fleur de Sel und Piment d'Espelette darüber, rührte alles um, nahm es vom Feuer und legte einen Deckel darauf.

Charlotte interpretierte Henriettes Nachdenklichkeit als tendenzielle Zustimmung.

»Ich glaube übrigens, dass dein Leitlinienthema nur einen von vielen fragwürdigen Effekten der Kommerzialisierung des Gesundheitssystems widerspiegelt. Da gibt es noch andere, zum Beispiel bei den Krankenhäusern und Pflegeheimen.«

Sie nahm einen Schluck Sauvignon und setzte fort:

»Aber noch mal zurück zu deinen Leitlinien. Kannst du dich noch an meine zweite Frage von vorhin erinnern? Nach dem Nutzen?«

Henriette blickte auf.

»Ja, schon. Aber was meinst du genau damit? Und würdest du bitte zwei Teller und Besteck aus dem Schrank holen und noch etwas Baguette aufschneiden? Jetzt kommt das Kalb in die Pfanne, und dann geht es sehr schnell.«

Henriette hatte die Kalbsfilets schon vorhin aus dem Kühlschrank genommen und geputzt. Jetzt stellte sie eine Pfanne mit Butter und Olivenöl auf den Herd. Als beides heiß wurde, streute sie noch etwas Fleur de Sel dazu. Dann tupfte sie die Filets kurz mit Küchenkrepp ab und legte sie in die Pfanne, als die Butter gerade anfing, braun zu werden.

Charlotte deckte den Tresen und schwieg. Sie hatte den Eindruck, dass Henriette sehr auf ihre Kochtätigkeit konzentriert war, und goss beiden vom Sauvignon nach. Henriette verteilte die Filets und das Gemüse auf die Teller, und sie prosteten sich zu.

Die ersten Bissen verzehrten sie schweigend. Dann schmunzelte Charlotte verschwörerisch.

»Also, ich würde sagen, auch dein Essen schmeckt mir ausgezeichnet.«

Beide lachten laut.

Henriette wurde wieder etwas ernster.

»Schön, dass es dir schmeckt. Aber ich würde gerne noch mal auf die Leitliniendebatte zurückkommen. Bis hierher sind wir schon so ungefähr einer Meinung, denke ich, auch wenn ich dein Finanzierungsargument so nicht unterstützen würde. Jedenfalls dann nicht, wenn sich die Forschung an der Gewinnmaximierung orientiert und nicht mehr den Patienten dient.«

Sie beobachtete Charlotte, die aber nicht reagierte und weiter aß.

Henriette nahm etwas Gemüse auf die Gabel und fragte dann:

»Was meinst du jetzt mit dem Nutzen?

Charlotte legte ihr Besteck zur Seite und trank vom Sauvignon.

»In der Medizin erneuert sich das Wissen in Rekordzeit. Kein normaler praktizierender Arzt kann neben seiner täglichen Arbeit ständig auf dem Laufenden bleiben und die aktuellen Forschungsberichte lesen. Das gilt für Fachärzte und noch viel mehr für Allgemeinmediziner. Nur die Leitlinien sorgen dafür, dass alle diese Ärzte auf hohem Niveau diagnostizieren und therapieren können.«

Sie hielt inne und grinste Henriette amüsiert an.

»Ohne sie würden die meisten Ärzte zwangsläufig auf dem Niveau ihres Studiums verbleiben, vielleicht nicht auf allen Gebieten, aber auf vielen. Gut, die Leitlinien hinken dem aktuellen Forschungsstand oft auch einige Jahre hinterher, das liegt in der Natur der Sache, aber ohne sie wäre es wirklich schwierig, verstehst du?«

»Ja, das verstehe ich. Aber umso wichtiger ist es meiner Meinung nach, dass in diesen Leitlinien das Interesse der Patienten an erster Stelle steht und nicht das Interesse der Pharmaindustrie. Die Ärzte, von denen du sprichst, werden die Aussagen der Leitlinien kaum infrage stellen, weil sie neben ihrer täglichen Arbeit dazu nicht kommen. Sie müssten ja dann die ganzen Studien selbst nachlesen, um sich ein Bild machen zu können. Also sind die Leitlinien für sie nicht nur unverbindliche Tipps, sondern stellen Handlungsanweisungen dar, die tunlichst befolgt werden sollten, um keine gravierenden Fehler zu machen, oder?«

Charlotte nahm den letzten Bissen ihres Kalbsfilets und rollte mit den Augen.

»Nicht, dass mir dein Thema nicht wichtig wäre. Aber das Kalb ist wirklich fantastisch, das will ich nur mal so zwischendurch sagen. Und der Sauvignon ist auch nicht schlecht. Ich bitte um Nachschub.«

Sie schob Henriette ihr Glas hin und schaute sie fragend an. Henriette lachte, holte die Flasche und verteilte den Rest auf beide Gläser.

»Ich glaube«, Charlotte nahm ihr Glas, »du hast dich ein wenig gegen die Pharmaindustrie verbiestert. In meinem Gebiet gibt es zwei wichtige Leitlinien, einmal zu psychischen Störungen im Säuglings-, Kleinkind- und Vorschulalter und einmal zu depressiven Störungen bei Kindern und Jugendlichen.«

Sie trank einen kleinen Schluck.

»Schau doch mal nach, ob die bei ›Leitlinienwatch‹ gelistet sind, was meinst du?«

Henriette stand auf, stellte ihr Notebook neben den Teller, öffnete die Seite von »Leitlinienwatch«, fand Charlottes Leitlinien und wunderte sich laut.

»Zweimal elf Punkte. Das ist ja ein Ding!«

Sie erinnerte sich an Cornelias Äußerung in der Sitzung letzte Woche, dass es bei den Leitlinien der Europäischen Gesellschaft für Kardiologie, der ESC, am schlimmsten sei und dass andere medizinische Fachgesellschaften härtere Standards für den Umgang mit Interessenkonflikten hätten.

»Beide sind von der Deutschen Gesellschaft für Kinder- und Jugendpsychiatrie, Psychosomatik und Psychotherapie«, sagte sie weiter.

Charlotte lachte sie an.

»Das wollte ich gerade sagen. Vielleicht hängt es von der Disziplin ab, wie viel Einfluss die Pharmaindustrie hat. Allerdings, das muss ich schon sagen, haben die drei Leitlinien, die du genannt hast, auch ein besonderes Gewicht am Pharmamarkt. Und alle gehören zur Kardiologie, und die European Society of Cardiology, also die ESC, ist verantwortlich, nicht?«

»Genau, das passt schon zusammen.«

Henriette hob ihr Glas und prostete Charlotte zu.

»Ich habe verstanden, dass man die Leitlinien, was den Einfluss der Pharmaindustrie angeht, nicht über einen Kamm scheren darf. Deine Kinder-Psycho-Leitlinien schaue ich mir noch genauer an. Aber schon mal jetzt vielen Dank für deine kritischen Fragen.«

Sie stand auf und küsste Charlotte behutsam.

»Willst du jetzt darüber sprechen, was dich heute so angestrengt hat?«

»Nein, wirklich nicht«, antwortete Charlotte schnell. »Ich habe keine Lust auf brutale Väter, überforderte Mütter und gestörte Kinder. Vielleicht ein anderes Mal. Nimm es mir bitte nicht übel.«

»Okay, akzeptiert. Und wie wäre es mit einer kleinen Portion Käse zur Entspannung?«

»Das ist eine gute Idee.«

Henriette holte Käse und Butter aus dem Kühlschrank, schnitt noch etwas Baguette auf und platzierte alles auf einem großen Holzbrett. Sie öffnete die zweite Flasche Sauvignon blanc, goss beiden nach, stellte das Holzbrett auf den Tresen und holte neues Besteck und zwei frische Teller.

»Haben wir wirklich schon zwei Flaschen getrunken?«, fragte Charlotte belustigt. »Das ging aber schnell.«

Sie nahm ihr Glas und stieß mit Henriette an, die meinte:

»Stimmt. Aber mein erster Termin morgen ist die Redaktionssitzung um elf Uhr. Für mich würde ein Gläschen schon noch passen. Wie geht es denn morgen für dich weiter?«

Sie schnitt sich etwas Käse ab und nahm ein Stück Baguette. Charlotte tat es ihr nach und nahm noch eine große Portion Butter.

»Weil wir ja wissen, dass das mit dem Cholesterin Schwachsinn ist…« Sie lachte laut.

»Und außerdem muss ich morgen erst am Nachmittag in der Klinik sein. Ich kann mich also morgen mit aller Zeit der Welt nach dir richten. Wenn du gehst, fahre ich auch los. Ist das nicht super?«

»Ja, das ist fantastisch. Ich glaube nur, dass unter diesen Bedingungen der Sauvignon keine Überlebenschance hat.«

Jetzt mussten beide lachen.

»Wo kommst du eigentlich her?«, fragte Henriette jetzt. »Du klingst nicht nach Saarland oder Pfalz.«

»Ursprünglich komme ich aus Frankfurt. Studiert und promoviert habe ich in Göttingen und Marburg. Aber das Hessische ist nie so meins gewesen. Meine Eltern kommen beide aus Hannover und sind dann nach Frankfurt gezogen. Mein Vater ist Banker. Die sprachlichen Einflüsse meiner Eltern und meiner Umgebung haben sich dann wahrscheinlich irgendwie gegenseitig aufgehoben.«

Henriette fragte weiter, und Charlotte berichtete einige Anekdoten aus ihrer Kindheit und ihrer Studienzeit. Sie erzählte von ihren ersten Erfahrungen mit ihren männlichen Kommilitonen und der überwältigenden Erkenntnis, dass sie wohl eher auf Frauen stand. Über aktuelle Beziehungen sprach sie nicht, und Henriette bohrte hier auch nicht nach.

Das letzte Glas war geleert, und sie wechselten ins Schlafzimmer. Beide waren müde, aber nicht zu müde. Als sie letztendlich zur Ruhe gekommen waren, kuschelten sie sich zusammen. Charlotte fragte Henriette flüsternd ins Ohr:

»Und, wie war das bei dir?«

Henriette nahm Charlotte fest in den Arm und erzählte im Flüsterton, dass es für sie nicht so wichtig sei, ob sie mit einer Frau oder einem Mann zusammen war. Die Hauptsache sei, dass es gut war. Das gelte nicht nur für Sex, aber auch. Dann berichtete sie von ihrem Studium in Hamburg und ihrer Beziehung zu Karl. Charlotte hatte sich die ganze Zeit nicht gerührt.

»Schläfst du schon?«, flüsterte Henriette und küsste sie zärtlich aufs Ohrläppchen.

»Nein, ich schlafe noch nicht. Aber jetzt wird es wohl wirklich Zeit, gute Nacht.«

Sie entwand sich Henriettes Umarmung und drehte sich um.

»Dir auch gute Nacht, schlaf schön.«

Kapitel 17

— Saarbrücken, Mittwoch, 10.1.2007

Thomas war früh in Zürich losgefahren. Sybille hatte ihn gebeten, an ihrer offiziellen Amtseinführung als Leiterin des Statistischen Amtes teilzunehmen, und er hatte zugesagt. Schließlich waren sie immer noch verheiratet, und da wollte er sich nicht dagegen sperren, an ihrem großen Erfolg teilzunehmen.

Und das war es zweifellos. Sybille hatte mit ihrer neuen Stelle ein hohes Amt in der Hierarchie der Stadtverwaltung erreicht, und das ohne irgendeine Parteizugehörigkeit. Ihre außerordentliche fachliche Qualifikation hatte er schon früher kennengelernt. Jetzt staunte er, dass sie sich anscheinend auch in Konkurrenzsituationen durchsetzen konnte.

Am Ende des Semesters wollte er nicht so einfach für mehrere Tage aus dem Uni-Betrieb verschwinden. Deshalb entschied er sich, am selben Tag mit dem Auto nach Saarbrücken und wieder zurück zu fahren. Glücklicherweise startete das Event erst um 13 Uhr und sollte nur eine Stunde dauern, das passte. Trotzdem würde er sich heute in einer Vorlesung vertreten lassen müssen. Es war das letzte Semester nach dem alten Zeitplan, dann würde die Umstrukturierung auf die neuen Frühjahrs- und Herbstsemester greifen.

Thomas freute sich für Sybille. Das hatte sicher etwas mit einem immer noch vorhandenen unterschwelligen Schuldgefühl wegen der unterbliebenen »Count«-Autorenschaft zu tun. Aber er empfand auch jetzt noch so etwas wie Sympathie für sie, obwohl die letzten Jahre zu einer größeren Distanz zwischen ihnen geführt hatten, wie er zugeben musste.

Dass es hauptsächlich ihre noch immer vorhandene sexuelle Attraktivität für ihn war, die ihn dazu brachte, sie ab und zu treffen zu wollen, wollte er zumindest heute nicht wahrhaben. Er würde bald wieder nach Zürich fahren, ohne daran ernsthaft gedacht zu haben. Seine Verabredung mit Chantal für den morgigen Abend machte diese Aufgabe leichter.

Die Vorstellungsrunde durch den Kreis der Saarbrücker Verwaltungsspitze hatte er halbwegs amüsant gefunden. Die Nebenrolle des Gatten der eigentlichen Hauptperson kannte er noch nicht, es war sehr ungewohnt, immer einen halben Schritt hinter ihr zu stehen oder zu gehen. Sybille stellte ihn glücklicherweise mit seinem Titel und dem Zusatz »zurzeit in Zürich« vor, und die Reaktionen seiner Gegenüber waren angemessen gewesen, so dass er sich wenigstens halbwegs akzeptiert fühlte.

Die Rede des Bürgermeisters hatte er dann auch noch ertragen, und jetzt wartete er bei Small Talk auf das Ende der Veranstaltung. Er wollte eine gute Tat endlich hinter sich gebracht haben.

Sybille freute sich sehr, dass Thomas pünktlich zu ihrer Amtseinführung erschienen war. Sie hatte ihren Gatten, den Züricher Professor, angekündigt und befürchtete, dass er zu spät kommen könnte, weil er direkt mit dem Auto kommen wollte.

Sie hatte ihn gebeten, an der Veranstaltung teilzunehmen, weil sie sich gerne als verheiratete Frau darstellen wollte. Sie hatte gelernt, dass dieser Status vieles im Berufsleben einfacher machte, und wenn es nur die reduzierte Kollegenanmache war. Es ging ihr nicht darum, Thomas an ihrem beruflichen Neustart teilhaben zu lassen. Die gefühlte Distanz zu ihm war inzwischen so groß, dass er damit eigentlich nichts mehr zu tun hatte.

Ihre gelegentlichen Treffen, meist kam er dann nach Homburg, registrierte sie als Bestätigung, noch eine verheiratete Frau zu sein. Den damit verbundenen Sex nahm sie gerne in Kauf, auch weil ihre anderweitigen Aktivitäten in diesem Feld sehr überschaubar waren und sie ihre Bedürfnisse nur selten an den Mann bringen konnte. Kollegen kamen für sie nicht infrage, und die wenigen anderen Bekanntschaften, die sie näher an sich heranließ, hatten sich leider schnell als bemitleidenswert schlechte Liebhaber geoutet.

Überraschend hatte Thomas schnell zugesagt, und jetzt war überall bekannt, dass sie einen blendend aussehenden, elegant gekleideten Gatten hatte, einen Professor aus Zürich, der auch noch eloquent parlieren konnte. Dass er nicht bei ihr übernachten würde, konnte sie verschmerzen. Es würde eine andere Gelegenheit geben. Am Wochenende war sie überdies mit Manfred verabredet, einem Mitarbeiter des Uni-Rechenzentrums, der ihr schon lange schöne Augen gemacht hatte und der ja jetzt kein Kollege mehr war.

— Zürich, Samstag, 7.4.2007

Thomas ließ sich Chantals Champagner schmecken. Er saß in seinem gewohnten Sessel am Kamin, hatte das Jackett und die Krawatte abgelegt und versuchte zu entspannen. Chantal war zum Umziehen verschwunden und würde gleich wieder auftauchen.

Er hatte heute Abend auf der Feier zum zehnjährigen Jubiläum ihrer Stiftung den Festvortrag gehalten. Eigentlich hatte er einen seiner üblichen forschungslastigen Vorträge angekündigt und auch schon halbwegs vorbereitet. Als er aber letzte Woche die Einladung der European Society of Cardiology bekommen hatte, in die »Taskforce« ihrer »Guidelines for the Management of Dyslipidaemias«, also die Autorengruppe der Cholesterin-Leitlinien, einzutreten, änderte er sein Vortragsthema kurzfristig und sprach über »Leitlinien in der Kardiologie« und betonte die Bedeutung neuerer Risikomodelle und der Herabsetzung der Cholesterin-Grenzwerte.

Chantal und auch den Curasan-CEO, der ihn anmoderierte, hatte er erst kurz vor seinem Vortrag über seine neue Funktion informiert. Beide taten freudig überrascht, aber Thomas war sich nicht sicher, ob sie nicht schon vorher über andere Informationskanäle Bescheid gewusst hatten.

Den ersten Champagner hatten sie dann mit dem CEO auch schon direkt nach seinem Vortrag, für den er sehr viel Applaus bekommen hatte, getrunken. Wie üblich hatten sie sich dann zu Chantal fahren lassen, wo sie eine weitere Flasche Champagner aus dem Kühlschrank holte, Thomas eingoss und dann zum Umziehen verschwand. Das Personal ließ sich schon seit einiger Zeit nicht mehr sehen, wenn er im Haus war.

Heute erschien sie in einem kurzen, dunkelgelben Seiden-Hausmäntelchen, das vorzüglich zu ihr passte. Wie immer zu Hause war sie barfuß.

Thomas schenkte auch ihr ein Glas ein, füllte seins auf, und sie stießen an.

»Auf meinen Taskforce-Member«, kicherte sie.

Dann kniete sie sich hin und zog ihm Schuhe und Socken aus.

»Du solltest es auch etwas bequemer haben. Und übrigens noch mal vielen Dank für deinen Vortrag. Heute warst du besonders gut, finde ich. Dass du das Thema umgestellt hast und dich der CEO nach dem Vortrag als Mitautor der neuen Leitlinien präsentieren konnte, war schon genial. Ich hätte es nicht besser planen können.«

»Ja, es ist ziemlich gut gelaufen.« Er goss sich nach, trank das Glas in einem Zug aus und schenkte noch einmal nach. Die Flasche war leer.

»Na holla, hast du großen Durst heute! Warte, ich hole Nachschub.«

Sie kam mit einer neuen Flasche, öffnete sie und stellte sie in den Sektkühler.

»Das wird ein ziemlich heißer Sommer«, meinte Thomas nachdenklich. »Bis zum Herbst habe ich noch ein kompliziertes Gutachten vor der Nase, du weißt. Dann läuft die Deadline für einen Beitrag mit dem amerikanischen Kollegen, den du auch kennst, und ich muss eine Untersuchungsauswertung abschließen, die ich nicht delegieren kann. Meine Leitlinientexte müssen bis Mitte September fertig sein, und dazwischen gibt es jede Menge Redaktionssitzungen in der ESC-Zentrale in Biot.«

Chantal lachte trocken.

»Hab dich nicht so. Der Flug nach Nizza dauert etwas länger als eine Stunde, und es gibt dort zwei Golfplätze in der Nähe. Vielleicht solltest du dich doch einmal damit beschäftigen, Golf entspannt.«

Sie hatte das Thema schon mehrfach angesprochen, aber Thomas bislang nicht überzeugen können, eine Golfkarriere zu starten. Er fühlte sich einfach noch nicht alt genug.

»Stimmt, die Flugverbindung ist nicht schlecht. Trotzdem bedeutet es mindestens einen ganzen Tag.«

Thomas beachtete das Golfthema nicht. Er hatte im Kopf, den Sommer über viel Zeit in Sagogn zu verbringen und dort zu arbeiten, wusste nur noch nicht, wie er es Chantal beibringen sollte.

Letztes Jahr hatte er ihr schließlich doch von seinem Chalet erzählt, dabei aber so getan, als wenn er es relativ frisch gekauft hätte. Sie waren danach einmal für ein ernüchterndes Wochenende zusammen in Sagogn gewesen. Chantal kam sich in den für sie sehr kleinen Räumlichkeiten völlig deplatziert vor. Einmal war ihr die Bezeichnung »kleine Hundehütte« für sein Appartement rausgerutscht. Sie hatte sich zwar sofort dafür entschuldigt, die Bemerkung gab aber wohl ihren Eindruck treffend wieder. Es blieb bei diesem einmaligen Besuch.

»Mein Sommer wird vielleicht auch ziemlich bewegt«, meinte Chantal nach einer kurzen Pause. »Ich habe eine Einladung von Raquel, du weißt, die Witwe aus Portugal. Sie will im Zeitraum Juli, August eine exklusive Alaska-Kreuzfahrt machen und hat mich gefragt, ob ich nicht mitkommen will. Das soll über sechs Wochen gehen und etliche mehrtägige Abenteuerpassagen über Land beinhalten. Ich hätte schon Lust, weil mich die Landschaft sehr interessiert, aber sechs Wochen mit Raquel? Ich weiß nicht so recht. Was meinst du?«

Thomas witterte seine Chance. Er goss sich noch ein Glas ein und trank einen großen Schluck.

»Ich kenne Raquel nicht, aber so schlimm kann sie ja nach deinen Erzählungen nicht sein. Außerdem wird es auf dem Schiff außer Raquel noch jede Menge andere Leute geben. Oder plant ihr eine Sechs-Personen-Segelkreuzfahrt? Das hielte ich allerdings für problematisch.«

»Nein«, lachte Chantal, »dann wäre der Krach allerdings programmiert. Es ist zwar nicht einer dieser Riesenpötte, aber einige Hundert Personen werden schon dabei sein. Außerdem wechseln die meisten Passagiere nach der Hälfte der Zeit. Nicht jeder kann sich die ganzen sechs Wochen leisten.«

»Das hört sich ja schon ziemlich konkret an. Meinst du denn, dass du es so lange in einer kleinen Schiffskabine aushältst?«

Thomas konnte sich die kleine Spitze nicht verkneifen, verzog aber nicht das Gesicht. Chantal ging trotzdem darauf ein.

»Die Suite, die ich buchen würde, hat mehr Quadratmeter als dein Appartement in Sagogn, lieber Thomas, und außerdem gibt es sehr viele Möglichkeiten, sich auch außerhalb angenehm aufzuhalten. Da habe ich wirklich keine Bedenken.«

»Das verstehe ich«, versuchte er zu beschwichtigen und trank sein Glas aus. »Außerdem gibt es ja noch die Landausflüge, von denen du gesprochen hast, langweilig wird das bestimmt nicht.«

»Richtig. Und wenn ich jetzt so darüber nachdenke – die Reise könnte ja ganz gut passen, wenn du den Sommer über praktisch durcharbeiten musst. Dann stehe ich dir wenigstens nicht im Wege.«

Thomas fühlte sich hin- und hergerissen. Einerseits böte ihm Chantals Reise die Chance, die Idee des Arbeitens in Sagogn ohne Probleme in die Tat umzusetzen, aber andererseits, und das wurde ihm erst jetzt klar, bedeutete es sechs Wochen Sex-Abstinenz, zumindest was Chantal anging. Er beschloss, möglichst bald mit Sybille über ihre Sommerpläne zu sprechen, damit er einen Besuch in Homburg einplanen konnte. Andere Alternativen hatte er aktuell nicht.

Er stand auf, trat hinter Chantal und küsste ihren Hals.

»Sechs Wochen sind eine lange Zeit, und im Wege stehst du mir bestimmt nicht, im Gegenteil. Aber wenn dich Alaska so interessiert ... Es ist vielleicht schon ein ganz gut passender Zeitraum.«

Er massierte ihren Nacken.

»Dann werde ich morgen mit Raquel telefonieren und es festmachen.«

Sie stand auf und löste den Gürtel ihres Hausmäntelchens, der von ihren Schultern glitt, Thomas hatte nur leicht nachgeholfen. Dann dirigierte sie ihn aus dem Zimmer und die Treppe hinauf.

— Sagogn, Donnerstag, 12.7.2007

Thomas war vor drei Wochen direkt nach dem Semesterende nach Sagogn gekommen. Allerdings war er seitdem einige Male über Nacht in Zürich gewesen, um Chantal zu besuchen. Am nächsten Morgen hatte er dann jeweils noch in seinem Sekretariat nach dem Rechten gesehen, einige Probleme besprochen und ein paar Unterschriften geleistet.

Letzten Mittwoch hatte Chantal mit ihm intensiv Abschied gefeiert. Donnerstagvormittag hatte sie sich von ihm zum Flieger nach Vancouver bringen lassen, wo sie Raquel treffen wollte, um sich dort ein paar Tage zu akklimatisieren, bevor es am Samstag aufs Schiff gehen sollte.

Jetzt fühlte er sich merkwürdig frei. Mit seinem Sekretariat hatte er vereinbart, dass er per E-Mail informiert würde, falls sein Erscheinen unvermeidbar wäre. An ihn adressierte Post würde von der Uni an seine Züricher Privatadresse weitergeschickt, und für die hatte er eine Postumleitung nach Sagogn eingerichtet. An der Uni war sein Aufenthaltsort nicht bekannt, offiziell war er zu Hause. Von Chantal würde er die nächsten sechs Wochen wenig hören, sie wollte versuchen, ihn zwischendurch mal anzurufen.

Er war direkt vom Flughafen wieder nach Sagogn gefahren und genoss die Nachmittagssonne auf seinem großen Balkon. Die Sicht auf das Rheintal und die Berge war fantastisch. Über seine damalige Entscheidung, dieses Appartement zu kaufen, freute er sich immer wieder. Dank des neuen Vertrages mit Curasan und auch des Deals mit Chantals Stiftung, der ohne Probleme funktionierte, hatte er es letztes Jahr vorfristig abbezahlen können.

Mit einem Prosecco als Unterstützung versuchte er sich klarzumachen, wo er mit seinen Aufgaben für diesen Sommer stand. Die Auswertung der Untersuchung war abgeschlossen, es war diesmal einfach gewesen. Er hatte dem CEO einen Kurzbericht geschickt und nachgefragt, wie es Curasan mit einer Veröffentlichung der Ergebnisse sah.

Dann hatte er sich an seinen Manuskriptteil für den gemeinsamen Beitrag mit dem amerikanischen Kollegen gemacht. Auch diese Arbeit war erledigt. Sie hatten im Vorfeld alles gut geplant, und wenn es so klappte, wie er hoffte, hatte der Kollege keine neuen Fragen oder Einwände mehr und würde das Gesamtmanuskript einreichen.

Die erste Leitlinien-Sitzung in Biot hatte Anfang letzter Woche stattgefunden. Es war eine ziemlich große Autorengruppe, und die beiden sogenannten »Chairpersons«, also die beiden Chefs, wie er sie für sich nannte, hatten jede Menge zu tun, die Sitzung in strukturierten Bahnen zu halten. Aber es war ihnen gelungen, die Generalrichtung wurde beschlossen, und es gab die ersten konkreten Arbeitsaufträge. Anfang übernächster Woche sollte die nächste Sitzung stattfinden, bis dahin sollten einige Mitautoren und auch er selbst das Gerüst für ihren Teil fertig haben, das dann besprochen würde, bevor es an die Ausformulierungen ginge. Damit war klar, dass er ab morgen mit Vollgas an die Leitlinien gehen würde.

Jetzt holte er sich erst mal einen zweiten Prosecco und dachte über ein ganz anderes Thema nach. In diesem Sommer sollten die Bauarbeiten zu einem Golfplatz zwischen Sagogn und Schluein beginnen. Er hatte zumindest davon gehört, sich aber nie weiter dafür interessiert. Neben Chantals wiederholten Golf-Aufforderungen war es für ihn die Frage, was er denn im Sommer statt des winterlichen Langlaufs in Sagogn unternehmen könnte, die ihn über Golf nachdenken ließ.

Wenn es wirklich da unten – er schaute von seinem Balkon auf die Felder am Vorderrhein, wo im Winter die Loipe lag – einen Golfplatz gäbe, wäre es schon ideal, fast könnte er ihn zu Fuß erreichen. Als Nebeneffekt würde der Wert seines Appartements in kurzer Zeit erheblich steigen, aber das war nicht wirklich wichtig.

Er müsste demnächst mal herausfinden, ob die Gerüchte um den Golfplatzbau stimmten. Vielleicht konnte er unabhängig davon schon einmal auf einem anderen Platz in der Nähe ausprobieren, wie ihm das Golfspiel gefiel.

— Sagogn, Donnerstag, 19.7.2007

Eine Woche später war er in mehrerlei Hinsicht weiter. Das Gerüst für seinen Leitlinienteil war fertig. Er hatte nach seiner Ansicht die Aufgabe gut gelöst, auf der Grundlage seines Risikomodells eine möglichst einfache Klassifizierung von Cholesterintherapien für die Anwendung in der ärztlichen Praxis zu entwickeln. Mit einigen Grafiken und kurzen erläuternden Textpassagen, die er vorbereitet hatte, fühlte er sich für die nächste Sitzung in Biot gerüstet. Dafür hatte er allerdings die letzten Tage intensiv gearbeitet.

Seine Fragen zum Golf hatte er schon am Montag im Laaxer Sportgeschäft gestellt. Wegen seiner Langlaufausrüstung war er in den letzten Jahren öfter hier gewesen und kannte das Verkaufspersonal. Zum Golf-Einstieg hatten sie ihm den Golfclub Domat/Ems empfohlen. In Briegels gebe es einen Platz, der eigentlich schöner liege, aber das Übungsgelände sei viel kleiner. Und das Übungsgelände würde er wohl zunächst frequentieren. Als Kontakt für den neuen Golfplatz in Sagogn gab man ihm die Telefonnummer eines Herrn Vincenz, der wisse Bescheid.

Der Club von Domat/Ems lag 20 Minuten in Richtung Chur. Thomas hatte telefonisch für heute Nachmittag einen Einzeltermin mit dem Pro vereinbart und sich anscheinend nicht allzu dumm angestellt. Für die nächsten Wochen hatten sie weitere Termine vereinbart, und der Pro hatte ihn aufgefordert, inzwischen auf dem Übungsgelände und der Driving Range fleißig zu trainieren. Dann könne er bald die Platzreifeprüfung machen. Er bekam einen halben Satz Leihschläger und ein Trage-Bag mit.

Als er wieder in Sagogn war, ritt ihn plötzlich der Hormonteufel, und er rief Sybille an. Eine Woche ohne Sex sollte sich eigentlich nicht so dramatisch auswirken, dachte er noch, aber eigentlich dachte er schon nicht mehr wirklich.

Es war früher Abend, und sie war schon zu Hause. Er fragte kurz nach ihrem Befinden und kam dann ohne Umschweife zu seinem Thema.

»Hättest du vielleicht Lust, übers Wochenende in die Berge zu kommen? Ich habe mir hier vor Kurzem ein Appartement gekauft und wollte es dir mal zeigen. Außerdem könntest du vielleicht nach einem halben Jahr im neuen Job mal eine kurze Auszeit gebrauchen, was meinst du?«

»So spontan bist du aber bislang selten gewesen, Thomas. Meinst du wirklich das kommende Wochenende? Wir haben schon Donnerstagabend, ist dir das klar?«, fragte Sybille skeptisch.

»Immerhin haben wir uns seit sechs Wochen nicht mehr gesprochen«, ergänzte sie mit einem leichten Vorwurf in der Stimme.

Das ist korrekt, dachte Thomas. Vor sechs Wochen war Sybille in Zürich gewesen, und da hatte er sie auch noch am Samstag zum Shoppen geschickt, weil er arbeiten musste.

»Eben, ich finde, es ist mal wieder Zeit, und ich muss diesmal wirklich nicht arbeiten, versprochen. Am nächsten Dienstag fliege ich zu einer Sitzung, bis dahin bin ich frei.«

Er hatte im Hinterkopf, dass seine Vorbereitungen für die Sitzung in Biot eigentlich abgeschlossen waren. Er würde vielleicht noch eine Stunde benötigen, um sich alles noch einmal anzuschauen. Das könnte er zur Not auch noch während des Fluges machen.

Es entstand eine Pause, Sybille dachte nach. Lust hatte sie schon, Thomas zu besuchen, und erst gestern hätte sie ihn beinahe angerufen. Die Gründe waren ihr nicht völlig klar. Sie spürte nur eine diffuse Sehnsucht nach seinen Berührungen und war sich über sich selbst etwas unsicher.

Manfred hatte sie nach wenigen Treffen den Laufpass gegeben. Er himmelte sie zwar an, gehörte allerdings eindeutig in die Kategorie der miesen Liebhaber. Glücklicherweise hatte sie ihn nicht schon ausprobiert, als sie noch Kollegen waren. Inzwischen war sie schon wieder seit mehr als drei Monaten ohne Mann.

Thomas' Ferienappartement kennenzulernen interessierte sie dagegen nur wenig. Sein Leben hatte mit ihrem kaum noch etwas zu tun. Aber sie hatte auch nichts dagegen, ihn dort zu besuchen. Die Fahrt würde etwas länger dauern, dagegen stünde ein Wochenende in den Bergen. Einen Tapetenwechsel konnte sie gut gebrauchen.

»Wie ist denn die Wetterprognose für deine Gegend, und wo bist du eigentlich genau? Die Schweiz hat viele Berge.«

»Da hast du recht.«

Thomas lachte. Augenscheinlich hatte Sybille grundsätzlich angebissen.

»Ich bin in Sagogn, das ist ein kleiner Ort hinter Chur in der Nähe von Ilanz. Das Wetter ist toll und soll auch die nächste Woche so bleiben.«

Das mit dem Wetter war reines Wunschdenken. Heute war es zumindest sonnig und trocken gewesen, wenn auch nicht sehr warm. Um den Wetterbericht hatte er sich aber nicht gekümmert.

»Gut«, sagte Sybille leise. »Sagogn habe ich auf Google Maps gefunden. Da brauche ich ungefähr fünfeinhalb Stunden.«

Sie machte eine Pause.

»Was würden wir denn unternehmen? Bergwandern ist nicht so wirklich meins.«

»Nein, Bergwandern planen wir mal nicht. Aber nimm doch ein Paar bequeme Sportschuhe mit, damit wir Spaziergänge machen können. Außerdem habe ich vielleicht eine Überraschung.«

Er hatte die Idee, mit Sybille zusammen in Domat/Ems aufs Übungsgelände zu gehen. Vielleicht würde er sogar den Pro für eine gemeinsame Stunde bekommen. Dann hätte er einen Programmpunkt für Sybille bestens mit seinen Bedürfnissen kombiniert. Er grinste in sich hinein. Das war ja sowieso der Grundtenor seiner Einladung.

Sie fragte zurück: »Eine Überraschung mit Sportschuhen? Das wär ja mal was Neues. Oder hat die Überraschung nichts mit den Sportschuhen zu tun?«

Sybille klang für sein Verständnis leicht schnippisch, und er antwortete nicht sofort.

»Tja, der Charakter von Überraschungen ist nun mal das Überraschende, warte es ab.«

»Na, dann also Sportschuhe«, antwortete sie.

Und nach kurzem Innehalten: »Doch, ich könnte mir so einen Spontanbesuch vorstellen. Morgen fahre ich dann vormittags ins Büro und melde mich für den Nachmittag und den kommenden Montag ab. Das würde gehen, denke ich. Wenn es so klappt, bin ich morgen am frühen Abend da und würde am Montag nach dem Frühstück wieder zurückfahren. Soll ich einen Schlafsack mitbringen, oder ist dein Appartement halbwegs ausgestattet?«

»Sportschuhe reichen, sonst müsste alles da sein.«

Er gab ihr die genaue Adresse, beschrieb ihr die Parkmöglichkeit vor dem Chalet und bat sie, ihn anzurufen, wenn sie in Chur wäre. Dann beteuerten sie gegenseitig, dass sie sich auf morgen freuen würden, und legten auf.

— Sagogn, Montag, 23.7.2007

Thomas winkte Sybille hinterher, bis sie von der Einfahrt in die Via Teit eingebogen war. Dann war sie weg, und er war wieder allein.

Er ging in sein Appartement hinauf, räumte die Reste vom Frühstück ab, machte sich noch mal einen Kaffee und setzte sich wieder an den Balkontisch. Das Wochenende war bis auf den Abschluss so verlaufen, wie er es sich vorgestellt hatte, und darüber hinaus war alles halbwegs harmonisch gewesen.

Nachdem Sybille am Freitagabend angekommen war, hatten sie zuerst auf dem Balkon gesessen und sich eine Flasche Fendant als Aperitif geteilt. Dann hatte er sie ins Schlafzimmer geführt und ausgezogen. Sybille bestand auf einer Dusche, bevor es weiterging. Erst bei fortgeschrittener Dämmerung saßen sie wieder auf dem Balkon, diesmal waren neben einer neuen Flasche Fendant verschiedene Käse, Bündner Fleisch, einige Salsiz, Butter und Ruchbrot dabei. Thomas war entspannt wie lange nicht, es ging ihm prächtig. Er berichtete von seinen letzten Erfolgen und seiner neuen Aufgabe als Leitlinien-Mitautor, eine weitere Flasche Fendant kam auf den Tisch, und es wurde sehr spät. Überraschend übernahm diesmal Sybille die Initiative.

Sie hatten beschlossen, dass sie bei ihm im Schlafzimmer schlafen würde. Thomas hatte den Vorschlag gemacht, weil es ihm wie eine Verbannung vorgekommen wäre, sie im Gästezimmer schlafen zu lassen, aber auch, weil er die Nähe wollte, schließlich war der Zeitraum sehr überschaubar.

Er war aufgestanden, als Sybille noch fest geschlafen hatte. Er duschte kurz, machte sich einen schnellen Kaffee und lief dann zum Volg herunter, um frische Brötchen und eine »NZZ« zu kaufen. Als er zurückkam, war es immer noch ruhig. Er bereitete in der Küche das Frühstück vor, setzte sich dann auf den Balkon und las in der Zeitung. Die Sonne kam gerade noch nicht um die Ecke, aber es war schon warm genug.

Er hörte die Dusche, und kurz danach kam Sybille zu ihm.

»Guten Morgen. Was für eine fantastische Aussicht!« Sie ließ ihren Blick über Sagogn und das Vorderrheintal schweifen. »Das habe ich gestern gar nicht so mitbekommen.«

»Guten Morgen, Sybille. Wie hast du geschlafen?« Sybille trug seinen Bademantel offen, was unproblematisch war, weil Nachbarn seinen Balkon kaum einsehen konnten. Sie rückte sich ihren Stuhl so zurecht, dass sie in der Sonne saß, die inzwischen da war.

Sie lächelte ihn an. »Fantastisch. Und jetzt könnte ich glatt ein Frühstück vertragen.«

»Das Frühstück ist schon vorbereitet. Du deckst den Tisch, und ich mache den Kaffee?«

»Ooch, ich sitze gerade so schön.«

Sie lehnte sich zurück und ließ die Sonne auf ihre Vorderseite scheinen.

Er seufzte. »Gut, pass auf, dass du keinen Sonnenbrand bekommst.«

Nach dem Frühstück hatte er ihr in der Küche den Bademantel abgestreift und sie ins Schlafzimmer gezogen. Es war fast wie früher. Allerdings hätte er früher nicht das Frühstück vorbereitet und serviert.

Am Nachmittag bat Thomas sie, die Sportschuhe, ein paar bequeme Jeans und ein Poloshirt anzuziehen, es sei Zeit für die Überraschung. Dann fuhren sie herunter nach Domat/Ems zum Golfplatz. Er hatte beim Pro zwei Stunden buchen können und angekündigt, dass er eine weitere Anfängerin mitbrächte.

Sybille stellte sich in Thomas' Augen überraschend gut an. Er hatte immer gedacht, sie wäre völlig unsportlich, mit den kleinen Bällen und den Schlägern konnte sie aber auf Anhieb umgehen, wenn er es richtig einschätzte, sogar deutlich besser als er selbst. Es wurmte ihn ein wenig, aber er ließ sich nichts anmerken. Auch dass sich der Pro und

Sybille augenscheinlich sehr sympathisch waren und der Körperkontakt bei manchen Haltungskorrekturen enger als notwendig war, irritierte ihn. Vielleicht hätte er sie doch besser als seine Gattin und nicht als Bekannte vorstellen sollen.

Insgesamt hatten sie aber einen schönen Nachmittag. Nach dem Unterricht – der Pro hatte sich von Sybille mit Wangenküsschen und von Thomas mit Handschlag verabschiedet – übten sie noch weiter, bis die Sonne schon ziemlich tief stand. Sie fuhren nach Sagogn zurück, duschten und fuhren dann nach Ilanz in die »Städtlibeiz«, wo Thomas zuvor einen Tisch reserviert hatte.

Der Sonntag verlief sehr ähnlich, mit dem kleinen Unterschied, dass der Frühstückstisch auf dem Balkon schon gedeckt war, als Sybille erschien. Ihr leichter Sonnenbrand vom Vortag hinderte sie nicht daran, ihre Vorstellung zu wiederholen, was sich auf das Nach-Frühstücksprogramm in seinem Sinne sehr positiv auswirkte, er nahm sie richtig hart ran. Den Nachmittag verbrachten sie wieder auf dem Golfplatz, diesmal ohne Pro. Thomas gab sich alle Mühe, ihn zu ersetzen, und kommentierte Sybilles Bewegungsabläufe kritisch, aber fachmännisch, wie er zumindest selbst glaubte.

Für das Abendessen fuhren sie erneut nach Ilanz, diesmal ins »Obertor«, nur 50 Meter neben der »Städtlibeiz«. Schon beim Essen erschien Sybille ihm etwas wortkarg, und später im Bett machte sie ihm schnell klar, dass sie zu müde für weitere Aktivitäten sei. Zum Frühstück erschien sie dann schon reisefertig angekleidet, was keinerlei Interpretationsspielraum offen ließ.

Sie bedankte sich bei Thomas für den schönen Kurzurlaub, er bedankte sich für ihren Besuch und wünschte ihr eine gute Rückfahrt. Dann gab es ein kurzes Küsschen, und er brachte sie zu ihrem Auto.

Auf der Fahrt hinunter nach Chur genoss Sybille die wiedergewonnene Freiheit. Sie hatte ihre Lieblings-Oasis-CD eingelegt und die Lautstärke aufgedreht. Gut, dass sie wieder unterwegs nach Hause war.

Hinter Chur schaltete sie den Tempomat auf 120 km/h und regelte die Lautstärke runter. Sie fing an, über das Wochenende nachzudenken.

Von vornherein hatte sie sich vorgenommen, Thomas emotional nicht besonders dicht an sich heranzulassen. Für andere Formen der Nähe war sie allerdings nach den letzten entsagungsvollen Monaten sehr empfänglich gewesen. Das hatte auch sehr zufriedenstellend geklappt. Sie kannten sich schon lange, und obwohl sie sich nur selten sahen, waren die Abläufe übereinstimmend klar.

Seine Monologe kannte sie auch zur Genüge. Den Freitagabend mit Thomas' Selbstbeweihräucherungen steckte sie einfach weg. Für sie war der ganze Abend überlagert von ihrer körperlichen Erregung, der fantastischen Aussicht und dem kühlen Wein. Außerdem hatte sie das erste Mal in ihrer gemeinsamen Sex-Karriere spontan die Führungsrolle übernommen, das hatte ihr gutgetan.

Die Golf-Überraschung am Samstag war ihm gelungen, das musste sie zugeben. Erst als sie auf dem Parkplatz des Clubs anhielten, fiel bei ihr der Groschen. Dann hatte es viel Spaß gemacht, auch mit dem charmanten Trainer. Der Abend war erträglich gewesen, weil sie die ganze Zeit über ihr gemeinsames Golfabenteuer sprechen konnten.

Gekippt war es für sie am Sonntag. Noch beim Balkonfrühstück hatte sie ihn mit ihrer Nacktheit provoziert, es machte ihr Spaß, seine zunehmende Erregung zu beobachten. Dann aber hatte er sie ohne jede Rücksicht bedrängt und ihr auch ziemlich wehgetan. Sie hatte sich nicht beklagt, schließlich hatte sie ihn ja auch provoziert, sagte sie sich. Aber eigentlich hatte sie sich schon hier endgültig von ihm distanziert.

Das gemeinsame Golfen am Nachmittag hatte ihrer Stimmung dann den Rest gegeben. Seine ständigen Kommentare nervten sie, und sie wusste, dass Beschwerden nichts nützten. Ihr wurde wieder klar, dass Thomas an einer völlig maroden Selbsteinschätzung laborierte, und sie war froh gewesen, dass ihre gemeinsame Zeit schon am nächsten Tag wieder enden würde. Sie war sich sicher gewesen, diesen Abend und die eine Nacht noch zu überstehen.

Kapitel 18

— Saarbrücken, Donnerstag, 13.9.2018

Es war wirklich schade. Henriette klatschte in die Hände, wie um sich aufzuwecken, stand von ihrem Schreibtischstuhl auf und bereitete die Nespressomaschine für einen weiteren Lungo vor.

Der Morgen mit Charlotte war nicht so harmonisch verlaufen, wie sie es sich gewünscht hatte. Als sie um neun Uhr aufwachte, war das Kopfkissen neben ihr leer. Charlotte war schon im Bad gewesen und kam gerade ins Schlafzimmer zurück. Sie hatte ihre Jeans in der Hand und begann, sie sich anzuziehen. Dann ging es ziemlich schnell.

»Guten Morgen, Henriette.«

»Guten Morgen, Charlotte. Du bist schon auf?«

»Henriette«, entgegnete sie, »ich will es kurz und schmerzlos machen: Ich will keine Nebenbeziehung sein. Es war ein schöner Abend, wirklich, aber das war es dann auch.«

Schon war sie fertig angezogen und wandte sich zum Gehen.

»Für deinen Leitlinien-Artikel wünsche ich dir viel Erfolg, mach's gut.«

Henriette sprang nackt wie sie war aus dem Bett.

»Na, nun mal langsam. Ich verstehe dich ja, aber muss es so abrupt sein?«

Charlotte wandte sich um und betrachtete sie mit einem traurigen Lächeln von oben bis unten.

»Willst du es mir besonders schwer machen?«

Sie trat auf Henriette zu, zog sie an sich und küsste sie kurz.

»Es hat einfach keinen Sinn«, bekräftigte sie dann ihre Entscheidung und löste sich wieder von Henriette. »Ich kann das nicht. Es würde mir immerzu wehtun.«

Sie drehte sich um und ging. Henriette hörte leise das Schließen der Flurtür.

Sie ging unter die Dusche und machte sich dann den ersten Lungo des Tages. Sie war nicht wirklich traurig, eher enttäuscht über Charlottes Abgang. Trotzdem gab es mal wieder einen Anlass, ihren eigenen Lebenswandel vorsichtig zu hinterfragen. Was hätte Charlotte wohl gesagt, wenn sie ihr noch von Roberta erzählt hätte? Noch während der Fahrt in die Redaktion spürte Henriette eine beträchtliche Unsicherheit, ob ihre Beziehungsvielfalt wirklich gesund war.

Um zehn Uhr saß sie im Büro. Jetzt war es Viertel vor elf, und sie hatte inzwischen schon zwei weitere Lungos intus.

Ihre Unsicherheit hatte sich gelegt. Es ging ihr gut, so wie sie ihre Beziehungen gestaltete. Ihr war inzwischen aber auch klar geworden, dass Charlottes Wunsch nach Ausschließlichkeit einer möglichen Beziehung einfach nicht mit ihrem eigenen Leben zusammenpasste. Da ging es nicht um richtig oder falsch. Schade war es trotzdem. Es war wirklich ein sehr schöner Abend gewesen.

Sie war noch in Gedanken, als es klopfte und ihre Mitstreiter eintraten. Sie begrüßten sich, und dem Ritual folgend bereitete Henriette drei weitere Lungos vor. Stefan half ihr, die Tassen auf den Tisch zu stellen.

»Dann fangen wir mal an«, eröffnete Henriette die Sitzung. »Vielleicht startest du diesmal, Sabine. Was hast du über die Kontobewegungen von Herrn Pfilzner herausbekommen?«

Erst jetzt sah sie Sabine richtig an und bemerkte eine Andeutung von dunklen Ringen um die Augen. Außerdem schien ihre Hand mit der Kaffeetasse leicht zu zittern.

»Sabine, geht es dir nicht gut?«

Sabine lachte. »Im Gegenteil, es geht mir ausgezeichnet. Ich habe nur etwas wenig geschlafen. Und wenn du gestattest, würde ich das gerne heute Nachmittag nachholen. Wir haben die ganze Nacht in Dr. Pfilzners Konten gewühlt.«

Henriette nickte jovial, und Sabine sprach weiter. Sie fasste die Dinge, die Henriette schon wusste, für die anderen zusammen:

»Und dann haben wir tatsächlich noch ein anderes Konto gefunden. Es hat lange gedauert, aber wir haben zuerst an anderen Orten gesucht. Erst heute Morgen haben wir entdeckt, dass er ein Konto und ein Wertpapierdepot bei der Raiffeisenbank in Ilanz hat. Ilanz ist in der Nähe dieses Sagogn« – sie wandte sich an Henriette –, »von dem du mir berichtet hast. Insgesamt geht es da um mehrere Millionen Schweizer Franken, so weit sind wir sicher. Wir haben uns bisher nur einen groben Überblick verschaffen können. Für genauere Zahlen bräuchten wir noch mehr Zeit.«

»Tolle Arbeit, Sabine. Da hat sich eure Nachtschicht ja wirklich gelohnt.«

Henriette überlegte, ob und wie sie von Pfilzners Suspendierung berichten sollte. Kurz ärgerte sie sich über sich selbst, weil sie diese Frage schon vorher hätte durchdenken können. Sie entschied, es zu lassen. Woher sollte sie diese Information bekommen haben? Ihre Beziehung zu Roberta war hier nicht bekannt. Außerdem hatte Pfilzners Suspendierung nichts mit ihrem Artikel zu tun. Statt dessen sagte sie:

»Damit können wir belegen, dass die Zusammenarbeit mit der Pharmaindustrie für diesen Mediziner finanziell äußerst attraktiv war und dass zu dieser Zusammenarbeit auch eine Leitlinien-Autorenschaft gehörte.«

Stefan nickte wie die anderen, meinte dann aber:

»Streng genommen können wir nicht belegen, dass die Leitlinien-Autorenschaft von dieser Firma – wie heißt sie noch?«

»Curasan«, warf Sabine dazwischen.

»Von Curasan bezahlt wurde, solange wir keinen konkreten Beleg gerade hierfür vorliegen haben, oder?«

»Sehr streng, und ich meine wirklich ›sehr streng‹ genommen, gebe ich dir recht«, entgegnete Henriette. »Aber einen solchen Beleg werden wir wohl nicht finden, oder glaubst du das?«

»So blöd werden die wohl nicht sein«, stimmte Stefan zu.

»Gut, ich denke, wir sollten es dann erst mal dabei belassen.« Henriette dachte kurz nach. »Aber ich habe noch eine Idee. Sabine, könntest du mir die Konto- und Depotdaten schicken? Ich werde sie dann als vertrauliche Mitteilung an einen Kontakt weiterleiten, den ich bei der Kripo habe. Die Kripo kann dann ganz offiziell das Konto und das Depot einsehen.«

Sie hatte flüchtig den Eindruck, dass sich die anderen wissend anschauten, verdrängte ihn aber schnell.

»Denen geht es um die Suche nach einem Selbstmordmotiv, und spätestens nach Sabines Ergebnissen können finanzielle Motive wohl ausgeschlossen werden. Als Gegenleistung für unseren vertraulichen Tipp würde ich alle Zahlungsunterlagen von Curasan ins Gespräch bringen. Wenn es dann irgendwelche Belege für Leitlinien geben sollte, bekämen wir sie frei Haus.«

Henriette schaute sich um, alle nickten jetzt. Sabine reichte Henriette einen Zettel mit Thomas‘ Konto- und Depotdaten aus Ilanz herüber. Henriette musste laut lachen.

»Seit wann arbeitest du analog?«

Sabine lachte auch.

»Der Zettel ist von heute Nacht übrig geblieben, und da dachte ich mir, dass ich dir nicht extra eine E-Mail schicken müsste.«

Henriette bedankte sich und bat dann Cornelia, über die Transparenzstandards der ESC zu berichten. Cornelia räusperte sich und warf dann mit dem Beamer eine englische Buchstabenwüste an die Wand.

»Dies ist der Text der ESC zu ihrer Interessenkonflikt-Strategie.«

Sie scrollte den Text weiter herunter und stoppte irgendwann.

»Es sind 13 Seiten, aber die Kernaussagen sind schnell zusammengefasst: Es gibt finanzielle Interessenkonflikte, und sie müssen dokumentiert werden. Diese Interessenkonflikte schließen jedoch eine Mitarbeit in ESC-Gremien nicht aus.«

Sie lehnte sich zurück, als wenn sie fertig wäre.

Henriette sah sie erstaunt an, und Stefan fragte:

»Und das ist wirklich alles, was auf den 13 Seiten zu finden ist?«

»Natürlich nicht. Es wird zum Beispiel festgelegt, welche Formen von möglichen Interessenkonflikten angegeben werden müssen, also etwa persönliche finanzielle Bezüge, Forschungsgelder, Firmenbeteiligungen oder so etwas. Wir kennen das aus den Listen, die wir über ›Leitlinienwatch‹ gefunden haben. Interessant fand ich auch noch die Aussage zum Ausschluss der Verantwortlichen und Mitarbeiter mit Interessenkonflikten von Diskussionen.«

Cornelia scrollte zurück, bis sie eine gelb markierte Textpassage fand. Sie las vor:

»The ESC desires a professional environment in which its officers and contributors are comfortable asking questions relating to conflict of interest and where excluding oneself from participation in discussions that might be perceived as constituting a conflict is the norm rather than the exception.«

Zunächst einmal war es ruhig. Sie lasen den Satz noch ein-, zweimal. Dann war es Sabine, die laut losprustete.

»Das ist ja der Hammer. Sie wünschen sich also eine Atmosphäre, in der sich finanziell Befangene eher selbst von fachlichen Diskussionen ausschließen, als dies nicht zu tun. Windelweicher geht es ja nicht.«

Stefan nickte zustimmend. »Und war das nicht auch einer der Punkte, die von ›Leitlinienwatch‹ angeprangert wurden?«

Cornelia lachte Stefan zufrieden an.

»Gut aufgepasst, Stefan. Stimmt, das passt doch ausgezeichnet zusammen, oder?«

Henriette blickte sie an.

»Das passt wirklich ins Bild. Könntest du mir bitte die wichtigsten Passagen und deine Übersetzungen zusammenstellen?«

»Ist schon unterwegs.«

Cornelia tippte auf ein paar Tasten.

Henriette stand auf und fragte nach Lungo-Nachschub. Cornelia und Sabine bejahten, nur Stefan hielt sich an seiner ersten Tasse fest. Noch während die Maschine lief, berichtete Henriette vom Stand ihres Manuskripts und von ihrem Gespräch mit Charlotte.

»Der Beitrag ist auf einem guten Weg, glaube ich. Einige Passagen sind schon fertig, zumindest vorläufig«, sie blickte in die Runde und lachte, »bis ihr sie gelesen habt. Andere werde ich in den nächsten Tagen noch einmal überarbeiten. Ich habe mich nämlich neulich mit einer Bekannten unterhalten, die Kinderärztin ist. Sie hatte einige treffende Pro-Leitlinien-Argumente, die wir bisher nicht so auf dem Schirm hatten, und nannte mir außerdem zwei Leitlinien, die bei ›Leitlinienwatch‹ elf Punkte erhalten haben.«

Sie fasste Charlottes Argumente knapp zusammen, erhielt Zustimmung von allen drei Seiten, nannte die beiden Kinder-Psycho-Leitlinien und bat Cornelia, sich darum zu kümmern.

»Mich würde interessieren, welche Institution hinter diesen Leitlinien steht und wie es hier mit dem Management von Interessenkonflikten aussieht. Ich weiß, dass du ja eigentlich schon mit der LSVS-Geschichte beschäftigt bist. Aber du kennst dich inzwischen mit den Leitlinien so gut aus, dass ich dich trotzdem bitten würde, diese letzte Recherche noch zu übernehmen. Dann haben wir wohl eine ziemlich runde Geschichte.«

Cornelia blickte Stefan fragend an. Der lachte:

»Mach das mal. Der LSVS muss dann eben warten.«

Dann wandte sich Henriette an Sabine.

»Sabine, durch deine Recherchen haben wir einen Einblick in die Dimensionen der finanziellen Verquickung von Pharmaindustrie und Leitlinien-Autoren erhalten. Vielen Dank noch einmal, und könntest du bitte auch deinem Bekannten von uns allen danken? Er soll dir seine abschließende Rechnung geben. Hoffentlich kann ich sie bei unserem Chef einreichen, ohne rot zu werden.«

»Ich werde die Grüße ausrichten. Die Rechnung wird sich im Rahmen halten. Ich habe ihm versprochen, ihn demnächst mal in ein Restaurant einzuladen.«

Henriette lachte. »Gute Idee. Da wäre ich gerne dabei, um etwas mehr über, na, sagen wir, seine Methoden zu erfahren. In Wirklichkeit ist es wahrscheinlich besser für alle Beteiligten, wenn dieser Kontakt indirekt bleibt. Aber ich würde gerne die Rechnung übernehmen, wenn du das gestattest.«

Sie machte eine Pause. »Und ich habe noch eine kleine Aufgabe für dich. In den USA gibt es aktuell neue Blutdruck-Grenzwerte, die auf einen Schlag die Hälfte der Bevölkerung zu Bluthochdruckpatienten machen, das ist beeindruckend.«

Stefan schlug sich auf die Schenkel, und Sabine schien wieder etwas wacher zu werden:

»Das glaube ich jetzt nicht.«

»Doch, es stimmt, ich schicke dir die Quellen. Deshalb diese neue Aufgabe: Könntest du bitte die Verschiebung der Grenzwerte für Blutdruck, Cholesterin und Zucker recherchieren? Ich meine einen Zeitraum von, sagen wir, 20 Jahren. Dazu sollen die Zahlen für die durch diese Verschiebungen zusätzlich zu Patienten gemachten Personen kommen, und wenn du es schaffst, auch noch die Jahresumsätze für die entsprechenden Medikamente. Am besten wäre es, wenn du eine Tabelle machen könntest, die wir dann in den Artikel einbauen.«

Sabine fragte etwas schüchtern:

»Aber bitte nicht bis morgen. Ich bin wirklich etwas durch den Wind.«

»Nein, natürlich nicht. Schlaf dich erst mal aus. Wenn du mir das Material bis nächsten Dienstagabend schicken könntest, würde ich das Manuskript bis Mittwochmittag fertigstellen und dann allen schicken. Wir könnten es dann am kommenden Donnerstag abschließen. Wäre das machbar?«

An Cornelia gewandt setzte sie fort: »Ginge das mit den Kinder-Psycho-Leitlinien für dich auch bis Dienstagabend?«

Sabine und Cornelia bejahten, und auch Stefan stimmte dem Zeitplan zu.

Als letzten Punkt der Sitzung bat Henriette Stefan, den Stand des Beitrages zum LSVS-Skandal zu erläutern. Stefan blickte in die Runde.

»Also, die Kurzfassung wäre, dass es ein kollektives Versagen der gesamten Aufsicht gab. Ganz aktuell habe ich über ein Mitglied des Untersuchungsausschusses läuten hören, dass die ehemals für die Finanzaufsicht Verantwortlichen befragt werden sollen. Da wäre dann auch unsere Annegret dabei, das könnte interessant werden. Im Endeffekt ist es wohl eine unsägliche Verquickung von Politik und Sport in Personen und Institutionen, die diese jahrelange Misswirtschaft befeuerte. Vielleicht gelingt es uns, so eine

Art Netzwerkanalyse des Versagens zu erstellen, wir sind auf jeden Fall weiter dran.«

Henriette runzelte die Stirn.

»Mit AKK gerät die Geschichte möglicherweise in eine andere politische Dimension, da müssen wir richtig wach bleiben. Und so eine Netzwerkanalyse, so entlarvend sie auch wäre, macht wahrscheinlich ohne die Nennung von Namen wenig Sinn. Das könnte teuer werden, habt ihr daran schon gedacht?«

Stefan holte gerade Luft, aber Cornelia war schneller.

»Haben wir. Vielleicht geht es auch anonymisiert, aber aktuell basteln wir die Netzwerkanalyse mit konkreten Namen weiter, auch um das Ganze erst einmal selbst halbwegs zu verstehen.«

»Genau«, bestätigte Stefan. »Wir können uns später immer noch überlegen, wie wir damit umgehen wollen.«

Henriette nickte.

»Gut, macht das so.«

Sabine mischte sich ein:

»Die Netzwerkanalyse sollte wohl nicht in falsche Hände gelangen.«

Direkt an Stefan gerichtet sprach sie weiter.

»Ihr könntet die Netzwerkanalyse nur auf einem lokalen Notebook bearbeiten, das nicht mit dem Internet verbunden wird, und ihr könntet die Klarnamen verschlüsseln. Wie auch immer, wir sollten vermeiden, dass irgendwo ein Datenstick mit so einer Bombe herumliegt oder dass ein Bekannter von irgendjemandem unser lokales Netz hackt.« Sie schaute kurz zu Henriette herüber.

Stefan stand auf und lief zum Fenster.

»Stimmt, so dramatisch habe ich das zwar bisher nicht gesehen, aber du hast wohl recht. Ich habe schon eine Idee, wie wir das machen könnten.«

Er blickte sinnend auf den Kastanienbaum im Hof.

Ich denke noch mal etwas darüber nach und melde

mich dann bei dir, okay? Es ist besser, wenn zwei Köpfe nach möglichen Lücken suchen.«

Henriette hatte die Diskussion aufmerksam verfolgt.

»Danke für deine Intervention, Sabine. Ich hatte das Sicherheitsproblem anscheinend unterschätzt. Und es ist gut, wenn ihr zu zweit eine Lösung beschließt.«

Sie beendeten die Sitzung, und direkt nachdem die anderen ihr Büro verlassen hatten, rief Henriette Roberta an. Es dauerte etwas, aber dann war sie dran.

»Hallo, Henriette, gerade habe ich mit Schäfer telefoniert und wollte das Gespräch halbwegs normal beenden. Deshalb hat es etwas länger gedauert. Was gibt es bei dir Neues?«

»Hallo, Roberta, ich kann dir weitere Konto- und Depotdaten von unserem Herrn Pfilzner mitteilen.«

»Oh, sehr schön. Schäfer hat bislang weder bei Curasan noch in der Wohnung in Sagogn irgendwelche Hinweise erlangt. Bei Curasan haben sie sich völlig bedeckt gehalten, und, halte dich fest, sie haben von einer gelegentlichen Zusammenarbeit mit Pfilzner gesprochen, die sie aber nach dem Bekanntwerden seines Habilitationsschwindels natürlich sofort beendet hätten. Und jetzt ist Schäfer in Sagogn in dem Appartement, hat aber außer einer umfangreichen Golfausrüstung noch nichts gefunden, keine Bankunterlagen, keinen Abschiedsbrief, nichts, niente.«

»Vielleicht hellt es ja Schäfers Stimmung auf, wenn du ihm die Kontodaten mitteilst.«

»Das würde seine Stimmung bestimmt schlagartig verbessern, aber woher kenne ich die Kontodaten? Hat diese Frau Limbach wieder angerufen?«, stöhnte Roberta. »Mir macht dieses Versteckspiel im Augenblick überhaupt keinen Spaß.«

Henriette dachte nach. Sie verstand Roberta, aber in der aktuellen Situation verbat sich ein offener Umgang mit ihrer Beziehung eindeutig.

»Ich schlage vor, dass du Frau Limbach zurückgerufen hast, die Nummer stand in den Aufzeichnungen, oder?«

»Ja, deine Privatnummer ist hier aufgezeichnet, wir haben das nicht wirklich zu Ende gedacht.«

»Dann hast du also diese Frau Limbach zurückgerufen, um sie noch etwas auszuquetschen. Du wolltest sie zum Beispiel fragen, woher ihr der Name Pfilzner bekannt ist. Nun, sie ist Journalistin und interessiert sich für Machenschaften der Pharmaindustrie. Du hast noch etwas nachgebohrt, und dann hat sie dir die Kontodaten in Ilanz mitgeteilt. Woher sie die Daten hat, wollte sie dir nicht sagen, sie berief sich auf den Schutz ihrer Quelle. Als Gegenleistung will sie die Belege für Zahlungen von Curasan an Pfilzner, an die sie sonst nicht herankäme.«

Roberta reagierte nicht, es entstand eine Pause.

»Ich glaube nicht, dass die Leitlinien-Geschichte etwas mit seinem Ableben zu tun hat«, fuhr Henriette fort. »Als Ergebnis eurer Untersuchung von Pfilzners Finanzen in Ilanz wird herauskommen, dass finanzielle Selbstmordmotive definitiv ausscheiden. Ihr werdet euch wundern, wie viel Geld da vorhanden ist.«

Nach einer Weile sagte Roberta:

»Gut, ich habe verstanden. Du suchst Belege für die Mitwirkung von Curasan an den Cholesterin-Leitlinien, an die du anscheinend ohne die Polizei nur schwer gelangen kannst. Wir bekommen die Kontodaten und stellen fest, dass Pfilzner nicht sterbensarm war, was wir aber eigentlich schon vorher wussten. Übrig bleibt als Selbstmordmotiv sein Habilitationsdesaster, von dem wir aber auch schon vorher wussten.«

Henriette lachte.

»Jetzt übertreibst du aber mit eurem Vorwissen, schließlich ist Schäfer auch deshalb unterwegs, um die finanzielle Situation von Pfilzner weiter aufzuklären, oder? Sag mir jetzt nicht, dass euch das nicht mehr interessiert.«

»Nein, ist schon okay. Nachverfolgt werden kannst du aber schon, das ist dir klar, oder?«

»Theoretisch schon. Aber die Wahrscheinlichkeit, dass jemand von euch bei Frau Limbach nachbohrt, wenn du den Aktenvermerk über dein Telefonat formulierst, halte ich für relativ gering. Was soll schon passieren? Sie ist Journalistin, hilft der Polizei und verwendet dabei einen falschen Namen. Im Zweifel kann ich auch noch behaupten, Schäfer hätte meinen Namen nicht verstanden und bei unserem Telefonat wäre die Verbindung teilweise sehr schlecht gewesen. Mehr ist es nicht. Und fällt dir etwas Besseres ein?«

Jetzt lachte auch Roberta.

»Worauf habe ich mich mit dir nur eingelassen? Aber verzeih mir meine Zögerlichkeit, ich bin wohl gerade etwas dünnhäutig. Deine Idee ist wohl wirklich das Beste, was wir machen können. Wie lauten die Kontodaten? Und sagtest du nicht auch etwas von einem Depot?«

Henriette gab Roberta die Bankinformationen, die sie von Sabines Zettel ablas.

»Wenn ihr irgendwelche Zahlungen von Curasan an Pfilzner für Leitlinien-Autorenschaften finden solltet, bekommst du am Montag ein Extraküsschen.«

»Sagen wir zehn Extraküsschen, und ich bestimme, wohin«, entgegnete Roberta. Sie hatte sich wieder etwas erholt. »Wir sehen uns am Montag, bleibt es dabei?«

»Erst mal erhöhe ich auf zwanzig Extraküsschen, und du kannst natürlich gerne bestimmen, wohin. Und dann verspreche ich dir das Ganze auch ohne Curasan-Belege, was sagst du jetzt? Montag ist natürlich gebongt. Vorher würde es eng, weil ich den Leitlinien-Beitrag schreiben muss. Wir können nach dem Training aber gerne zu mir fahren.«

Roberta seufzte.

»Das sind gute Aussichten. Dann werde ich jetzt mal wieder den Kollegen Schäfer anrufen und ihn auf die neue Fährte setzen.«

Henriette schaute auf die Uhr und beschloss, noch etwas an ihrem Manuskript zu arbeiten, bevor sie aufbrach, um ihren Vater zu besuchen.

Während der Fahrt nach Kirkel überlegte sie dann, wann sie das letzte Mal bei ihm gewesen war. Es war vor vier Wochen, vor ihrer Bretagne-Reise, und sie hatte ihn während dieser ganzen Zeit nur einmal angerufen, und zwar letzte Woche, um das Treffen wegen ihrer Erkältung abzusagen. Das war nicht so toll, bemerkte sie für sich und nahm sich vor, öfter mit ihrem Vater zu telefonieren, wenn ein Besuch nicht möglich war. Als sie vor der Tür stand und auf den Klingelknopf drückte, fiel ihr ein, dass sie nicht einmal gefragt hatte, ob sie Kuchen mitbringen solle.

»Hallo, mein Töchterchen«, begrüßte er sie und nahm sie noch in der Tür in den Arm.

»Hallo, Papa, alles gut?«

»Ja, alles gut. Schön, dass du da bist, komm herein.«

Sie gingen in die Küche, und Henriette sah, dass der Tisch schon gedeckt war.

»Setz dich. Es gibt Lenas Schokokuchen, den mit Kirschen. Das ist das Beste, was es gibt. Aber bitte mit Sahne.«

Er versuchte, Udo Jürgens zu imitieren, lachte laut auf und stellte die Sahne auf den Tisch.

Henriette war erleichtert. Es schien ihm ausgezeichnet zu gehen, so gut drauf hatte sie ihn lange nicht erlebt.

»Wie war es in der Bretagne?« fragte er von der Nespressomaschine.

»Es war sehr schön. Karl und ich hatten eine wunderbare Zeit.«

Ihr Vater kam mit dem Kaffee und setzte sich zu ihr. Henriette berichtete ausführlich von ihrem Bretagne-Urlaub mit Karl, zumindest das, was sie gegenüber ihrem Vater für angemessen hielt, und ohne auf irgendwelche Leitlinien- und Gesundheitsbezüge einzugehen. Er hörte aufmerksam zu und fragte nur an einer Stelle nach. Es ging um den Hummer.

»Und dann hat ihn Karl wirklich mit dem Kopf voran ins kochende Wasser gesteckt? Hätte ich ihm gar nicht zugetraut, deinem Psychologen.«

Henriette schaute ihren Vater zuerst etwas irritiert an, dann sah sie seinen Schalk, und beide lachten los.

Nachdem sie mit ihrem Bericht am Ende war, nahm sie eine Gabel Schokoladenkuchen, verdrehte die Augen und sagte:

»Der ist ja wirklich fantastisch. Bestell Lena bitte einen schönen Gruß, und sie soll Karl unbedingt das Rezept schicken.«

Wieder lachten beide, dann setzte Henriette fort:

»Wie war es denn für euch in Lenas Kurz-Ferien?«

Ihr Vater nahm einen Schluck Kaffee und schien nachzudenken.

»Ich glaube, es hat uns beiden gutgetan. Lena hat sich prima erholt, und wir haben uns ausgezeichnet verstanden.«

Wieder dachte er nach.

»Weißt du, es ist schwierig, hier im Dorf. Lena möchte nicht, dass über uns geredet wird.«

»Papa, von mir wird sicher niemand etwas erfahren, da kannst du sicher sein. Auch wenn ich bei der Zeitung bin.«

Sie lächelte ihn an. Er lächelte unsicher zurück.

»Das glaube ich dir. Aber es ist auch wegen Mutter.«

Jetzt schwiegen sie beide. Henriette sah seine Augen feucht schimmern.

»Ich denke jeden Tag an sie. Das ist nicht so einfach. Und Lena besucht ihren Paul auch jeden Tag. Manchmal weiß ich nicht mehr, was richtig ist.«

Henriette wusste nicht, was sie sagen sollte. Die Parallele zu ihrem Beziehungsleben poppte auf, aber darüber wollte sie mit ihrem Vater jetzt bestimmt nicht reden. Sie verstand ihn sehr gut in seiner Zerrissenheit.

»Wichtig ist, dass du Mutter weiter achtest«, hörte sie sich sagen. »Dein Leben geht weiter, und du musst sehen, wie du mit dir und den anderen Lebenden klarkommst. Wenn du dabei Mutter in deinem Herzen belässt, ist es gut. Ich bin sicher, dass sie dir keine Vorwürfe machen würde.«

Wortlos stand ihr Vater auf und ging zur Nespressomaschine. Er sah Henriette mit hellem Blick an.

»Wollen wir noch einen Kaffee trinken?«

Sie bejahte. Das Thema war erledigt. Er brachte den Kaffee, und sie redeten noch eine Weile über den üblichen Kirkeler Tratsch. Als sie sich verabschiedeten, nahm er sie wieder in den Arm.

»Vielen Dank für alles, mein Töchterchen. Sehen wir uns nächste Woche?«

»Ja, das müsste klappen. Und am Montag rufe ich dich zwischendurch mal an.«

Kapitel 19

— Zürich, Mittwoch, 18.6.2008

Gestern waren die Cholesterin-Leitlinien herausgekommen. Heute Nachmittag hatte es bei Curasan einen kleinen, aber feinen Stehempfang gegeben. Er war auf die engste Führungsriege beschränkt, und der CEO hielt nur eine kurze Ansprache. Wieder wechselten Curasan-Aktien über einen sechsstelligen Betrag den Besitzer.

Während der Veranstaltung verhielt sich Chantal geschäftsmäßig. Auf der Heimfahrt legte sie ihre Zurückhaltung ab und strahlte Thomas an.

»Ich bin sehr stolz auf dich.«

Sie zog ihn zu sich herüber und küsste ihn stürmisch.

»Du hast gesagt, dass du mich heute Abend zum Essen ausführen würdest. Aber vorher haben wir noch etwas Zeit, oder?«

Dabei lugte sie nach vorne zu ihrem Chauffeur.

Sie nahm Thomas' Hand und führte sie unter den Rock ihres dunkelgrauen Kostüms zwischen ihre Beine. Sie hatte keinen Slip an.

Thomas wunderte sich nicht. Das war wieder einmal typisch für Chantal. Ein hyperformales Outfit mit dieser dunkelgrauen Kombination und der hochgeschlossenen weißen Bluse, eine supersteife Gesellschaft – und sie trug keinen Slip. Sie brauchte diesen Kick anscheinend. Ihm war es recht. Es würde ein genussreicher Abend werden.

Letzten Sommer war er sich nicht sicher gewesen, ob ihre Beziehung halten würde. Ihre lange Sommerreise hatte ihn irritiert. Okay, er hatte sich mit Sybille beholfen, aber das war ja auch etwas anderes. Dann hatte ihre gegenseitige

Begehrlichkeit wieder Fahrt aufgenommen, und jetzt war es besser als je zuvor.

»Hans«, sprach er den Chauffeur an, »könnten Sie sich bitte etwas beeilen?«

Dann zog er seine Hand zurück und legte seine Finger auf Chantals Lippen.

Er hatte einen Tisch im »Wiesengrund« in Uetikon reservieren lassen. Heute sollte es schon Sterneküche sein, und über Curasan hatte es auch noch geklappt. Sonst wäre eine Spontanreservierung schwierig bis unmöglich gewesen.

Nach ihrem Horsd'œuvre im Schlafzimmer hatten sie geduscht. Chantal wechselte zu einem silbergrauen kurzen Kleid, Thomas blieb bei seinem dunklen Anzug. Er sah, dass sie jetzt einen Slip trug, für längeres Sitzen war das bestimmt auch günstiger.

Sie brauchten 20 Minuten, dann umfing sie das Ambiente des »Wiesengrund«. Hans wartete am Seeufer. Thomas war dafür gewesen, ihn nach Hause zu entlassen, sie könnten ja auch mit dem Taxi zurück zu Chantal fahren. Chantal meinte aber, dass sie so etwas gar nicht erst einreißen lassen wolle.

Er genoss die Aufmerksamkeit der Bedienung und fühlte sich zu Recht im Zentrum ihrer Bemühungen. Dass er mit »Herr Professor« angesprochen wurde, Curasan sei Dank, erschien ihm selbstverständlich, obwohl er hier zum ersten Mal aß. Von einem etwas entfernten Tisch blickte ein älterer Herr herüber, man kannte sich offensichtlich. Chantal nickte ihm kurz zu. Sie beugte sich zu Thomas herüber.

»Das ist Marc Hirschegger mit seiner Frau. Er ist Generalsekretär unseres Innendepartements. Das Bundesamt für Gesundheit gehört dazu. Wir haben ihn vor einigen Jahren einmal in der Oper getroffen, erinnerst du dich?«

»Nicht wirklich. Aber der Name sagt mir schon etwas, wahrscheinlich von irgendeinem Schweizer Gesundheitskongress.«

Thomas nickte ebenfalls kurz hinüber und wandte sich wieder seinem Wein zu. Dieser Hirschegger interessierte ihn nicht die Bohne. Schweizer Gesundheitspolitiker, so ordnete er ihn ein, waren so etwas wie lokale Kleinfürsten, während er jetzt zu den europäischen Playern gehörte. Da spielte die Musik. Die Schweizer würden die europäische Leitlinie in kürzester Zeit übernehmen, das war sicher.

Der Kontakt zur Speisenfolge war ihm nach dem vierten Gang abhandengekommen, alles schmeckte köstlich. Er konzentrierte sich mehr auf die Weine, die passend zu den einzelnen Gängen serviert wurden, und versuchte, sich zu merken, wie der Sommelier sie beschrieb. Daran, dass Chantal Sterneküche eigentlich nicht mochte, dachte er nicht, es musste heute einfach das Beste sein, schließlich war er ja auch der Beste.

Ihr Gespräch drehte sich um die Leitlinien und wie viel Umsatzsteigerung mit Cholesterinsenkern wohl in der Folge für die nächsten Jahre zu erwarten wäre. Thomas beschrieb, wie die Diskussionen in Biot verlaufen waren, und schilderte, ohne dass er sich einer Übertreibung bewusst wurde, welch federführende Rolle er dort gespielt hatte. Chantal kokettierte mit kommenden Umsatzzahlen, und Thomas nahm sie ihr ohne Weiteres ab. Er wusste seit einiger Zeit, dass sie große Aktienpakete von Curasan hielt.

Sie waren schon beim zweiten Dessert, als Chantal fragte:

»Was machst du eigentlich mit deinem ganzen Geld? Sparst du auf eine Jacht?«

Beide waren sie nicht mehr so richtig nüchtern, aber Thomas hatte deutlich mehr getrunken.

»Ja, so eine Jacht für den Zürichsee, das wär‘s. Dann könnte ich zu dir über den Teich kommen. Aber du müsstest noch eine Anlegestelle bauen, dein Bootssteg würde für die Jacht nicht reichen.«

»Mach ich sofort. Die Baugenehmigung kaufe ich mir beim Hochbaudepartement, Stadtrat Müller-John.«

Beim Aussteigen benötigte Thomas Hilfe von Hans. Er war ziemlich betrunken, und auch auf dem Weg zum Haus musste der Chauffeur ihn stützen. Im Bad brauchte er etwas länger, und als er ins Schlafzimmer kam, schlief Chantal schon. Er versuchte, sich vorsichtig neben sie zu legen, ohne sie aufzuwecken. So richtig gut ging es ihm nicht.

— Sagogn, Samstag, 26.7.2008

Um 15 Uhr fiel der Startschuss zum ersten Flight. Thomas war zwar erst im fünften Flight, aber immerhin war er unter den VIPs der Golfplatzeröffnung in Sagogn. Er spielte seit einem Jahr, und sein Handicap lag bei bescheidenen 32, aber er hatte im Winter Anteile der Betreibergesellschaft in nicht unbeträchtlichem Umfang erworben. Das sicherte dem Club die finanziell sorgenfreie Eröffnung zum geplanten Zeitpunkt und Thomas eine privilegierte Mitgliedschaft sowie die Einladung zum heutigen Eröffnungsspiel.

Er war vor einer Woche nach Sagogn gekommen. Wie immer genoss er die Berge. Arbeit hatte er diesmal nicht dabei, dafür wollte er sich um seine Finanzen kümmern. Chantals weinselige Frage, ob er auf eine Jacht spare, hatte ihn nachdenklich gemacht.

Richtig viel Geld hatte er zuletzt für das Appartement in Sagogn ausgegeben. Vor ein paar Jahren hatte er seinen in die Jahre gekommenen E-Klasse-Mercedes gegen einen neuen Achtzylinder-Range-Rover gewechselt. Im Winter hatte er dann die Anteile am Golfclub Sagogn gekauft. Das war es im Wesentlichen.

Er hatte nicht schlecht gelebt und würde sich auch nicht als besonders sparsam bezeichnen. Trotzdem hatte sich in den letzten Jahren eine beträchtliche Summe angehäuft, die völlig unstrukturiert auf verschiedenen Konten in Zürich und Homburg lag. Als Anlagen hatte er nur das beständig wachsende Curasan-Depot.

Durch die Vermittlung des Golfclubpräsidenten kam Thomas von einem Tag auf den anderen in den Genuss eines Beratungsgesprächs bei der Raiffeisenbank in Ilanz und legte seine finanzielle Situation offen. Schon am nächsten Tag, bei einem weiteren Termin, wurde ihm ein Anlageplan vorgelegt und erläutert. Er stimmte zu. Das Homburger Konto wurde aufgelöst, das Züricher Konto sollte sein durchlaufendes Konto für die Uni-Bezüge, die vertraglich transparenten Curasan-Einkünfte und seine normalen Ausgaben sein. Auf das Ilanz-Konto sollten die nicht vertraglich geregelten Zahlungen der Stiftung fließen. Für diese Gelder gab es einen Anlageplan, der ständig optimiert werden sollte. Die Banker sagten ihm, dass wegen der Finanzkrise nicht der optimale Zeitpunkt zum Einstieg sei, erläuterten aber eine Strategie, wie sie trotzdem eine zufriedenstellende Rendite erwirtschaften könnten.

Thomas war zufrieden. Er sah sich bei den Bankern in Ilanz in guten Händen, hatte einen Überblick über seine Finanzen und das Gefühl, wieder einmal alles richtig gemacht zu haben.

— Sagogn, Samstag, 23.8.2008

So schön, wie es in den Bergen auch war – es fehlte etwas. Thomas hatte wenig gearbeitet, viel Golf gespielt, war mit der Bahn von Chur nach Arosa gefahren, hatte Autoausflüge nach Disentis und Andermatt unternommen und war einmal sogar über den Splügenpass und Chiavenna bis zum Comer See gefahren.

Chantal ließ sich nicht überzeugen, ihn in Sagogn zu besuchen. Als er dann vor zwei Wochen extra für eine Nacht nach Zürich gefahren war, hatte sie gemeint, es sei ein Missverständnis gewesen. Sie habe schon seit einigen Wochen für diesen Abend ein geschäftliches Abendessen eingeplant. Aber er könne gerne dazukommen. Darauf hatte Thomas allerdings keine Lust und war wieder zurückgefahren.

Jetzt war Chantal für drei Wochen zu ihrer portugiesischen Freundin Raquel gefahren. Sie wollten zuerst in Lissabon bleiben und nach Ende der touristischen Hochsaison noch ein paar Tage nach Vieira de Leiria an den Strand. Raquel wohnte in Lissabon in einer großzügigen Villa und besaß außerdem noch Häuser in Coimbra und eben in Vieira de Leiria. Mehr wusste er nicht über Raquel, aber Chantal war auf jeden Fall weg.

Thomas saß in der Abendsonne auf seinem Balkon. Er hatte es sich in den letzten Wochen angewöhnt, mittags irgendwo unterwegs etwas zu essen und abends zu Hause, so sah er es inzwischen wirklich, Brot, Käse, Schinken und Wurst auf den Tisch zu stellen und dazu einen exquisiten Wein zu trinken. Wenn es warm genug war, setzte er sich auf den Balkon, sonst an seinen großen Arvenholztisch im Wohnzimmer, und manchmal, wenn es richtig frisch war, zündete er sogar im Sommer den Kamin an.

Sein Weinkonsum hatte sich in der letzten Zeit stetig entwickelt, und das betraf sowohl die Qualität als auch die Quantität.

Für die Qualität sorgte Yves, der Inhaber eines Züricher Weinladens, der ihm vor Jahren von Chantal empfohlen worden war. Thomas verließ sich auf die Empfehlungen von Yves. Zuerst verblieb er in der 20-Franken-Liga und war damit auch zufrieden. Die Weine schmeckten ihm, und wenn er in der Nacht Kopfschmerzen bekam, war er sicher, dass es an der Quantität und nicht an der Qualität lag. Später war er in die 50-Franken-Liga aufgestiegen. Yves hatte ihn immer wieder ermuntert, doch mal einen »Spitzenwein«, wie er sagte, zu probieren. Das hatte Thomas getan, und irgendwann hatten ihm diese Weine besser geschmeckt, also blieb er dabei.

Die Quantität entwickelte sich von »jeden Abend, aber höchstens eine Flasche« zu aktuell »jeden Abend mindestens eine Flasche«. Er sah darin kein Problem, hatte er doch noch nie alkoholbedingte Beeinträchtigungen seiner Arbeit in Zürich erlebt, und dass sich sein Tagesregime zunehmend danach richtete, den abendlichen Weinkonsum zu ermöglichen, fiel ihm nicht auf.

Er öffnete die zweite Flasche Pouilly-Fumé, nach wie vor bevorzugte er Weißwein, und dachte wie so oft während der letzten Abende an seine Sybille-Spontan-Einladung im letzten Sommer. Trotz der zunehmenden Abendkühle erhitzte ihn die Erinnerung heute besonders. Es war noch nicht zu spät für einen Anruf, entschied er.

»Hallo, Thomas, das ist ja eine Überraschung.«

Sie hatte recht. Er hatte sich bis auf einen Anruf zum Jahreswechsel das ganze letzte Jahr nicht bei seiner Gattin gemeldet, fiel ihm jetzt auf, Zürich und Chantal hatten ihm offensichtlich gereicht. Andererseits hatte Sybille aber auch nicht angerufen.

»Das freut mich, wenn die Überraschung gelungen ist. Wie geht es dir?«

Sie sprachen Small-Talk-ähnlich über die letzte Zeit, bis Sybille fragte: »Weshalb hast du mich eigentlich angerufen? Du wolltest doch nicht nur fragen, wie es mir geht, oder?«

»Stimmt, Sybille. Ich sitze hier gerade auf dem Balkon in Sagogn, den du ja auch kennst, und denke an deinen Besuch im letzten Jahr. Kannst du dir vorstellen, dass wir das wiederholen?«

Am anderen Ende der Leitung war es still.

»Hallo, Sybille. Bist du noch da?«

»Ja, ich bin noch da«, antwortete sie leise. »Ich war nur etwas sehr überrascht von deiner Frage.«

Wieder gab es eine Pause. Thomas überbrückte das Schweigen, indem er auf die neue und ultimativ günstige Golfsituation hinwies.

»Der neue Golfplatz in Sagogn hat eröffnet, das ist fünf Minuten von hier. Und er ist sehr schön geworden, finde ich.«

»Ich werde ganz sicher nicht nach Sagogn kommen.« Sybille klang leise, aber bestimmt.

»Letztes Jahr war es zwar ganz nett, das stimmt schon, aber auch etwas merkwürdig, fand ich. Und dass wir uns danach bis auf dieses alkoholisierte Telefonat zu Silvester ein ganzes Jahr nicht gesprochen haben, spricht doch Bände, oder? Ich habe überhaupt keine Lust auf ein solches Treffen.«

Den letzten Satz sprach sie etwas lauter.

Thomas war völlig perplex. Mit so einer klaren Absage hatte er ganz und gar nicht gerechnet. Dass Sybille sofort und ohne Bedenken zusagen würde, hatte er zwar nicht erwartet. Aber er hatte schon angenommen, eine gute Chance zu haben, sie nach einigem Hin und Her zu überzeugen. Seine Überraschung wich der aufkommenden Enttäuschung.

»Bist du dir da ganz sicher? Ist das dein letztes Wort?«

»Da bin ich mir absolut sicher. Und ich bin mir auch sicher, dass es dir an Golfpartnerinnen nicht mangeln wird. Mach‘s gut, Thomas.«

Sie legte auf.

Thomas goss sich noch ein Glas Pouilly-Fumé ein, dann legte er die Füße auf den Tisch und blickte gedankenverloren in die Dämmerung. Er fühlte sich missverstanden. Was dachte sie sich nur?

Nach einem weiteren Glas hatte er eine Idee. Er würde nach Homburg fahren und Sybille besuchen. Das würde sie von seinem ehrlichen Interesse überzeugen, und es könnte auch in Homburg ein schönes Wochenende werden. Einen

Golfplatz gab es auch in der Nähe. Er nahm die Füße vom Tisch und wählte ihre Nummer.

»Hallo, Thomas, was gibt es noch?«

Er überhörte die verletzende Frage.

»Ich habe nachgedacht, und vielleicht wäre es besser, wenn ich diesmal dich besuche. Wie wäre es mit nächstem Wochenende?«

Sie reagierte sofort.

»Das ist keine gute Idee. Ich möchte nicht, dass du mich besuchst.«

»Wieso nicht?«

»Es passt mir schlicht nicht. Ich habe hier mein eigenes Leben. Du kannst nicht einfach aufkreuzen, wie es dir passt, nachdem du dich praktisch ein Jahr lang nicht gemeldet hast. So einfach ist das.«

»Dann übernächstes Wochenende, wenn es dir früher nicht passt. Und vergiss nicht: Wir sind verheiratet, und mir gehört das Haus, in dem ich dich besuchen will.«

Wieder war es eine Zeit lang still. Dann war Sybille leise zu hören:

»Gut, dann übernächstes Wochenende. Du kommst am Freitagabend?«

Thomas entspannte sich und atmete vorsichtig aus.

»Ja, ich werde gegen 18 Uhr bei dir sein. Vielleicht gehen wir dann zu unserem Italiener? Kannst du dich darum kümmern?«

Sybille bestätigte das Arrangement.

Thomas goss sich das letzte Glas ein und legte die Füße zurück auf den Tisch. Das war jetzt besser als nichts. Die nächsten 14 Tage würde er mit Golfspielen kompensieren müssen. Die Golfpartnerinnen waren allerdings entweder verheiratet und mit ihren Gatten auf dem Platz oder völlig unattraktiv. Wenn er erst in Homburg war, würde es mit Sybille schon klappen.

— Homburg, Freitag, 5.9.2008

Sybille war schon die ganze Woche unruhig. Dass Thomas sie besuchen wollte, passte ihr überhaupt nicht.

So prickelnd, wie der Einstieg ihres Treffens vor einem Jahr auch gewesen war, es passte einfach nicht mehr. Der Mann war ihr in seiner Selbstsucht zu unangenehm geworden.

Darüber hinaus hatte sie vor einem Vierteljahr Jacques kennengelernt. Er war Franzose und hatte ein Friseurgeschäft in Saarbrücken. Eine Kollegin hatte ihn empfohlen, und jetzt kümmerte er sich nicht nur um Sybilles Frisur. Es klappte gut mit ihnen. Als problematisch empfand Sybille nur, dass sie sich bisher nicht getraut hatte, Jacques von ihrer Situation mit Thomas zu berichten. Deshalb musste sie sich dieses Wochenende mit der Notlüge einer Kongressreise nach Trier freiblocken. Sexueller Notstand herrschte bei ihr jedenfalls zurzeit nicht.

Das Positive an der Besuchsankündigung ihres Gatten war, dass er ihr schonungslos die Verletzlichkeit ihrer aktuellen Situation offenlegte. Thomas war ihr Ehemann, und es war sein Haus, in dem sie wohnte. Beides musste sie ändern, und zwar zeitnah.

Sie hatte sofort einen Termin bei einem Saarbrücker Scheidungsanwalt vereinbart und ihm die Situation erklärt. Als sie ihm erklärte, weder an dem Haus noch an irgendwelchen Zahlungen ihres Gatten interessiert zu sein, riet ihr der Anwalt dringend ab, von vornherein auf Zahlungen zu verzichten, da gehe es möglicherweise um eine ganze Menge Geld. Sybille blieb aber bei ihrer Vorstellung mit der Begründung, sie verdiene selbst genug Geld, habe keinerlei Ambitionen, sich an Thomas zu bereichern, und wolle eine schnellstmögliche Scheidung. Sie einigten sich dann darauf, dass der Anwalt bei einem gemeinsamen Gespräch darlegen sollte, dass wenigstens seine Kosten allein von Thomas getragen werden sollten.

Genau dies wollte sie an diesem Wochenende mit ihm besprechen. Aus dem Haus müsste sie dann wohl bald ausziehen. Dann bei Jacques zu wohnen und von einer Abhängigkeit direkt in die nächste zu rutschen kam keinesfalls infrage. Sie wollte eine schön gelegene Dreizimmerwohnung, möglichst mit Terrasse oder Balkon, in Saarbrücken mieten. Sie würde sich zwar deutlich verkleinern, schließlich wohnte sie seit sieben Jahren in diesem Haus bis auf wenige Besuche von Thomas alleine, und an die großzügigen Räumlichkeiten hatte sie sich gewöhnt. Aber die ungeklärte Beziehung zu Thomas empfand sie plötzlich als so stark einengend, dass sie eine möglicherweise kleinere Wohnung nicht als Rückschritt, sondern als Fortschritt wahrnahm.

Nachdem Sybille aus dem Büro nach Hause gekommen war, hatte sie geduscht, aber die Vorbereitungen für Thomas' Besuch waren diesmal gänzlich andere. Die Haare hatte sie nicht gewaschen, sich nicht geschminkt, nicht einmal Lippenstift aufgetragen und sich auch bei der Frisur wenig Mühe gegeben. Sie hatte nur darauf geachtet, dass ihr Kopf leicht ungepflegt aussah. Zu den grauen Jeans trug sie eine ebenfalls graue Bluse. Darunter hatte sie einen Hartschalen-BH im gleichen Farbton gezogen. Ihr Ziel war, möglichst unattraktiv auszusehen, aber zumindest so vorzeigbar, dass der Italiener sie nicht rausschmeißen würde. Sie wollte unbedingt vermeiden, mit Thomas im Bett zu landen.

Sybille hatte das Zimmer für Thomas ordentlich vorbereitet, sonst allerdings auf jedes Detail verzichtet, das einen einladenden und gemütlichen Eindruck machen könnte. Nicht einmal die Küche hatte sie aufgeräumt.

Es klingelte.

— Homburg, Freitag, 5.9.2008

Thomas war pünktlich. In Sagogn war er später als geplant losgefahren. Deshalb hatte er in der Schweiz und auch in Frankreich die erlaubte Höchstgeschwindigkeit nicht richtig ernst genommen und Glück gehabt, nicht geblitzt worden zu sein.

Telefoniert hatte er nicht mehr mit Sybille. Ihre Verabredung war präzise genug, und außerdem hatte möglicherweise noch eine Rolle gespielt, dass ihre Gesprächsatmosphäre nicht so toll gewesen war. Aber eigentlich hatte er die Vorgespräche zu seinem Besuch bei Sybille verdrängt. Er freute sich sehr auf sie und malte sich aus, was er alles mit ihr tun würde.

Als sie die Tür öffnete, setzte die Ernüchterung ein. Sie hatte sich offensichtlich nicht die Spur für ihn zurechtgemacht, und ihr Blick wirkte auf ihn kalt und abweisend.

»Willkommen in deinem Haus, Thomas. Du weißt, wo es zu deinem Zimmer geht.«

Sie trat zur Seite, um ihn hereinzulassen.

»Hallo, Sybille.«

Er machte einen Schritt auf sie zu, aber sie wich zurück.

»Den Empfang habe ich mir etwas anders vorgestellt«, meinte er unwirsch.

»So?« Sybille schaute ihn ruhig an.

»Du willst dich sicher frisch machen. Ich warte in der Küche auf dich, dann können wir losgehen. Der Tisch ist für 19 Uhr bestellt.«

Damit drehte sie sich um und verschwand hinter der Küchentür.

Thomas sprang kurz unter die Dusche und war nach zehn Minuten in der Küche. Sybille saß bei einem Glas Mineralwasser am Küchentisch. Er trat hinter sie und legte seine Hände auf ihre Schultern.

»Da haben wir doch noch etwas Zeit. Was meinst du?«

Er strich mit seinen Händen über ihre Oberarme und berührte dabei wie aus Versehen die Wölbungen ihres Hartschalen-BHs.

Sybille schüttelte seine Hände ab und sprang auf.

»So geht das diesmal nicht, Thomas. Ich will es nicht, verstehst du? Lass uns gehen. Wir haben etwas zu besprechen.«

Beim Italiener erkannte er keinen der Angestellten. Es waren wohl neue Inhaber. Auch Sybille schien kein Stammgast zu sein, jedenfalls wurde sie nicht so behandelt, als wenn sie oft hier wäre.

Sybille setzte ihr Scheidungsthema rigoros durch. Alle Versuche von Thomas, sie davon abzulenken, schlugen fehl. Als das nicht funktionierte, versuchte er, sie zur Aufschiebung ihrer Entscheidung zu bewegen. Sybille erstickte seine Versuche im Keim. Sie wollte seine Zustimmung, in den nächsten vier Wochen gemeinsam ihren Scheidungsanwalt aufzusuchen. Sie würde auf alle Forderungen verzichten.

Eigentlich hatte Thomas ihren Vorschlägen nichts Substanzielles entgegenzusetzen. Dass ihre Ehe noch funktionierte, konnte er nicht ernsthaft behaupten, obwohl er es versuchte, und preiswerter könnte eine Scheidung für ihn auch auf anderem Weg bestimmt nicht werden. Trotzdem wollte er sich nicht so einfach vor vollendete Tatsachen stellen lassen. Seine abschließende Position war, dass er darüber nachdenken müsse und sich bei ihr melden werde. Sie zeigte sich damit zufrieden und lächelte ihn das erste Mal an. Dann zahlten sie.

Getrunken hatte er nur zwei Gläser Primitivo, er hatte immer noch vor, Sybille zum Sex zu bewegen. Mit Chantal hatte er einige Male gemerkt, dass viel Alkohol nicht immer viel Standfestigkeit bedeutete, und die war ihm heute besonders wichtig. Wenn es an diesem Abend vielleicht das letzte

Mal war, wollte er sich richtig verabschieden. Sybille sollte wissen, was sie zukünftig vermissen würde.

Zu Hause angekommen, zog sich Sybille sofort in ihr Zimmer zurück. Auch Thomas ging in sein Zimmer, zog sich aus, ging in sein Bad und rasierte sich gründlich. Dann legte er sich das Duschtuch um die Hüften und trat auf den Flur. Ihm war ziemlich heiß.

Bei Sybille schien alles ruhig zu sein. Auf sein vorsichtiges Klopfen an ihrer Tür gab es keine Reaktion. Er öffnete die Tür einen Spalt weit und lugte ins Zimmer. Sybilles graue Kleidungsstücke samt Hartschalen-BH und schwarzem Slip lagen auf einem Stuhl. Ihm wurde noch heißer. Das Zimmer war nur schwach von einer Nachttischlampe beleuchtet, und er sah den Lichtschein unter der Badtür. Er schlüpfte herein und bewegte sich in Richtung Bad.

Es war wieder nichts zu hören, und auf sein behutsames Klopfen gab es auch keine Reaktion. Als er die Tür langsam öffnete, sah er Sybille nackt vor dem Spiegel mit der elektrischen Zahnbürste im Mund. Sie erstarrte in ihrer Bewegung und sah ihn mit großen Augen an.

Im Nachhinein hatte er keine genaue Erinnerung an die Vorgänge. Es musste gewesen sein, als hätte man einen Schalter in seinem Gehirn umgelegt. Er hatte das Duschtuch abgeworfen und sich auf Sybille gestürzt. Er war stärker, sie hatte keine Chance.

Als er wieder halbwegs klar denken konnte, lag Sybille wimmernd auf dem Boden ihres Bades. Wie sie da hingekommen war, hätte er nicht sagen können. Er hob sie auf und trug sie in ihr Bett. Es war wie ein Reflex. Sie redeten kein Wort. Thomas deckte sie zu, verließ ihr Zimmer und duschte ausgiebig in seinem Bad. Irgendwie musste er sich reinigen. Dann legte er sich ins Bett. Schlafen konnte er nicht. Er war verstört. Was hatte er getan?

Er wollte noch einmal nach ihr sehen, und so stand er wieder auf und ging leise in Sybilles Zimmer. Sie war wach und blickte ihn verzweifelt und hilflos an. Er fragte unpassenderweise nach ihrem Befinden. Sie sprach völlig unverständlich, lallte etwas, als ob sie betrunken wäre. Ungewöhnlich für ihren moderaten Weinkonsum an diesem Abend.

Thomas brauchte einige Sekunden. Dann sprang er auf, rannte in sein Zimmer und rief den Rettungsdienst an. Direkt im Anschluss telefonierte er mit der Notaufnahme des Klinikums Homburg. Er nannte seinen Namen, berief sich auf seine ehemalige Professur und erläuterte die Situation. Dann zog er sich etwas an und ging wieder zu Sybille. Sie war bei Bewusstsein und atmete regelmäßig. Er versuchte, ihr mit ruhiger Stimme zu erklären, dass Hilfe unterwegs war.

Es dauerte nicht lange. Der Rettungsdienst kümmerte sich professionell um Sybille. Thomas durfte nicht im Krankenwagen mitfahren und sollte sich später in der Notaufnahme des Klinikums Homburg melden.

Nachdem sie gefahren waren, machte er sich zuerst in der Küche einen Espresso und versuchte, einen klaren Kopf zu bekommen. Er hatte gerade seine Frau vergewaltigt, die danach vermutlich einen Schlaganfall bekommen hatte. Was war er nur für ein Dummkopf!

Aber zumindest danach hatte er sich richtig verhalten. Alles sprach dafür, dass Sybille einen Schlaganfall hatte. Es kam auf Minuten an, die entschieden, ob sie bleibende Schäden davontragen würde. Er hatte gut reagiert.

Was aktuell mit Sybille in der Klinik gemacht wurde, wusste er in groben Zügen. Es würde eine Weile dauern, bis er Näheres mitgeteilt bekäme. Jetzt ins Bett zu gehen und erst morgen früh in die Klinik zu fahren kam allerdings nicht infrage. Schlafen hätte er sowieso nicht können, und außerdem hätte es einen schlechten Eindruck gemacht, so als wenn er sich nicht um seine Frau sorgen würde.

Sorge bereitete ihm allerdings auch die Frage, welche körperlichen Spuren sein Übergriff bei Sybille hinterlassen hat. Dass sein Sperma zu finden wäre, fand er nicht schlimm. Schließlich waren sie verheiratet. Aber was wäre sonst noch zu sehen? Es hatte eine wilde Rangelei gegeben, sie hatte sich zuerst heftig gewehrt. Dann hatte er sie geschlagen, bis sie schließlich ihren Widerstand aufgab. Außerdem musste sie irgendwie auf den Boden gefallen sein. Da könnten durchaus einige blaue Flecken und vielleicht sogar Platzwunden entstanden sein. Er selbst hatte auch zwei blaue Flecken am rechten Arm. Da hatte sie mit aller Kraft versucht, sich loszureißen.

Später war er dann mit einem Taxi in die Klinik gefahren. Sybilles Zustand war stabil. Thomas gab die Kontaktdaten ihrer Eltern an, für den Fall, dass er später nicht erreichbar wäre. Dem Kollegen nannte er seine Funktion an der Uniklinik Zürich und erwähnte auch, dass seine Gattin und er seit einiger Zeit praktisch getrennt lebten. Er müsse bald zurück.

Der Kollege notierte sich die Angaben. Dann fragte er Thomas, ob er sich einen Reim auf die Verletzungen seiner Gattin machen könne. Thomas erwiderte, dass er sie im Bad auf dem Boden liegend vorgefunden habe. Es müsse einen Sturz gegeben haben. Als er sie dann ins Bett gelegt habe, habe er die Schlaganfall-Anzeichen entdeckt.

Der Kollege atmete tief durch.

»Da hat Ihre Frau wahrscheinlich viel Glück gehabt, dass Sie so schnell zur Stelle waren. Im Augenblick gehen wir davon aus, dass sie nichts zurückbehalten wird.«

— Homburg, Mittwoch, 10.9.2008

Gestern war Sybille entlassen worden. Sie hatte in der Tat viel Glück gehabt. Es war nur ein leichter Schlaganfall mit einer nicht vollständigen Gefäßverstopfung gewesen. Das Gerinnsel konnte medikamentös schnell aufgelöst werden. Ihre Sprache hatte sie schon in der Nacht wiedergefunden.

Das war aber nur die eine Seite. Sybille war durch den brutalen Übergriff von Thomas beinahe mehr beschädigt worden als durch den Schlaganfall. Die anfängliche Erschütterung und Traurigkeit, die sie empfand, machten im Verlauf der Kliniktage einer zunehmenden Wut auf ihn Platz. Sie entwickelte einen Plan. Er würde für diese Schändlichkeit büßen.

In der Klinik wurde sie zu ihren äußerlichen Verletzungen befragt. Sybille blieb trotz Nachfragen dabei, keine Erklärung dafür zu haben. So wurden die Hämatome und eine Platzwunde ohne Begründung aktenkundig. Eine Ärztin fragte auch nach Geschlechtsverkehr kurz vor dem Schlaganfall. Sybille zeigte sich verwundert über die Frage, schließlich sei ihr Mann da gewesen, mit dem sie eine Fernbeziehung unterhielt.

Am Nachmittag war sie bei ihrem Hausarzt gewesen. Die Klinik hatte sie schon für die nächsten 14 Tage krankgeschrieben, und das Amt und ihre Mitarbeiter waren informiert. Jetzt ging es um ihre medikamentöse Einstellung. Die Klinik empfahl Cholesterinsenker und Blutverdünner. Ihr Hausarzt verschieb ihr die Medikamente und erläuterte ihre Notwendigkeit und wie sie einzunehmen sind.

Dann erzählte Sybille ihm von der Vergewaltigung. Sie bat ihn, die äußerlich sichtbaren Symptome zu dokumentieren. Er bestätigte, dass die Symptome zu ihrem Bericht der Ereignisse passten.

Eigentlich hatte sich Sybille vorgestellt, dass sie dieses Gespräch mit ihrem Hausarzt auch irgendwie erleichtern würde, schließlich kannten sie sich schon 15 Jahre. Aber das funktionierte nicht. Wahrscheinlich fehlte so etwas wie emotionale Empathie. Er war eben ihr Arzt. Aber er attestierte ihr psychische Stabilität, und so empfand sie sich auch.

Mit ihren Eltern hatte sie gesprochen und verabredet, sie am nächsten Wochenende zu besuchen. Die Vergewaltigung war natürlich kein Thema. Sie hatten zunächst insistiert, ihre Tochter in Homburg zu pflegen, wie sie sagten, aber Sybille konnte es ihnen ausreden. Bei ihrem Besuch wollte sie dann von der Scheidung berichten.

Blieb noch Jacques. Sie rief ihn an und erzählte ihm von ihrem Schlaganfall. Sie musste die Realität ein wenig biegen, weil sie ja eigentlich auf einem Kongress in Trier gewesen sein sollte, aber er merkte nichts. Als er auf eine Verabredung drängte, hätte sie sich eigentlich freuen können. Aber plötzlich hatte sie das Gefühl, dass sie in ihrem ganzen Leben nichts mehr mit einem erigierten Schwanz zu tun haben wollte. Das sagte sie ihm so nicht, sondern verschob ein Treffen, bis sie wieder halbwegs fit wäre. Aber das könne dauern.

Obwohl sie sich nicht anstrengen sollte, hatte sie zu Hause richtig aufgeräumt. Das Bad hatte sie gründlich geputzt und ihr Bett frisch bezogen. Die elektrische Zahnbürste fand sie in einer Ecke des Bades, sie war kaputt und landete im Müll. Dann hatte sie überlegt, ob sie Thomas‘ Zimmer einfach verschließen und niemals wieder öffnen sollte. Sie entschied sich dafür, alles, was an Thomas erinnerte, auf einen großen Haufen zu werfen und demnächst zum Abfallentsorger zu bringen. Die Tür verschloss sie trotzdem.

Heute hatte sich Sybille bei einem Kampfsportverein zu einem Selbstverteidigungskurs für Frauen angemeldet. Sie sah es als Einstieg und wollte anschließend eine der üblichen Kampfsportarten richtig trainieren. Es sollte ihr nie wieder ein Mann körperliche Gewalt antun.

Dann war sie bei ihrem Scheidungsanwalt. Sie berichtete von den letzten Ereignissen, und er zeigte sich zuerst schockiert. Als er begriff, dass er kein psychisch labiles Vergewaltigungsopfer vor sich hatte, entspannte er sich.

»Und was haben Sie jetzt vor?«

»Ich will ihm Angst machen, und er soll zahlen.«

»Gut, ich bin dabei. ›Angst machen‹ heißt, Sie wollen ihm klarmachen, dass Sie ihn in der Hand haben, oder? Wenn Sie aussagen würden, was passiert ist, könnten Sie ihn ruinieren.«

»Genau. So stelle ich es mir vor.«

Sie feilten zusammen an einer Strategie, die letztlich darauf hinauslief, dass Thomas ihr im Zuge der Scheidung das Haus in Homburg überschrieb und einen niedrigen sechsstelligen Betrag überwies. Dieser Betrag wurde mit Sybilles substanzieller Mitarbeit an dem für Thomas‘ Karriere essenziellen »Count«-Modell begründet. Dafür sollte ihre anwaltlich beglaubigte Aussage unter Verschluss bleiben. Sybille hatte ihn also zweifach in der Hand.

— Sagogn, Montag, 22.9.2008

Als Thomas wieder nach Sagogn zurückgekehrt war, fühlten sich die Berge anders an als vorher. Später hatte er im Klinikum Homburg angerufen. Man teilte ihm mit, dass Sybille entlassen worden war.

Er meldete sich nicht bei ihr zu Hause. Ihre frühe Entlassung deutete darauf hin, dass der optimistische Arzt richtiggelegen hatte. Gut so!

Chantal war letzte Woche aus Portugal zurückgekommen. Sie hatten sich für heute Abend in Zürich in ihrem Haus verabredet, wie schon sehr oft zuvor, aber es endete diesmal in einem Desaster. Wie üblich, war Chantal nach drei Wochen Abstinenz ziemlich ungestüm über ihn hergefallen – aber bei ihm ging gar nichts. Thomas kam sich vor wie ein Versager. Ihre beschwichtigenden Äußerungen wie »Das passiert jedem einmal« oder »Das wird schon wieder« nahm er als Hohn und Spott wahr. Ein Gespräch über die mögliche Ursache, von der er schon eine Ahnung hatte, verbat sich. Stattdessen tat er so, als ob er Magenbeschwerden hätte, und zog sich früh zurück. Er würde sich wieder melden, wenn es ihm besser ginge.

Er fuhr direkt nach Sagogn. Das Herbstsemester lief zwar schon seit dem 15. September, aber er hatte seine Lehrveranstaltungen komplett auf den Montag gelegt und war sonst frei. So wollte er es jetzt grundsätzlich auch weiter halten. An den Wochenenden würde er nach Zürich fahren, um Chantal zu treffen und mit ihr gemeinsam Veranstaltungen zu besuchen, Montag in seinem Institut vorbeischauen und seine Lehre absolvieren. Ansonsten würde er in Sagogn leben.

Es war schon sehr spät, als Thomas das Chalet betrat. In seinem Briefkasten steckten zwei Briefe von einer Kanzlei aus Homburg. Es waren Einwurfeinschreiben. Ihm schwante nichts Gutes. In seinem Appartement angekommen, stellte er seine Reisetasche ab, entkorkte eine Flasche Pouilly-Fumé, goss sich großzügig ein, setzte sich an den großen Esstisch und öffnete die Briefe. Sie waren von Sybilles Scheidungsanwalt.

Anscheinend hatte er sie unterschätzt. Das musste er ihr jetzt zugestehen. Formuliert war das Ganze als wohlmeinender Vorschlag für eine gütliche Einigung, aber eigentlich, und so verstand er das Schreiben, war es eine handfeste Erpressung.

Sie bat um seine Zustimmung zu einer sofortigen einvernehmlichen Scheidung. Er sollte ihr das Haus in Homburg überschreiben und einen ansehnlichen Betrag zahlen. Das war der Inhalt des ersten Briefs. Im zweiten stand, dass Sybille zwei Sachverhalte anwaltlich dokumentiert habe: den »Vorfall« vom 5. September und ihre Rolle beim »Count«-Projekt. Sie behalte sich entsprechende Klagen vor. Im Falle einer gütlichen Einigung im Zuge ihrer Scheidung würde sie darauf verzichten.

Jetzt brauchte er ein zweites Glas. Zuerst überlegte er, welche Chancen sie mit ihren Klagen haben könnte. Schnell wurde ihm klar, dass das Problem woanders lag. Mit ihren Klagen wurden beide Geschichten quasi öffentlich. Das könnte ihn seine Reputation und seinen Job in Zürich kosten, ja, das könnte ihn ruinieren. Sie hatte ihn völlig in der Hand. Er hatte wohl keine andere Wahl, als ihren Forderungen zuzustimmen.

Schuld empfand er nicht. Er hatte einen dummen Fehler gemacht, der ihn jetzt teuer zu stehen kam. Dabei war Sybille vorher völlig handzahm gewesen. Er hatte den Bogen anscheinend überspannt.

Thomas öffnete die zweite Flasche. Zuerst hatte er gegrübelt, ob er ihr ein Alternativangebot machen könnte, das für ihn preiswerter wäre. Dazu war ihm nichts Sinnvolles eingefallen. Dann überlegte er, welche Kosten ihm durch eine nicht einvernehmliche Scheidung entstehen würden. Er müsste seine gesamten Einkünfte seit der Hochzeit offenlegen, und nach einem kurzen Überschlag hatte er den Eindruck, dass ihn eine solche Scheidung mehr kosten würde, als Sybilles Anwalt jetzt forderte, und zwar ohne jeglichen Schadensersatz, der noch dazukäme. Sybilles Vorschlag war nur dadurch zu erklären, dass sie keine Ahnung von seinen tatsächlichen Einkünften hatte. Insgesamt würde er noch ganz glimpflich davonkommen. Er würde zustimmen.

— Zürich, Freitag, 9.8.2013

Die Jahre verflossen mit Chantal und viel Arbeit. Es war Thomas nicht schlecht gegangen, doch dann kam alles anders.

Thomas konnte sein Glück kaum fassen. Gabriela war für ihn ein Jungbrunnen. Er beobachtete sie, wie sie völlig ungezwungen an seiner Kücheninsel hantierte, um ihren Spätabend-Snack zuzubereiten. Sie hatte sich eins seiner T-Shirts übergeworfen und sprang barfuß herum.

Sie war ein Multitalent und seine beste Mitarbeiterin. Er hatte sie vor einem halben Jahr eingestellt. Gabriela Rösler hatte ausgezeichnete Referenzen und war auch im Bewerbungsvortrag mit Abstand die Überzeugendste.

Im Juni war es dann passiert. Auf der Jahrestagung der Schweizerischen Gesellschaft für Kardiologie in Lugano hatte er den einleitenden Hauptvortrag gehalten, das war beinahe schon selbstverständlich. Gabriela war mitgekommen. Sie hatte sich zu einem Posterbeitrag angemeldet, der angenommen worden war, ohne dass er sich extra dafür eingesetzt hatte, und gewann überraschend den Nachwuchspreis für das beste Poster. Das musste natürlich begossen werden.

Nach der spontanen Feier im Kongresszentrum machten sie in kleinem Kreis in der Hotelbar weiter. Als sie zu zweit übrig waren, beschlossen sie in großer Übereinstimmung, in seinem Hotelzimmer zu Ende zu feiern. Seitdem trafen sie sich regelmäßig jede Woche in seinem Züricher Haus.

Chantal war in diesem Sommer wieder für mehrere Wochen weg. Thomas wusste nicht, wohin sie gefahren war, ob sie alleine oder in Begleitung unterwegs war, und auch nicht, wann sie wiederkommen würde. In den letzten Jahren hatte sie ihre Reisetätigkeit stark ausgeweitet. Eigentlich war sie inzwischen eher selten in Zürich, so kam es ihm jedenfalls vor.

Ihre Treffen waren immer seltener geworden. Zu offiziellen Anlässen hatte sie ihn seit Längerem nicht mehr mitgenommen. Bei der Feier zum Erscheinen der neuen Cholesterin-Leitlinie, an der er wieder wesentlichen Anteil hatte, war sie nicht dabei.

Sein Leben hatte sich dadurch verändert. Jetzt war er über die Wochenenden in Sagogn, und seit das Agreement mit Gabriela lief, verbrachte er zwei Tage in der Woche in Zürich. Vor Gabriela waren seine Zürich-Aufenthalte noch stärker reduziert gewesen. Das hatte schon zu einigen Problemen mit der Uni geführt.

Gabriela und er versuchten, ihre Beziehung geheim zu halten. Das war nicht immer einfach, aber sie hatten sich an seinem Institut gut unter Kontrolle. Thomas unterstützte sie bei ihrer Dissertation und konnte ihr einige Türen öffnen. Dabei bemühte er sich, sie nicht anders zu behandeln als seine anderen Mitarbeiter. Im Gegenteil, er setzte sie für Vertretungen bei Lehrveranstaltungen, zu denen er keine Lust mehr hatte, öfter ein als ihre Kollegen.

Dass er fast doppelt so alt war wie sie, beschäftigte ihn nicht weiter. So war das Leben. Er investierte seinen exquisiten Wein in die gemeinsamen Abende, sie ihre Jugend. Und er konnte ihr die Welt erklären, ohne dass sie widersprach. Auch im Bett war er derjenige, der bestimmte, wo es langging.

Dabei schätzte er sie wirklich. Sie war eine kluge junge Frau und auch fachlich ausgezeichnet. Gabriela könnte überall promovieren, und zwar ohne mit dem Chef ins Bett zu steigen. Es musste also um ihn als Person gehen. Das tat gut, er konnte diese Bestätigung wahrlich gebrauchen. Nicht, dass er sich eine gemeinsame Zukunft mit ihr ausmalte, so dumm war er nicht. Aber es sollte noch möglichst lange auf diese Weise weitergehen.

Außer um Gabriela und seinen Job drehten sich Thomas' Tage um Weine, die Geldanlage und den Golfclub von Sagogn.

Er spielte kaum auf anderen Plätzen, aber hier war er fast jeden zweiten Tag, wenn er in seinem Appartement wohnte. Er liebte den Platz mit seiner fantastischen Sicht über das Vorderrheintal. Inzwischen hatte er sein Handicap auf 15,5 gedrückt, das fand er schon ziemlich beeindruckend.

Beim Golfen dachte er manchmal an seine Anfänge mit Sybille in Domat/Ems. Seit der Scheidung hatte er nichts mehr von ihr gehört. Er hatte letztlich ihrem Angebot zugestimmt. Einmal hatten sie sich noch beim Notar getroffen, aber dort kein persönliches Wort gewechselt. Es kam jetzt ab und zu vor, dass er sich schlecht fühlte, wenn er daran dachte, wie sie auf dem Boden ihres Bades gelegen hatte. Aber dann sagte er sich, dass sie es selbst verschuldet hatte, weil sie ihn zuvor so brüsk zurückgewiesen hatte. Und außerdem hatte er ihr danach immerhin das Leben gerettet, eigentlich waren sie quitt.

Fachlich fühlte er sich absolut top. Dass er wenig Lust verspürte, an der Uni Präsenz zu zeigen, bedeutete nicht, dass er wissenschaftlich nachgelassen hatte. Auch in Sagogn las er jeden Beitrag, der in seinem thematischen Umfeld publiziert wurde, und seine Mitarbeiter forschten, was das Zeug hielt. Es gelang ihm, den Überblick zu bewahren.

Er hatte kurz über die Beantragung der Schweizer Staatsbürgerschaft nachgedacht. Nach zwölf Jahren Aufenthalt hätte er eine Chance gehabt, aber er verwarf die Idee. Das Verfahren erschien ihm fürchterlich kompliziert, und er fühlte sich eigentlich eher als Deutscher.

Thomas' Finanzen sahen sehr gut aus. Er widmete sich intensiv seinen verschiedenen Anlagen. Grundsätzlich vertraute er weiterhin den Spezialisten aus Ilanz, kontrollierte aber, anders als in seinen ersten Jahren, mit einem Online-Zugang zu seinem Depot, wie sich seine Gewinne entwickelten. Außerdem war er in den einschlägigen Internet-Foren unterwegs und verglich die dortige Diskussionsentwicklung mit den Empfehlungen seiner Banker. Das Verfolgen seines Vermögensfortschritts war ein wichtiger Lebensinhalt geworden.

Mit seiner Weinexpertise war es ebenfalls steil bergauf gegangen, zumindest, was den Preis anging, den er pro Flasche bezahlte.

— San Diego, USA, Sonntag, 15.3.2015

Inzwischen begleitete Gabriela ihn auf allen seinen Reisen, und das waren nicht wenige. Seine Vorträge waren immer sehr ähnlich, er ergänzte sie aber ständig mit aktuellen Daten. Überall wurde Professor Thomas Pfilzner als Hauptreferent gerne eingeladen. Sein Englisch war perfekt, und er galt als absoluter Spitzenwissenschaftler.

Sie waren in der ganzen Welt unterwegs und logierten in den besten Hotels. Es traten zwar die ersten Tuscheleien auf, aber bislang nur unterschwellig. Sie bemerkten es an Blicken und Nebenbemerkungen ihrer Gesprächspartner.

Für ihre Reisebegleitung gab es immer eine offizielle Begründung. Oft hielt Gabriela selbst einen Vortrag, oder Thomas meldete sie als Mitreferentin an. Bei den Buchungen wählten sie strikt ein Extrazimmer für Gabriela, das sie dann auch pro forma bezog.

Jetzt waren sie zusammen auf der Tagung des American College of Cardiology in San Diego. Diesmal hatte Thomas kein Hauptreferat, aber er hatte einen Arbeitskreis angemeldet. Gabriela hatte ihre Promotion mit summa cum laude abgeschlossen, und er organisierte eine internationale Bühne für die Präsentation ihrer Dissertationsergebnisse, wie sie besser kaum hätte sein können. Zum Arbeitskreis, der im thematischen Umfeld ihrer Dissertation angelegt war, hatte er herausragende Kollegen zu Referaten eingeladen, eine weitere Frau neben Gabriela war nicht darunter. Gewonnen hatte er die Kollegen nicht nur mit inhaltlichen Argumenten, er hatte ihnen auch eine großzügige Übernahme der Reisekosten zugesagt.

Der Arbeitskreis wurde ein voller Erfolg. Die bekannten Namen der Referenten zogen so viele Teilnehmer an, dass sie spontan in einen größeren Raum umziehen mussten. Gabriela bekam für ihre Vorstellung viel Applaus, und ihr Bekanntheitsgrad stieg rapide. Auch bei der abschließenden Gesamtdiskussion machte sie eine gute Figur.

Besonders Allan Hopkins, sein berühmter Kollege von der Harvard Medical School in Boston, hatte wohl einen Narren an ihr gefressen. Zuerst hatte er mit seinen Fragen ziemlich aggressiv nachgebohrt. Als Gabriela alle kritischen Fragen zu seiner Zufriedenheit beantwortet hatte und dabei immer noch lächelte, wechselte er in einen anderen Fragemodus. Welche Konsequenzen würde sie aus ihren bemerkenswerten Ergebnissen ziehen? Zuletzt musste Thomas als Diskussionsleiter die beiden bremsen, die anderen wollten schließlich auch noch zu Wort kommen.

San Diego war ein voller Erfolg. Gabriela hatte ihren internationalen Durchbruch, und Thomas wurde zu seiner fantastischen Mitarbeiterin beglückwünscht. Dass einige seiner Kollegen dabei leicht anzüglich lächelten, entging ihm. Er fühlte nur den Triumph.

Kapitel 20

— Sagogn, Samstag, 31.12.2016

Silvester verbrachte Thomas im Restaurant »Vista« des Golfclubs von Sagogn. Es wurde ein rustikales Essen serviert, und ein paar Programmpunkte wie die Rede des Clubpräsidenten und die Show eines Zauberkünstlers sorgten für Heiterkeit und Zerstreuung. Außerdem gab es viel Wein und etwas Small Talk mit seinen Tischnachbarn vom Vorstand.

Ein örtlicher Discjockey animierte die Anwesenden zum Tanzen. Nach dem Anstoßen um 24 Uhr waren die meisten Gäste auf der Tanzfläche. Thomas saß allein und gedankenversunken an dem großen Ecktisch, Tanzen war nun gar nicht seins. Er hatte schon bessere Jahre erlebt, dachte er. Er goss sich ein weiteres Glas von dem Rioja ein, den er nicht so besonders fand.

Anfang Februar fing es an. Die Tuscheleien über sein Verhältnis mit Gabriela hatten zugenommen, aber er hatte sich nicht besonders gesorgt. Was sollte ihm schon passieren? Gabriela war alt genug, alles geschah einvernehmlich, und sie würde sich bestimmt nicht beschweren, da war er sicher.

Mit Chantal traf er sich weiterhin nur noch ab und zu, trotzdem tauschten sie sich über Curasan-Belange aus, und Sex fand nach wie vor statt.

Es war dann dieser vermaledeite Abend am Ende des Monats, als sie wie stets spärlich bekleidet bei Chantal vor dem Kamin saßen. Sie stießen mit dem obligatorischen Whisky an, und Chantal fragte plötzlich:

»Was ist das eigentlich für eine Beziehung zu dieser Gabriela?«

Thomas durfte eigentlich nicht überrascht sein, dass Chantal von Gabriela erfahren hatte. Er war es auch nicht wirklich, aber er hatte sich keinerlei Gedanken darüber gemacht, wie er Chantal sein Verhältnis zu Gabriela erklären sollte, weil er es einfach verdrängt hatte. So fühlte er sich trotzdem überfahren.

»Welche Gabriela?«

Chantal lachte trocken.

»Ich meine Dr. Gabriela Rösler, deine hochkarätige Mitarbeiterin.«

Thomas schwieg und starrte in sein Whiskyglas. Was sollte er jetzt sagen? Sollte er leugnen, dass Gabriela mehr als eine sehr gute Mitarbeiterin für ihn war? Würde ihm Chantal das überhaupt glauben?

Chantal nahm ihm die Antwort ab.

»Ich habe schon vor Monaten von dieser Affäre gehört und immer gewartet, dass du mir irgendwann davon berichtest. Nichts hast du gesagt. Und jetzt ist es so, dass praktisch die ganze Stadt darüber spricht, nur ich soll es anscheinend nicht wissen.«

Sie machte eine Pause, um Thomas zu Wort kommen zu lassen. Der aber starrte unverwandt in sein Whiskyglas. Das brachte sie vollends in Rage. Sie wurde jetzt laut.

»Was bildest du dir eigentlich ein? Du vögelst deine Mitarbeiterin, die ganze Stadt spricht darüber, und diese ganze Stadt weiß auch von deiner Beziehung zu Frau Wiederkehr. Hast du dir schon einmal überlegt, was das mit mir macht? So geht das nicht, Thomas.«

Thomas drehte sein Whiskyglas in den Händen.

»Das habe ich nicht gewollt«, murmelte er.

»So, das hast du nicht gewollt.«

Chantal sprach jetzt leise und bestimmt.

»Ich sage dir jetzt, wie es weitergeht. Ab morgen verbreite ich über mein Netzwerk unsere Trennung, übermorgen weiß es die ganze Stadt. Es wird keine privaten Treffen und keine gemeinsamen öffentlichen Auftritte mehr geben. Zum Jahresende wird dein informeller Vertrag mit der Stiftung auslaufen, und du wirst das Haus der Stiftung verlassen. Und jetzt zieh dich an, ich rufe dir ein Taxi.«

Sie hatte ihm keine Chance gelassen. Selten hatte Thomas sich so gedemütigt gefühlt wie in dem Moment, als er das Taxi bestieg und Chantal ihm kalt hinterherblickte.

Schon vor dieser Kränkung hatte er am Züricher Leben nur noch wenig teilgenommen, seine Aufenthalte waren hauptsächlich auf Kurzbesuche in seinem Institut und die abendlichen Treffen mit Gabriela fixiert. Insofern empfand er die Veränderungen als nicht gravierend. Mit den finanziellen Einbußen durch den Wegfall der Stiftungsgelder würde er wohl oder übel zurechtkommen. Der Kontrakt mit Curasan lief trotz seiner Entzweiung mit Chantal unbeschadet weiter, immerhin hatte er bei den Cholesterin-Leitlinien von 2016 wieder mitgewirkt. Es war diesmal nicht viel Arbeit gewesen.

Dass er das Haus verlassen musste, machte ihm allerdings schon zu schaffen.

Am Institut war seine Beziehung zu Gabriela inzwischen weitestgehend bekannt. Alle hatten sich anscheinend mit der Situation arrangiert, es gab keine Eifersüchteleien zwischen den Mitarbeitern, und auch von der Universitätsleitung wurden keine kritischen Fragen gestellt. Hier hatte er nichts zu befürchten.

Noch Anfang September hatte er keine neue Züricher Bleibe. Gabriela hatte er gesagt, dass er zum Jahreswechsel umziehen werde, weil die Vermieter das Haus anderweitig nutzen wollten.

In den letzten Wochen kam sie ihm verändert vor. Er konnte nicht genau sagen, was es war, aber er hatte den Eindruck, dass sie sich ihm gegenüber nicht mehr so öffnete, wie er es kannte.

An einem Dienstag im September ließ sie die Bombe platzen. Sie kam um 20 Uhr zu ihm, und beide machten sich sofort wie gewohnt auf den Weg in das italienische Restaurant. Als sie saßen, eröffnete sie ihm direkt nach ihrer Bestellung, dass sie Zürich verlassen werde. Allan habe ihr eine Assistenzprofessur an seinem Institut angeboten, zunächst für sechs Jahre, aber mit der Option auf eine unbefristete Anstellung. Sie könne frühestens am 1. Oktober und spätestens am 1. Januar nächsten Jahres in Boston anfangen, Allan habe ihr das offengelassen. Aber er wünsche sich den 1. Oktober, und sie würde auch gerne so früh wie möglich wechseln, weil es ja grundsätzlich schon entschieden sei, und zwar definitiv. Sie habe letzte Woche zugesagt.

Thomas war perplex. Damit hatte er überhaupt nicht gerechnet. Dann wurde ihm einiges klar. Im Juli war Gabriela von Allan zu einem Gastvortrag eingeladen worden. Das war anscheinend nicht nur ein Gastvortrag gewesen, sondern auch ein Bewerbungsvortrag. Er war nicht mitgefahren, weil die Einladung explizit für Gabriela gegolten hatte. Er wäre gerne dabei gewesen und hätte seine Reise auch selbst bezahlt, aber es hätte schon ziemlich merkwürdig ausgesehen, so als ob sie einen Aufseher benötigte, also hatte er verzichtet.

Er versuchte, die Contenance zu wahren, gratulierte ihr zu diesem Karriereschritt und orderte zwei Gläser Prosecco, die sofort gebracht wurden. Sie stießen an, Thomas wiederholte seine Gratulation, und dann wurden auch schon ihre Speisen serviert. Sie aßen schweigend, und Thomas erfasste eine starke Niedergeschlagenheit und Enttäuschung. Er hatte so viel für Gabriela getan, und sie hatte ihn bei dieser Frage nicht um Rat gebeten, sondern ihn einfach links liegen lassen. Sie hatte es nicht einmal für notwendig erachtet, ihn von dem Angebot zu informieren, sondern ihn glatt vor vollendete Tatsachen gestellt. Das konnte er ihr nicht verzeihen.

Nachdem er die Hälfte gegessen hatte, stellte er seinen Teller zur Seite und ergriff sein Rotweinglas.

»Das war's dann wohl mit uns. Ich stimme deiner Vertragsauflösung zum 1. Oktober zu. Bereite bitte die Unterlagen mit unserem Sekretariat und der Personalabteilung vor, ich unterschreibe dann nächste Woche. Voraussetzung ist allerdings, dass du mit den Kollegen klärst, wer deine beiden Seminare übernimmt, das Semester startet schließlich schon am 19. September. Außerdem solltest du deine laufenden Aufgaben erfüllt haben und eine anständige Übergabe vorbereiten. Stelle bitte eine Vorschlagsliste zusammen, wem du welche Aufgaben und Geräteverantwortung übergeben willst und wer die Seminare übernehmen soll. Ich stimme dann zu oder benenne vielleicht andere Mitarbeiter.«

Er trank seinen Rotwein aus und wartete gespannt auf die Wirkung seines Auftritts. Die war anders, als er sie sich vorgestellt hatte. Gabriela war keineswegs bestürzt über die von ihm ausgesprochene Trennung, sondern zeigte sich freudig erleichtert, dass er dem 1. Oktober zustimmte. Die Vorschlagsliste für die Übergaben und die Seminare werde sie ihm morgen früh per E-Mail schicken. Wenn er ihr die kontrollierte und eventuell modifizierte Liste im Laufe des Tages zurückschicken würde, könnte sie die Übergaben in der nächsten Woche erledigen. Da sie noch zwei Wochen Resturlaub habe, sei sie nur noch bis Ende der nächsten Woche am Institut. Kurzfristige offene Aufgaben, die sie noch erledigen müsse, gebe es nicht.

Sie stellte ihren auch erst halb leer gegessenen Teller ebenfalls zur Seite und ergriff, genau wie eben Thomas, ihr Rotweinglas. Sie verwies auf die schöne Zeit, die sie beide gehabt hätten, und bedankte sich bei ihm für alles, was er für sie getan habe. Aber jetzt sei für sie eben eine neue Zeit angebrochen. Sie hob ihm ihr Glas entgegen und leerte es in einem Zug. Thomas bestellte die Rechnung.

Draußen wandte sie sich ihm zu und nahm ihn in den Arm, ohne ihn zu küssen. Er ließ es zu. Dann löste sie sich von ihm, wünschte ihm alles Gute und ging nach rechts. Thomas musste nach links.

Als er in dem Haus, das noch sein Züricher Heim war, am Esstisch saß und den ersten Schluck seines eigenen und viel besseren Rotweins trank, kamen ihm die Tränen. Das erste Mal in seinem Leben fühlte er sich fürchterlich einsam. Wie sollte es ohne Gabriela weitergehen? Und Chantal war auch weg. Was hatte er diesen Frauen angetan, dass sie ihn so schmählich verrieten?

Es waren dann zwei Flaschen geworden, bis er sich traute, ins Bett zu gehen.

Am nächsten Morgen machte er sich einen starken Kaffee und fuhr dann nach Sagogn. Gabrielas Liste hatte er vorher überflogen und ihren Vorschlägen zugestimmt. Sie hatte sie ihm kommentarlos geschickt, und er verzichtete bei seiner Antwort ebenso auf überflüssige Anmerkungen. Eigentlich hätte er noch zum Institut gemusst, aber er wollte ihr nicht über den Weg laufen. So beließ er es bei einem kurzen Telefonat mit seinem Sekretariat, in dem er Gabrielas Weggang ankündigte und darum bat, zusammen mit ihr die notwendigen Unterlagen vorzubereiten.

Auf der Fahrt nach Sagogn überfiel ihn zunächst wieder die Traurigkeit. Dann riss er sich zusammen und versuchte, seine nächsten Schritte zu durchdenken. Das Wichtigste war, eine neue Bleibe zu finden. Er wollte aber in Zürich keine Immobilie kaufen, die er dann doch kaum nutzen würde. Er brauchte so etwas wie ein Appartement mit Service, damit er sich nicht um Haushaltstätigkeiten kümmern musste, aber trotzdem jederzeit für eine oder auch mehrere Nächte dort bleiben könnte.

Er würde sein Sekretariat mit der Suche beauftragen und dort die gleiche Geschichte zu seinem Umzug erzählen wie gegenüber Gabriela. Das wäre damit auch die offizielle Version für die Aufgabe seines Züricher Hauses.

Den Rest des Jahres hatte er halbwegs überstanden. Gabriela hatte er vor ihrem Weggang nicht mehr getroffen. Bei ihrer Abschiedsfeier hatte er sich wegen anderer Termine entschuldigt. Es war ihm egal, dass darüber natürlich getratscht wurde.

Sein Sekretariat hatte ein Appartement mit ausgezeichnetem Service für ihn gefunden. Es kostete einiges, aber er konnte es sich ja leisten. Er hatte eine Autoladung aus dem Stiftungshaus, so nannte er es jetzt, in sein neues Züricher Appartement transportiert, eine weitere Autoladung nach Sagogn. Das meiste ließ er zurück, sollte Chantal sehen, was sie damit machte. Für den Safe-Inhalt mietete er ein neues Schließfach bei der UBS-Filiale in Chur, die Hausschlüssel schickte er mit einem kurzen, unpersönlichen Anschreiben an die offizielle Stiftungsadresse. In das neue Schließfach packte er auch alle persönlichen Papiere und die Unterlagen für das Schließfach selbst. Den Schlüssel deponierte er in seinem anderen Schließfach in Ilanz.

Die Uni war anstrengender als sonst. Er hatte mehr in der von ihm ungeliebten Lehre zu tun als sonst. Weil Gabriela weg war und andere Mitarbeiter schon für sie einspringen mussten, konnte er sich nicht mehr so häufig wie gewohnt kurzfristig in Lehrveranstaltungen vertreten lassen. Er würde ihre Stelle erst zum nächsten Semester wieder besetzen können. Es war wirklich kein gutes Jahr für ihn gewesen, aber er hatte sich schließlich gefangen.

Die Tanzfläche war immer noch gefüllt, und die Stimmung schwappte hoch. Seine Riojaflasche war leer, und Thomas bestellte eine neue. Als er sich gerade eingoss, tippte ihm

Giuanna, die Clubsekretärin, auf die Schulter und wollte ihn zum Tanzen bewegen. Sie war im selben Alter wie er, aber für seinen Geschmack hatte sie etwas zu füllige Rundungen. Außerdem war er gerade sehr mit sich selbst beschäftigt und hatte auch die Befürchtung, nicht mehr ganz sicher auf den Beinen zu sein. Er erklärte ihr, dass ihm nicht nach Tanzen zumute sei, und sie zog enttäuscht ab.

Das nächste Jahr musste unbedingt wieder ein besseres werden. Vielleicht sollte er sich noch einmal verändern, Zürich musste ja nicht seine Endstation sein. Er war sehr gut vernetzt, und es gab noch andere schöne Gegenden auf der Welt. Es musste ja nicht gerade Boston sein.

Aber wie wäre es bei einem Wechsel mit seinem Leben in Sagogn? Zürich war dafür schon ein idealer Uni-Standort. Andererseits könnte er von jeder europäischen Metropole in zwei Stunden nach Zürich fliegen. Am Flughafen würde er sein Auto deponieren, und so würde er auch nur einen halben Tag brauchen, bis er hier wäre.

Vielleicht könnte er einen Neustart in der Grundlagenforschung hinlegen, seine Curasan-Karriere neigte sich wahrscheinlich nach der Trennung von Chantal und dem Rückzug ihrer Stiftung sowieso dem Ende zu.

Thomas hatte wieder Pläne, und nachdem auch diese Flasche Rioja leer war, wankte er nach Hause, ohne sich von den immer noch Feiernden zu verabschieden. Einmal rutschte er auf der schneebedeckten Straße aus und fand sich am Boden wieder. Das Aufstehen bereitete ihm einige Schwierigkeiten, aber letztlich schaffte er es und gelangte ohne weitere schwerwiegende Zwischenfälle in sein Bett.

— Zürich, Donnerstag, 5.10.2017

Mittlerweile hatte er sich in seinem neuen Züricher Domizil eingelebt. Der Service war ausgezeichnet. Thomas musste sich um nichts kümmern, sogar sein Bett wurde regelmäßig frisch bezogen, und der Kühlschrank in der hochwertigen Pantry-Küche wurde regelmäßig gefüllt. Nur für den Weinvorrat im Weinkühlschrank, den er sich ins Wohnzimmer hatte stellen lassen, sorgte er lieber selbst.

Gabriela fehlte ihm zuerst heftig, inzwischen ging es. Die Atmosphäre am Institut war seit ihrem Weggang eine andere, und nicht unbedingt eine bessere. Alle mussten sich in ihrer Rolle neu orientieren, und das führte leider zu einigen Grabenkämpfen. Dass Thomas sich nicht wirklich um seine Mitarbeiter kümmerte, verschlimmerte die Situation.

Ihr Nachfolger hatte sich gut eingeführt. Thomas hatte sich für einen kompetenten, aber anscheinend nur wenig karriereambitionierten jungen Mann entschieden, dem er zugetraut hatte, ihn in der Lehre weitgehend zu entlasten. Das funktionierte bisher einwandfrei.

Seit mehr als einem Jahr hatte er keine Frau mehr gehabt. Anfangs hatte er sich etwas umgeschaut, aber die jüngeren Damen in Gabrielas Alter oder ältere Damen, die er attraktiv fand, schenkten ihm keine Beachtung. Einmal war er in Chur im »Bellaroma« gewesen und hatte Camilla gebucht, aber es war nicht das, was er gesucht hatte. Jetzt verfestigte sich bei ihm die Perspektive, dass der Sexualtrieb ab einem Alter von 50 Jahren rapide abnahm, und diese Phase hatte bei ihm anscheinend schlagartig eingesetzt.

Am meisten beschäftigten ihn seine Wechselabsichten. Über verschiedene Kollegen, mit denen er sich regelmäßig über den Stellenmarkt austauschte, hatte Thomas erfahren, dass die Charité in Berlin eine W3-Professur plante, die seinen Vorstellungen fast hundertprozentig entsprach. Es ging um die Leitung einer größeren Arbeitsgruppe in der Grundlagenforschung bei sehr eingeschränkten Lehraufgaben.

Ab heute war die Ausschreibung öffentlich, und der Ausschreibungstext ließ keine Zweifel offen. Sie suchten eine international renommierte Forscherpersönlichkeit. Das war er zweifellos, und damit war klar, dass sie keinen Jungspund mit Entwicklungspotenzial suchten, sondern einen erfahrenen Wissenschaftler. Thomas war jetzt 53 Jahre alt, und damit sollte er genügend Erfahrung aufweisen. Andererseits könnte sein Alter dazu führen, dass es Schwierigkeiten bei seiner Verbeamtung gäbe. Da er aber auf den Beamtenstatus aufgrund seiner soliden finanziellen Situation verzichten konnte, maß er diesem Aspekt keine Bedeutung zu.

Sein internationales Renommee beruhte allerdings nicht auf Arbeiten in der Grundlagenforschung. Hier hatte er seit seiner Habilitation nur wenige Veröffentlichungen vorzuweisen. Auf diesen Punkt musste er besonders viel Sorgfalt verwenden, das war ihm klar.

Er feilte eine ganze Woche an seinem Bewerbungsschreiben und der Auswahl von fünf seiner Veröffentlichungen, die er beifügen sollte. Gerne hätte er sich mit einem Kollegen besprochen, aber ihm fiel keiner ein, dem er in dieser Situation völlig vertraute.

Schließlich schickte er das kleine Paket mit der Gewissheit ab, dass es kaum einen besseren Bewerber geben konnte.

— Zürich, Dienstag, 12.12.2017

Nachdem er seine Lehre für die vorletzte Woche des Herbstsemesters erledigt hatte, traf Thomas in seinem Züricher Appartement ein. Er sichtete die Post.

Eigentlich hätte die Einladung zum Vorsingen an der Charité schon seit einiger Zeit vorliegen müssen. Bei seiner Bewerbung hatte er seine Züricher Adresse als Absender angegeben. Sie schien ihm einen seriöseren Eindruck zu vermitteln als die Adresse in Sagogn. Zweifel daran, dass er eingeladen würde, hatte er keine. Seine Kontakte konnten ihm allerdings bei der Frage, warum es zu dieser Verzögerung gekommen war, auch nicht weiterhelfen. Über Umwege erfuhr er, dass es im Verfahren überraschende Schwierigkeiten gebe. Worin diese Schwierigkeiten lagen, und da gab es viele Möglichkeiten, wie er aus Erfahrung wusste, konnte oder wollte ihm aber niemand sagen.

Dann sah er den Brief von der Charité. Er hatte sich in einem Migros-Werbeprospekt für Fleischprodukte versteckt. Thomas holte sich eine Flasche des exquisiten Sancerre, den er gerade bevorzugte, aus dem Weinkühlschrank und freute sich über die exakt eingehaltene optimale Trinktemperatur von acht Grad. Er öffnete sie, goss sich ein Glas etwas zu voll und nahm es mitsamt dem Brief mit zu seinem Lesesessel und dem kleinen Tischchen. Voller Vorfreude nahm er einen großen Schluck und öffnete den Brief.

Dass der Brief direkt vom Dekan kam und nicht vom Vorsitzenden der Berufungskommission, fiel ihm zunächst nicht auf. Er las den Text, dann ließ er den Brief sinken. Der Dekan teilte dem »lieben Kollegen Pfilzner« mit, dass es bei der inzwischen üblichen Plagiats-Routineprüfung seiner Habilitationsschrift Hinweise auf mögliche Unstimmigkeiten gebe. Das müsse geprüft werden, dafür werde Zeit benötigt, und in diesem speziellen Fall könne es bis zu einer endgültigen Klärung länger dauern, weil Thomas' Habilitation 1993 erfolgt sei, noch vor der Fusion der Charité mit der medizinischen Fakultät der Freien Universität Berlin, die erst im Jahre 2003 stattgefunden habe. Solange die Prüfung andauere, werde das Berufungsverfahren für die Professur, auf die er sich beworben habe, ausgesetzt. Ihm werde zu gegebener Zeit Näheres mitgeteilt.

Thomas fühlte sich wie vor den Kopf geschlagen. Das durfte doch nicht wahr sein. Er hatte nirgendwo abgeschrieben, und er war sich auch sicher, immer korrekt zitiert zu haben, wenn er die Aussagen eines Kollegen verwendet hatte. Der Plagiatsvorwurf war einfach falsch. Oder ging es um Übereinstimmungen mit den beiden Dissertationen, die im Umfeld seiner Habilitation entstanden waren?

Plötzlich überfiel ihn Angst. Irgendetwas blieb bei solchen Geschichten immer hängen, wenn sie erst einmal öffentlich waren. Falls diese Geschichte auch nur als Gerücht in Zürich ankommen würde, wäre er erledigt. Das durfte nicht passieren.

Thomas goss sich einen weiteren Sancerre ein. Seine Gedanken flogen. Er dachte in Szenarien, die zwischen einer sofortigen Klage gegen die Charité wegen Rufschädigung und einer sofortigen Kündigung seines Dienstverhältnisses mit der Uni Zürich schwankten. Seine emotionale Befindlichkeit schwankte zwischen Aggression und Deprimiertheit.

Bei der zweiten Flasche beruhigten sich seine Gedanken. Erst einmal würde er gar nichts unternehmen. Morgen würde er nach Sagogn fahren. Vielleicht könnte er den ersten Schnee genießen und in der Loipe einen klareren Gedanken fassen. Finanziell konnte ihm überhaupt nichts passieren, er hatte genug Reserven, um alle Krisen zu überstehen.

Nach einer unruhigen Nacht machte er sich auf den Weg nach Sagogn. Schon auf der Fahrt verfestigte sich die Strategie, sich nichts anmerken zu lassen und sich nicht anders zu verhalten als bisher, so als wäre nichts passiert. Dann kämen die Semesterferien, und er würde weitersehen.

Kapitel 21

— Bern, Donnerstag, 13.9.2018

Sie waren auf der Rückfahrt, und Karl saß am Steuer von Sybilles Audi. Sie hatte ihren Sitz zurückgefahren und die Lehne nach hinten geneigt. Beide waren müde, und Sybille war die zugegebenermaßen sehr kurze erste Etappe bis Magglingen gefahren. Jetzt war sie eingeschlafen.

Karl hatte den Zwischenstopp vorgeschlagen. Vor einigen Jahren war er der Einladung eines Schweizer Sportpsychologen gefolgt und hatte hier an der Eidgenössischen Sportschule einen Vortrag gehalten. Magglingen lag am Rand einer Hochebene, ungefähr 500 Meter oberhalb des Bielersees, mit einer fantastischen Sicht auf die Schweizer Berge, wenn das Wetter gut war, und das war heute der Fall.

Sie hatten auf der Terrasse des Gästehauses gesessen, Cappuccino getrunken, Kipferl gegessen und sich von Eiger, Mönch und Jungfrau verabschiedet. Beide hatten das Gefühl, dass es wohl auch der vorläufige Abschied voneinander war.

Am Dienstag waren sie pünktlich in Bern angekommen, hatten sich über die Begrüßungsansprache des Präsidenten amüsiert, einige Kollegen von Karl begrüßt und sich das erste Hauptreferat angehört. Danach war Sybille zu ihrem Statistik-Arbeitskreis aufgebrochen, und Karl traf sich mit seinen Kollegen zur Redaktionssitzung ihrer psychologischen Fachzeitschrift.

Beide hatten verabredet, sich nach ihren Veranstaltungen in der Cafeteria zu treffen. Sybille war zuerst dort und hatte einen Cappuccino bestellt. Karl kam wenig später und fragte, ob er sich auch etwas bestellen solle. Sie schauten sich an und lachten beide. Ohne ein weiteres Wort trank Sybille ihre Tasse leer, ging an den Tresen und bezahlte.

Sie fuhren zu ihrem Hotel und checkten ein. Karl machte an der Rezeption klar, dass er eine Rechnung für die Nutzung des Doppelzimmers als Einzelzimmer benötigte und die Differenz über eine Extrarechnung begleichen wolle. Damit gab es keine Probleme.

Sie duschten ausgiebig und verbrachten die Zeit bis zum Abendessen im Bett. Sybille sprach über ihre gemeinsame Reise nach Salon und was für ein Glück dieses Zusammentreffen für sie bedeutete. Sie agierte heute wesentlich vorsichtiger als gestern, was aber nicht hieß, dass sie sich passiv verhielt. Karl passte sich an, so dass es ein relativ ruhiges, beinahe liebevolles Miteinander wurde.

Spät entschieden sie sich, essen zu gehen. Sie fanden ein noch geöffnetes Restaurant und sprachen beim Essen über ihre Kongress-Erlebnisse. Beim Statistik-Arbeitskreis hatte es wenigstens ein Referat gegeben, das für Sybille interessant gewesen war und über das sie ausführlich diskutierten. Karl berichtete kurz von seiner Redaktionssitzung.

Dann überlegten sie, was sie morgen unternehmen wollten. Karl war für die Eroberung der Berner Altstadt, aber Sybille berichtete von einem Film über eine Bahn zum Jungfraujoch, die praktisch durch die Eiger Nordwand führte. Und sie wisse nicht, ob sie noch einmal so dicht herankäme. Das wäre doch mal was. Sie zückte ihr Handy, suchte nach Zugverbindungen und meinte dann, dass es grundsätzlich schon ginge. Sie wären zwar ein paar Stunden unterwegs, aber es würde sich bestimmt lohnen. Die Detailplanung vertagten sie auf den nächsten Morgen.

Kurz vor Mitternacht waren sie wieder im Hotelzimmer. Beide waren schon müde, und so setzten sie ihre sanfte Begegnung von vor dem Essen nur noch kurz fort.

Beim Frühstück konkretisierte Sybille ihre Tagesplanung. Sie wären von Bern mit dem Zug drei Stunden unterwegs. Es gehe über Interlaken, Lauterbrunnen und die Kleine Scheidegg bis hinauf zum Jungfraujoch auf 3.454 Meter.

Der Bahnhof von Bern sei vom Hotel nur zehn Minuten zu Fuß entfernt. Sie könnten zwar bis Lauterbrunnen auch mit dem Auto fahren, das ginge etwas schneller, aber sie wären morgen eh schon wieder mehrere Stunden auf der Autobahn.

Karl murmelte etwas von ziemlicher Action, aber als Sybille ihn bittend anlächelte, stimmte er zu.

Es wurde ein fantastischer Ausflug. Die Hinfahrt war bis Lauterbrunnen kurzweilig, es gab viel zu sehen. Ab Lauterbrunnen war es das pure Abenteuer. Die steile Bahnstrecke konnte nur mit einem Zahnradantrieb bewältigt werden. In der Eiger Nordwand gab es einen Halt, und sie konnten durch eine Art Fenster die steile Wand hinunterschauen. Noch spektakulärer war allerdings der Blick vom Jungfraujoch. Beide hatten so etwas Überwältigendes zuvor noch nicht gesehen.

Die Rückfahrt wurde hinter Lauterbrunnen etwas lang. Karl berichtete über den anstehenden Forschungsantrag und fragte nach Neuigkeiten vom Statistischen Amt.

»Da habe ich wirklich Neuigkeiten, lieber Karl. Ich wechsle zum 1. Dezember an das Amt für Statistik Berlin-Brandenburg.

Karl sah sie perplex an.

»Das ist ja mal wirklich eine Überraschung. Was hat dich denn zu diesem Schritt bewegt?«

»Die Bewerbung läuft schon ein gutes halbes Jahr. Ich wollte mich beruflich noch einmal verändern, es schien zu passen, und außerdem reizte mich die Nähe zu Berlin auch irgendwie. Dann ging plötzlich alles sehr schnell, und ich musste mich entscheiden.«

»Und das hast du dann getan.«

Karl lehnte sich zurück. Sie saßen sich gegenüber, und er sah sie aufmerksam an.

»Freust du dich auf die Herausforderung?«

»Gute Frage, das wird es bestimmt. Der Job wird mit Sicherheit viel heftiger als in Saarbrücken, die Politik soll sich stark einmischen, wie ich gehört habe, und ich bin so etwas wie die Kompromisskandidatin.«

Karl setzte nach: »Noch einmal: Freust du dich darauf?«

Sybille schmunzelte ihn durchschauend an.

»Ah, der Psychologe will es genau wissen.«

Sie sah zur Seite und dachte nach.

»Freuen ist vielleicht nicht das richtige Wort, ich bin eher gespannt, ob und wie ich das bewältigen werde. Aber ich freue mich auf die Veränderung, das ist es, glaube ich.«

Sie kamen am frühen Abend wieder in Bern an, und Sybille wollte nach der langen Zeit im Zug erst einmal unter die Dusche. Karl schloss sich ihr an, und beim gegenseitigen Abtrocknen stellten sie übereinstimmend fest, dass sie heute rechtzeitig zum Essen losgehen wollten.

Nach einem kurzen Fußweg landeten sie auf der Terrasse des »Moléson«, nahmen spontan zwei Gläser Crémant, bestellten zweimal das Menü »Bonvivant« mit vier Gängen und lächelten sich dann zufrieden an.

»Was für ein schöner Tag«, seufzte Sybille. »Ich danke dir, dass du bei dieser Jungfrau-Tour mitgemacht hast.«

»Ich danke dir, dass du diese tolle Idee hattest. Es war zwar etwas anstrengend, und die Rückfahrt hat sich schon gestreckt, aber es hat sich sehr gelohnt. Ohne dich hätte ich das nie gemacht.«

Sie stießen mit ihren Crémant-Gläsern an. Karl sprach weiter:

»Und mit dem Wetter haben wir ja ziemliches Glück. Die Sicht war super, und sogar jetzt ist es noch warm genug, um draußen zu sitzen.«

Das Menü begann, und sie ließen sich einen passenden Wein empfehlen. Nach dem ersten Gang steuerte Karl das Gespräch auf Sybilles Potsdam-Pläne.

»Was bedeutet dein Wechsel nach Potsdam denn privat für dich? Ist dir da auch so stark nach Veränderung?«

»Nicht in allen Belangen.«

Sie lächelte ihn an und gab ihm einen Luftkuss. Dann sprach sie mit wahrnehmbarer Zurückhaltung weiter.

»Ich glaube, das wird mir jetzt ein bisschen zu kompliziert. Aber trotzdem, ja, auch hier brauche ich, glaube ich, eine Veränderung. Ich bin jetzt seit mehr als 20 Jahren im Saarland, seit meiner ersten festen Stelle.«

»Hat das vielleicht auch was mit deinem Ex zu tun?«

Sie schaute ihn überrascht an.

»Nicht, dass ich wüsste. Da müsste ich mal meinen Psychologen fragen«, witzelte sie.

Der nächste Gang wurde serviert, und ihre Gläser wurden aufgefüllt. Karl ließ ihre Worte so stehen und fragte in eine andere, wie er dachte, pragmatischere Richtung weiter.

»Hast du mit Roberta schon darüber gesprochen, dass du wegziehen wirst?«

Sybille blickte auf ihren Teller.

»Nein, habe ich nicht.«

Dann schaute sie auf und erklärte:

»Seit den Ermittlungen hatten wir keinen Kontakt mehr. Ich glaube, wir wissen beide, dass unsere Beziehung einen richtigen Knacks bekommen hat.«

Als sie merkte, dass Karl etwas entgegnen wollte, setzte sie schnell fort:

»Und mit dir hat das rein gar nichts zu tun. Ich glaube, es liegt an diesem blöden Verstecken. Wir hätten schon längst offensiv mit unserer Beziehung umgehen sollen, haben es aber nicht auf die Reihe gekriegt.«

Karl nahm Sybilles Hand und streichelte sie. Er sagte nichts.

Das Dessert wurde serviert, und Karl wurde noch pragmatischer.

»Wie willst du denn in Potsdam wohnen? Hast du schon eine Idee?«

»Nein, ich habe keine Ahnung. Ich will die Wohnung in Saarbrücken verkaufen, und wenn ich dann noch etwas draufpacke, bekomme ich vielleicht auch etwas Nettes in Potsdam. Erst mal werde ich meine Möbel einlagern. Ich habe mir schon ein möbliertes Appartement gemietet, um die Lage zu sondieren.«

Jetzt ergriff sie Karls Hand.

»Das mache ich übrigens schon ab Montag. Ich will mir die Zeit nehmen, und glücklicherweise kann ich es mir leisten. Das meiste ist schon gepackt. Ich bin in Saarbrücken praktisch raus.«

Karl war wieder einmal überrascht und fühlte sich diesmal auch etwas brüskiert. Aber er spürte ihre Hand, und das beruhigte ihn. Ihre Pläne richteten sich nicht gegen ihn. Sie bemerkte natürlich seine Irritation und sagte in betont lockerem Ton:

»Einiges wird in Potsdam schon anders laufen. Ich kann mir zum Beispiel nicht vorstellen, dass es dort opportun wäre, mit dem Mountainbike ins Amt zu kommen.«

Karl lachte. »Bist du in Saarbrücken mit dem Mountainbike erschienen?«

»Klar, wenigstens ab und zu. Auf der Hinfahrt geht es praktisch nur bergab, keine Anstrengung, kein Schwitzen. Und nach der Rückfahrt kann ich ja problemlos unter die Dusche. Im Amt gibt es unten einen Raum für Fahrräder mit einer Tür zum Hof, und nach oben fährt ein Fahrstuhl fast direkt vor meine Bürotür.«

»Tja, da hättest du schon ziemlich gut verhandeln müssen, damit du in Potsdam die gleiche Situation bekommst.«

Sybille hatte plötzlich einen Schluckauf bekommen, also stand Karl auf und klopfte ihr vorsichtig auf den Rücken. Als es besser ging, setzte er sich wieder, und Sybille fuhr fort:

»Vielleicht suche ich mir auch etwas in Berlin. Von Zehlendorf braucht die S-Bahn nur eine halbe Stunde bis Potsdam. Ich will das in Ruhe überlegen.«

Nach einer Pause berührte sie mit ihren nackten Füßen unter dem Tisch vorsichtig Karls Unterschenkel.

»Ich wäre jetzt übrigens unbedingt dafür, dass wir zahlen.«

Als sie wieder in ihrem Hotelzimmer waren, hatte sich Sybilles Vorsicht verflüchtigt. Bedingungslos nahm sie Karl in Besitz, und er ließ sie mit Genuss machen. Sie konnte dann kein Ende finden, und so schliefen sie erst gegen Morgen immer noch ineinander verschlungen ein.

Wenige Stunden später erwachten sie in fast der gleichen Lage. Als Sybille Anstalten machte, das Programm genau da fortzusetzen, wo sie vorhin aufgehört hatten, bremste Karl sie ultimativ mit der dringenden Notwendigkeit eines großen Kaffees und der Frist zum Auschecken. Sybille stimmte unwillig zu, und so erschienen sie nur eine Viertelstunde zu spät zum Frühstück. Es klappte auch mit dem Auschecken gerade noch so.

Inzwischen waren sie schon bei Colmar, und Sybille schlief immer noch. Karl fühlte sich fit genug, um einfach weiterzufahren. Bei Saargemünd schlug sie dann plötzlich die Augen auf und war sofort hellwach.

»Na, da bin ich ja gerade noch rechtzeitig wach geworden, bevor wir zu Hause sind«, versuchte sie zu scherzen. »Bist du durchgefahren? Bei einer Pause wäre ich doch bestimmt aufgewacht.«

»Guten Morgen, liebe Beischläferin«, scherzte Karl zurück. »Ich habe mich ganz gut gefühlt. Jetzt bin ich schon etwas müde, aber es ist noch in Ordnung. Wie geht es dir?«

»Ziemlich entspannt. Du bist mir ja vielleicht ein ruhiger Autofahrer. Das kann ich sonst nicht so.«

»Danke für das Kompliment, wenn es so gemeint war.«

»War es.«

Karl holte Luft.

»Wir haben noch nicht darüber gesprochen, wie es mit uns zwei Hübschen weitergeht.«

»Stimmt.« Sybille schaute zu ihm herüber. »Es ist leider nicht alles pure Freude. Unsere Treffen werden mir fehlen.«

»Mir auch. In der nächsten Zeit bleibt uns wohl nur das Telefon.«

Er starrte auf die Fahrbahn. Dann sah er kurz zu ihr hinüber.

»Aber da gibt es doch noch diese tolle, zuverlässige Flugverbindung von Saarbrücken nach Berlin, falls du es gar nicht mehr aushältst, aber ruf vorher zur Sicherheit an.« Er lachte etwas gequält.

»Das Gleiche gilt natürlich auch für dich. Am liebsten gleich nächste Woche«, entgegnete sie.

Jetzt lachten beide, aber dann wurde es wieder still in Sybilles Audi. Sie fuhren in die Nauwieser Straße, beide stiegen aus, und Karl holte seine Reisetasche aus dem Fond. Zum Abschied umarmten sie sich nicht, und sie küssten sich nicht.

Karl räusperte sich.

»Ich wünsche dir alles erdenklich Gute für deinen Start in Potsdam.«

»Ich wünsche dir auch alles Gute, und grüß Henriette von mir.«

Sybille stieg ein und fuhr los.

— Saarbrücken, Freitag–Sonntag, 14.–16.9.2018

Am gestrigen Abend war Karl nicht alt geworden. Die kurze Nacht zuvor und die Autofahrt hatten ihren Tribut gefordert. Im Fernsehen lief ein Serienkrimi, aber er war ihm nicht besonders aufmerksam gefolgt. Die Gedanken an Sybille ließen ihn nicht los.

Ihn umfing nicht Trauer oder Enttäuschung über das plötzliche Ende ihrer kurzen Beziehung, es war vielmehr eine tiefe Nachdenklichkeit. War es wirklich vorbei, oder bedeutete Sybilles Weggang aus Saarbrücken eher eine Veränderung ihrer Beziehung, wenn auch eine ziemlich einschneidende? So, wie sie sich getrennt hatten, war es eher Letzteres, mit völlig offenem Ausgang.

Ihn beschäftigte besonders Sybilles wechselhaftes Verhalten. In der Nacht hatte es noch das völlig schrankenlose körperliche Miteinander gegeben, und der Abschied war dann völlig körperlos und ohne jegliche Nähe gewesen, das hatte ihn getroffen. Aber wahrscheinlich hatte sie es nicht böse gemeint, es sah vielmehr nach einem heillosen emotionalen Durcheinander aus.

Und das war ja nicht verwunderlich. In Salon hatte sie einen sexuellen Reset erlebt, und gleichzeitig begann ihre Krise mit Roberta. Dann hatte sie vom Selbstmord ihres Ex-Gatten erfahren, was die Krise mit Roberta noch vertiefte. Zu guter Letzt hatte sie sich für den Wechsel nach Potsdam entschieden, das setzte dem Ganzen wohl die Krone auf. Vielleicht war ihr Weggang aus Saarbrücken auch eine Reaktion auf die anderen Verwerfungen. Beworben hatte sie sich früher, aber entschieden hatte sie es erst vor Kurzem.

Auf einmal hatte Karl den Eindruck, dass die ganze Situation sehr stark nach einem kompletten Neustart aussah. Er glaubte, Sybille zu verstehen, und dachte jetzt, dass sie wohl vorläufig Ruhe vor alten Saarbrücker Bezügen brauchte. So bald würde er sich besser nicht bei ihr melden. Aber später dann bestimmt.

Karl hatte lange und fest geschlafen und war dann nach einem Cappuccino im »Ubu Roi« an die Uni gefahren. Er tauschte mit Ingeborg die Neuigkeiten aus, bearbeitete die eingegangenen E-Mails und traf sich dann um elf Uhr mit Klaus. Der Zwischenbericht und auch der Verlängerungsantrag waren fertig. Karl bedauerte es, Klaus nicht gebeten zu haben, ihm die Texte vorab per E-Mail zu schicken. Jetzt musste er sie hier rasch lesen, sie mussten zur Post, weil die Frist ablief.

Er las schnell und präzise. Inhaltlich war Klaus absolute Spitze, aber formal gab es noch Luft nach oben. Das betraf besonders die Rechtschreibung. So spiegelte es sich auch in den beiden Texten wider. Begrifflich und argumentativ waren sie ausgezeichnet, was Karl ihm auch mitteilte. Korrigiert werden mussten allerdings einige Rechtschreibfehler, und Kommas schien Klaus mit einem Zufallsgenerator zu platzieren.

Sein Mitarbeiter verschwand etwas geknickt aus Karls Büro. Er würde die Korrekturen einarbeiten und dann alles auf den Postweg bringen. Das Anschreiben hatte Karl schon vorher unterschrieben.

Er fuhr nach Hause, Ingeborg hatte sich von ihm schon vorher ins Wochenende verabschiedet. Die Semestervorbereitung würde er nachholen. Nachdem er seine Wohnung und das Schlafzimmer auf Vordermann gebracht hatte, schließlich wollte Henriette heute Abend kommen, ging er zum St. Johanner Markt und setzte sich vors »Sankt J«. Er versuchte, sich auf die kommenden Tage mit Henriette einzustellen, sie wollten diesmal das ganze Wochenende zusammen verbringen, und überlegte, was er heute Abend kochen würde oder ob sie essen gehen würden.

Wie häufig half es ihm, in Szenarien zu denken. Und die waren eindeutig. Die erotische Erinnerung an Sybille verblasste, und die Vorfreude auf Henriette wurde immer stärker. Sie würden heute Abend seine Wohnung nicht mehr verlassen.

Er würde Taboulé vorbereiten und dazu Lammfilets grillen. Als Vorspeise wollte er einfach ein paar aufgeschnittene San-Marzano-Tomaten mit Olivenöl und gerösteten Baguettescheiben servieren. Zum Dessert würden sie sich etwas anderes einfallen lassen. Er besorgte die Zutaten, die er für das Essen brauchte, und reservierte auf dem Heimweg für morgen Abend einen Tisch im »Angelini«.

Zu Hause angekommen, bereitete er das Taboulé vor und legte die Lammfilets in eine Marinade aus Olivenöl, Salz, gehacktem Knoblauch und Kräutern der Provence. Dann fiel ihm ein, dass er sich noch nicht um den Wein gekümmert hatte. Jetzt mussten schnell noch einige Flaschen in den Tiefkühlschrank. Eine gute halbe Stunde hatte er noch, und eine Flasche Crémant war schon kalt, Glück gehabt.

Karl rasierte sich und ging dann unter die Dusche, um sich für Henriette frisch zu machen. Als er gerade dabei war, sich abzutrocknen, klingelte es an der Tür. Nackt und feucht öffnete er die Tür zuerst nur einen Spalt, man konnte ja nie wissen. Dann ließ er Henriette herein.

Ihr Anblick machte ihn mal wieder sprachlos. Sie trug einen sehr kurzen schwarzen Rock mit einer hellgelben, halb transparenten Bluse über einem schwarzen BH. Darüber hatte sie gegen die einsetzende Abendkühle und die Blicke der Passanten ein schwarzes Jäckchen geworfen. Das warf sie jetzt einfach zur Seite, stieß die Pumps hinterher und stellte ihre Tasche ab. Sie blickte ihn aufreizend lange von oben bis unten an und wartete einen Moment. Dann sagte sie:

»Gut, so habe ich mir das vorgestellt.«

Beide lachten schallend und fielen sich um den Hals.

»Schön, dass du da bist. Wie wäre es mit einem Crémant zur Begrüßung?«

»Aber dann musst du dir etwas überziehen. Aber bitte nicht zu viel.«

»Aber dann musst du mir etwas entgegenkommen. Wie wäre es, wenn du Rock und Bluse ablegst?«

Er wartete ihre Antwort nicht ab, sondern ging die Treppe hinauf, um sich aus dem Schlafzimmerschrank ein Poloshirt zu holen. Als er wieder unten war, saß Henriette in schwarzem Slip und schwarzem BH am Küchentresen. Er blieb kurz stehen, ihm wurde fast schwindelig. Seit der Bretagne träumte er beständig von diesem Bild. Wieder betrachtete ihn Henriette.

»Es scheint dir zu gefallen, oder täusche ich mich?«

»Liebe Henriette, das ist die Untertreibung des Jahres.«

Er trat von hinten an sie heran und umfasste ihre kleinen Brüste in dem schwarzen Spitzen-BH vorsichtig. Sie drehte sich zu ihm um, griff nach ihm, und sie küssten sich lange und intensiv.

Beim ersten Glas Crémant fragte Henriette ihn nach dem Kongress in Bern. Karl erwähnte kurz, dass Sybille ihn wegen des Statistik-Arbeitskreises begleitet hatte, und erzählte, dass seine Redaktionssitzung positiv verlaufen sei. Henriette zog leicht eine Augenbraue nach oben, sagte aber nichts.

Beim zweiten Glas berichtete ihr Karl von Sybilles Wechsel nach Potsdam und dass sie eigentlich schon weg sei.

»Na, das ist ja ein Ding«, sagte sie überrascht. »Und vorher hat sie davon nichts gesagt?«

»Nein, mir jedenfalls nicht.«

»Ach du lieber Gott!«

Karl sprang auf und stürzte zum Kühlschrank. Er riss die Tür zum Tiefkühlteil auf und inspizierte die Flaschen.

»Ich hatte den Wein in den Tiefkühler getan, und beinahe hätten wir ihn lutschen können.«

Er nahm die Flaschen heraus und stellte sie in den Kühlschrankteil. Auf dem Rückweg füllte er die Gläser mit dem letzten Crémant aus der Flasche und legte die Tomaten in die Spüle. Er schnitt etwas Baguette auf und legte die Scheiben in den Backofen unter den Grill. Dann wandte er sich zu Henriette, öffnete ohne Worte ihren BH, zog ihn ihr aus und legte ihn über eine Stuhllehne.

»Irgendwie war das noch nicht paritätisch. So ist es besser. Und übrigens: Wir haben Brot im Ofen. Pass bitte mit auf. Es ist schon zu oft verkohlt.« Er streichelte ihre Brüste und küsste sie. Henriette schnurrte.

Karl widmete sich wieder den Tomaten und schnitt sie in feine Scheiben.

»Was gibt es denn bei dir Neues?«

Henriette begann, von der gestrigen Redaktionskonferenz zu berichten, und konzentrierte sich auf Sabines Rechercheergebnisse zu Pfilzners Finanzen. Karl hörte zu, legte dabei die Tomatenscheiben auf zwei Teller, goss reichlich Olivenöl darüber und streute etwas Fleur de Sel und Pfeffer aus der Mühle darauf. Dann roch er das Brot unter dem Grill und drehte die Scheiben um.

Henriette unterbrach ihren Bericht.

»Ich dachte, ich sollte dich an das Brot erinnern.«

»Ja, danke, dass du daran gedacht hast.«

»Gerne geschehen. Es war doch rechtzeitig, oder?«

»Gerade so«, drohte ihr Karl grinsend mit dem erhobenen Zeigefinger, dann mussten beide herzlich lachen.

»Könntest du bitte das Besteck holen? Ich mache noch den Wein auf.«

Er öffnete einen Grauburgunder und einen Sauvignon blanc, holte dann die Baguettescheiben aus dem Ofen und rieb eine Knoblauchzehe über ihre knusprigen Oberflächen. Henriette hatte inzwischen das Besteck und auch zwei Weingläser geholt und den Wein eingegossen. Karl stellte die Teller mit den Tomaten auf den Tresen.

»Mmhhm, sieht das lecker aus.« Henriette strahlte ihn an.

»Stimmt. Und die Tomaten sehen auch gut aus.«

Er ging zu Henriette und küsste ihre kleinen Brüste.

Wieder schnurrte sie. »Na, dann guten Appetit.«

»Den habe ich. Warte nur ab.«

Während des Tomatengangs beendete Henriette ihre Darstellung von Sabines Recherchen.

Danach waren sie endgültig fällig. Sie zogen sich gegenseitig auf die Couch, Slip und Poloshirt flogen zur Seite, und sie waren zusammen. Ziemlich angefeuchtet lagen sie später beieinander und hielten sich lange fest. Karl war der Erste, der versuchte, wieder Boden unter die Füße zu bekommen und sich ihres Tomatengang-Gesprächsstands zu entsinnen.

»Ich habe mir über deine Redaktionskonferenz Gedanken gemacht. Was haben eigentlich die Finanzen von diesem Pfilzner mit deinen Leitlinien zu tun?«

Henriette war noch nicht annähernd wieder auf der Erde.

»Wie bitte? Ist mir doch egal.«

Sie verharrten noch einige Zeit fast bewegungslos und hielten sich fest umschlungen. Henriette hatte die Augen geschlossen.

Als sie die Augen wenig später wieder öffnete, streichelte sie Karls Gesicht.

»Es geht um einen Nachweis, dass Curasan ihn für die Cholesterin-Leitlinien bezahlt hat. Das wäre das i-Tüpfelchen für unseren Artikel.«

Sie erklärte ihm den Deal mit Roberta, der sie vielleicht in den Besitz eines Beleges bringen würde.

»Okay, das verstehe ich, schöner Deal. Aber der Artikel funktioniert auch ohne diesen Nachweis, oder?«

»Na klar. Aber es wäre schon besser.«

Karl stand auf.

»Bleib ruhig liegen. Ich kümmere mich mal um den Hauptgang.«

»Hatten wir den nicht gerade?« Henriette strahlte ihn an.

Er beugte sich zu ihr hinunter und küsste ihren Hals, ihre Ohren und ihre Nase.

»Stimmt, aber jetzt kommt noch ein kulinarischer Hauptgang: Taboulé und Lammfilets. Was meinst du?«

»Hört sich vielversprechend an. Und ich kann wirklich liegen bleiben?«

»Kannst du.«

Er zog sich sein Poloshirt wieder über, räumte die Reste des Tomatengangs ab, holte das Taboulé aus dem Kühlschrank, platzierte seinen neu erworbenen Elektrogrill auf dem Ceranfeld unter der Abzugshaube, schloss ihn an und stellte ihn auf maximale Temperatur. Dann stellte er neue Teller und Besteck auf den Küchentresen, brachte Henriette ein frisches Glas Sauvignon und goss sich selbst vom Grauburgunder nach. Es konnte losgehen.

»Bist du bereit für einen kulinarischen Hauptgang, oder brauchst du noch mehr Pause?«

»Ich bin so was von bereit.«

Sie setzte sich, so wie sie war, mit ihrem Weinglas an den Küchentresen, trank einen Schluck, stand dann aber wieder auf.

»Es ist vielleicht besser, wenn ich mir etwas überziehe, sonst passiert noch ein Unfall beim Grillen.«

Sie griff nach ihrer Bluse, die über einem Stuhl hing, und schlüpfte hinein, ohne die Knöpfe zu schließen.

Karl beobachtete sie amüsiert.

»Gut, dass ich nicht der Sicherheitsbeauftragte dieses Etablissements bin, sonst müsste ich ernsthaft intervenieren.«

Die Lammfilets brauchten nicht lange. Beim Essen schilderte Karl die Rechtschreibprobleme seines Mitarbeiters, nicht ohne seine fachlichen Kompetenzen genauso zu erwähnen.

»Das verstehe ich nicht«, meinte Henriette, als Karl fertig war.

»Texte werden heute am PC erzeugt, und da gibt es gute Rechtschreibprogramme. Die sind zwar nicht perfekt, aber die gröbsten Schnitzer werden schon erkannt. Du solltest dringend mal mit ihm reden.«

»Da hast du wohl recht. Das sollte mal ein Extratermin sein, unabhängig von anderen Themen. Danke für den Tipp.«

»Gerne. Sag mal, was ist da für ein Gewürz am Taboulé?«

»Das ist Ras el-Hanout. Ursprünglich kommt es wohl aus Nordafrika, Marokko und Tunesien, glaube ich. Es ist aber auch in der libanesischen Küche zu Hause, habe ich gehört. Lecker, nicht?«

»Ja, auch der zweite Hauptgang ist richtig köstlich. Aber ich muss gestehen, dass ich auch schon ein wenig ans Dessert denke.«

Karl lachte.

»Lass uns erst mal ein bisschen verdauen.«

Sie saßen noch eine ganze Weile zusammen, und es blieb nicht bei einer Flasche Wein für jeden. Als Henriette zum wiederholten Male nach einem Dessert fragte, nahm Karl sie auf die Arme und trug sie die Treppe hoch.

Zum Frühstück fuhren sie mit dem Fahrrad nach St. Arnual auf den Marktplatz ins »Unter der Linde«. Karl hatte zwei alte Klapperkisten im Keller, aber für kurze Strecken in der Stadt reichten sie. Er musste nur die Reifen aufpumpen und den Staub abwischen. Sie benutzten sie viel zu selten, fand er, aber Henriettes Begeisterung fürs Radfahren hielt sich in Grenzen. Der Weg an der Saar entlang nach St. Arnual ging gerade noch so.

Beim zweiten Cappuccino fragte Henriette, ob es für ihn okay sei, wenn sie am Nachmittag an ihrem Manuskript arbeitete. Sie wolle bis Dienstag fertig sein, und ohne das Wochenende könne das knapp werden. Was sie nicht sagte, war, dass sie den Montag ab 15 Uhr für ihr Treffen mit Roberta reserviert hatte, aber eigentlich konnte er sich das denken.

Das tat Karl auch, behielt es aber ebenfalls für sich.

»Wo willst du denn an deinem Manuskript schreiben?«, fragte er sie. Er befürchtete, dass sie nach Hause wollte und das Wochenende doch nicht so gemeinsam würde, wie er es sich wünschte.

»Ich dachte, bei dir. Ich habe alles dabei, und irgendwo in deiner großen Wohnung wird es vielleicht ein stilles Plätzchen für eine Journalistin auf Besuch geben.«

Karl spürte eine große Wärme. Er freute sich sehr. Wenn es nach ihm ging, konnte sie so viel arbeiten, wie sie wollte, solange sie bei ihm war.

Spontan erwiderte er: »Na, da bin ich mal gespannt. Meinst du, dass das funktioniert?«

»Wenn du dir auch ein bisschen Mühe gibst, vielleicht. Du glaubst ja gar nicht, wie diszipliniert ich sein kann.«

»Na, dann probieren wir es mal. Ich könnte an meiner Semestervorbereitung arbeiten, das habe ich eigentlich gestern noch machen wollen, aber mir ist etwas dazwischengekommen.«

»So, so«, lachte Henriette. »Wie heißt sie denn?«

»Du kennst sie, zumindest ein wenig«, gab er ebenfalls lachend zurück.

Auf der Rückfahrt kauften sie für den Sonntagabend ein. Karl hatte Salat und Pasta vorgeschlagen. Er hatte seinen City-Rucksack dabei und konnte die Einkäufe problemlos verstauen.

Er hatte Henriette den großen Esstisch als Arbeitsplatz vorgeschlagen, er selbst würde oben in seinem Arbeitszimmer sitzen. Sie küssten sich wie zum Abschied, und Karl verschwand in der oberen Etage. Er brauchte eine Weile, bis er sich konzentrieren konnte, aber dann ging es gut voran. Als er auf die Uhr schaute, staunte er. Sie hatten schon anderthalb Stunden gearbeitet.

Er meinte, es wäre Zeit für eine Pause, und schlich vorsichtig die Treppe hinunter. Als er um die Ecke lugte, sah er Henriette im Slip am Notebook sitzen. Er räusperte sich.

»Dir ist wohl zu warm geworden.«

Henriette drehte sich zu ihm um und stand auf. Sie blieb eine Antwort schuldig. Stattdessen drückte sie ihn an sich und küsste ihn.

»Wie wär‘s mit einem Lungo?«, fragte er, als sie ihn losließ.

»Eine wunderbare Idee. Wir machen eine kleine Lungo-Pause.«

Überraschenderweise konnten sie sich nach dem Lungo entspannt voneinander lösen und weiterarbeiten.

Später war Henriette heraufgekommen. Sie umfasste Karl von hinten und streichelte seinen Kopf.

»Vor dem Essen würde ich noch gerne unter die Dusche.«

»Da hab ich nichts dagegen«, antwortete er und tippte weiter an einem Text.

Henriette stellte sich ihm jetzt an die Seite, streifte den Pullover ab und zog den Slip aus. Auf einen BH hatte sie sowieso verzichtet.

»Dann bis gleich.«

Karl schluckte.

»Moment, ich speichere es nur noch ab. Ich bin gleich bei dir.«

Es wurde dann doch etwas mehr als nur eine gemeinsame Dusche. Als sie sich auf den kurzen Weg ins »Angelini« machten, trug Henriette dasselbe Outfit wie gestern bei ihrer Ankunft.

»Gut, dass ich die Sachen bei dir nie so lange anhabe. Dann reicht es auch noch für den nächsten Tag.«

Karl musterte sie mit Genuss.

»Gut, dass du dein Jäckchen trägst. Es könnte am Abend noch etwas kühler werden.«

»Und außerdem habe ich das Angorahöschen an. Mir kann nichts passieren.«

Sie lachten noch, als die Bedienung sie zu ihrem Tisch geleitete.

Als Aperitif tranken sie ausnahmsweise Campari auf Eis, Henriette musste dabei kurz an Charlotte denken. Sie bestellten als Vorspeise Bruschetta und dann für Henriette eine Dorade und für Karl ein Entrecôte, beides vom Grill. Nach dem Campari nahm Henriette wie gewohnt einen Sauvignon blanc, Karl orderte diesmal einen Primitivo.

Unser Arbeitsexperiment hat geklappt, finde ich«, meinte Karl nach dem ersten Schluck Campari, »für mich jedenfalls. Mit der Semestervorbereitung bin ich fast fertig. Wie bist du vorangekommen?«

»Ich habe die Ergebnisse einer Diskussion eingearbeitet, die wir neulich in der Redaktion hatten. Dabei ist deutlich geworden, dass wir die Leitlinien wohl etwas zu einseitig betrachtet haben. Sie haben eben auch die wichtige Funktion, Ärzten Handlungsempfehlungen an die Hand zu geben, die auf einem aktuellen wissenschaftlichen Konsens beruhen. Das hatten wir nicht so auf dem Schirm.«

Charlotte erwähnte sie nicht. Henriette fand diese einmalige Begegnung nicht so wichtig, dass sie Karl davon berichten wollte.

Karl nickte.

»Das verstehe ich. Wie soll auch ein Arzt, wie zum Beispiel dieser Dr. Verstegen, in all den medizinischen Fachgebieten, die in seiner Praxis gefragt sind, wirklich auf dem Laufenden bleiben? Bei der Vielzahl von wissenschaftlichen

Publikationen, die jeden Tag produziert werden, ist das schlichtweg nicht möglich.«

»Genau. Und dann gibt es noch einen anderen Punkt. Es gibt es auch Leitlinien, die bei ›Leitlinienwatch‹ nicht so schlecht wegkommen. Die Pharmaindustrie hat also anscheinend nicht überall die Finger mit drin«, ergänzte Henriette.

»Dafür hat sie bei anderen Leitlinien nicht nur die Finger, sondern gleich die ganze Hand bis zum Ellbogen drin«, lachte Karl.

»Ja, das sind die Leitlinien der ESC. Cornelia hat sich mal deren Transparenzstandards angesehen. Da bleibt dir die Spucke weg.«

Karl ging auf die Bemerkung nicht ein.

»Und wie weit bist du jetzt mit deinem Manuskript?«

»Schon sehr weit. Bis auf zwei Dinge, die aktuell noch recherchiert werden, steht das Manuskript. Es muss noch hier und da gefeilt werden, du kennst das ja. Aber die Grobversion ist eigentlich fertig.«

Nach der Vorspeise wurden die Dorade und das Entrecôte serviert. Sie orderten noch je ein Glas Sauvignon und Primitivo.

»Aber das hört sich doch durchweg positiv an«, nahm Karl das Gespräch wieder auf. Und welche Rechercheergebnisse stehen noch aus?«

»Das sind zwei positive Beispiele von Leitlinien, die noch näher beschrieben werden sollen. Außerdem sollen die Verschiebungen der Grenzwerte für Cholesterin, Blutdruck und der Diabetes-Parameter in den letzten Jahren und die sich daraus ergebenden Konsequenzen aufgeführt werden. In den USA gelten übrigens neue Blutdruckwerte, nach denen wärst du in der guten Gesellschaft von 50 Prozent der US-Gesamtbevölkerung, mit deinen Werten allerdings im erhöhten Stadium 2.«

Karl schaute Henriette ungläubig an und lachte kurz auf.

»Das glaube ich jetzt nicht.«

»Das hat Sabine auch gesagt, aber es stimmt tatsächlich.«

Der Wein kam, und sie stießen an.

»Auf deinen Artikel, der wird bestimmt sehr gut.«

»Hoffe ich auch. Aber sag mal, wie denkst du eigentlich inzwischen über die Ergebnisse deiner Vorsorgeuntersuchung? Schließlich war das der Anfang für unser Leitlinienthema.«

Karl blickte auf.

»Stimmt, aber daran habe ich überhaupt nicht mehr gedacht.«

Er schnitt ein Stück von seinem Entrecôte ab, schob es in den Mund und kaute genussvoll.

»Mmhh, ist das gut.« Dann schaute er Henriette nachdenklich an.

»Ich glaube, ich lasse alles so, wie es ist. Leider betreffen meine fragwürdigen Werte ja gerade die Leitlinien, die keinen koscheren Eindruck machen. Und ich habe absolut keine Lust, ein Medikament zu nehmen, dessen Wirksamkeit durch Untersuchungen belegt ist, die von den Herstellern ebendieser Medikamente finanziert wurden.«

Er nahm einen großen Schluck Primitivo, lehnte sich zurück und grinste Henriette etwas verschmitzt an.

»Eher betrachte ich meine Werte als altersgemäß. Und glücklicherweise bin ich kein US-Bürger. Vielleicht wiederhole ich die Vorsorge-Geschichte auch in fünf Jahren, mal sehen.«

Sie bestellten noch ein letztes Glas Wein für jeden und stießen auf den schönen Abend an.

»Ich denke, dass ich Roberta von Sybilles Weggang erzählen sollte«, sagte Henriette nachdenklich. »Was meinst du dazu?«

Karl runzelte die Stirn.

»So, wie ich es sehe, wird Sybille sich nicht bei Roberta melden. Zwischen den beiden geht wohl aus verschiedenen Gründen zurzeit gar nichts. Andererseits glaube ich nicht, dass Sybille ihren Wechsel nach Potsdam geheim halten will. Vielleicht rechnet sie sogar damit, dass es Roberta über uns indirekt erfährt. Ich finde, du solltest es ihr sagen.«

»Schön, dass du es auch so siehst. Geht es Sybille denn gut? Das hört sich ja nach einem richtigen Aufbruch an, wenn ich es richtig sehe.«

»Das kann ich dir auch nicht so genau sagen.«

Karl hob theatralisch die Augenbrauen.

»Versteh einer die Frauen.«

Henriette blickte ihn zuerst sprachlos an, dann prustete sie los.

»Du kennst doch den Spruch, wieso Männer Frauen nicht verstehen können, oder?«

Er schaute sie fragend an.

»Na, es ist doch völlig klar, dass ein einfaches System ein komplexes System nie begreifen kann.«

Jetzt lachten beide. Henriette nahm seine Hände.

»Verzeih mir. Wie machen wir es heute eigentlich mit dem Dessert? Meinst du, dass von gestern noch etwas übrig ist?«

Karl lachte weiter und bestellte die Rechnung.

Den Sonntagvormittag verbrachten sie mehr oder weniger im Bett und frühstückten gegen Mittag im »Ubu Roi«. Am Nachmittag arbeitete Henriette noch einmal an ihrem Manuskript, diesmal in Karls Arbeitszimmer, während Karl auf seinem Balkon saß und ein wenig las, bevor er sich an die Vorbereitung des Salats und der Pasta machte. Das Dessert ließen sie auch an diesem Abend nicht aus.

Kapitel 22

— Sagogn, Mittwoch, 2.8.2018

Thomas hatte die ganze Geschichte ziemlich verdrängt. Seit Anfang Juni, nach dem Ende der Vorlesungszeit des Frühjahrssemesters Ende Mai, war er fast durchgängig in Sagogn gewesen. Er hatte sich am Institut nicht mehr wohlgefühlt, wäre aber kaum dazu in der Lage gewesen, dieses Unwohlsein zu begründen. Er hatte sich jedenfalls nichts anmerken lassen, und er hatte auch nicht den Eindruck, dass das Berliner Verfahren dort bekannt war. Es war eine diffuse Angst, dass die Kollegen und Mitarbeiter von den Berliner Vorgängen erfuhren und er bloßgestellt würde. Er ließ diesen Gedanken jedoch nicht wirklich zu, sondern sagte sich stattdessen, er würde inzwischen die Berge gegenüber der Großstadt deutlich bevorzugen. Eigentlich versteckte er sich aber in den Bergen.

Natürlich konnte er sich nicht vollständig von negativen Gedanken freimachen, aber je länger es dauerte, desto besser funktionierte das Wegschieben.

Umso härter hatte ihn dann am letzten Montag der Brief aus Berlin getroffen. Damit ihn die Post an seine Züricher Adresse weiterhin erreichte, hatte er einen Nachsendeantrag gestellt. Er fand das Schreiben, als er am Abend vom Golf zurückkam. Der Plagiatsvorwurf war bestätigt worden. Die Habilitation wurde ihm aberkannt. Die Universität Zürich würde zeitgleich informiert werden.

Im weiteren Verlauf dieses Abends schwankte Thomas zwischen ungläubigem Staunen und abgrundtiefer Traurigkeit. Er leerte ein Glas Wein nach dem anderen, saß auf seinem großen Balkon und starrte ins Tal. Es war vorbei, seine Professur war passé. Kurz wallte ein Zorn auf Krümper auf, der ihn zu dieser unsäglichen Zusammenarbeit mit den beiden Promovenden genötigt hatte. Denn nichts anderes konnte hinter dem Plagiatsvorwurf stehen. Thomas wusste, dass er sauber gearbeitet hatte. Aber dieser Zorn brach schnell wieder in sich zusammen, und er kehrte in den Nebel seiner staunenden Trostlosigkeit zurück.

Es wurde kalt, Thomas merkte es nicht. Nach der dritten Flasche Wein verschwamm sein Trübsinn mit den dunkler werdenden Bergen, und das Staunen nahm ab. Er schleppte sich ins Bett.

Am nächsten Morgen brauchte er etwas länger, bis er einen halbwegs klaren Kopf hatte. Die Nacht war unruhig gewesen, und er hatte dummes Zeug von Krümper geträumt. Nachdem er seinen Kopf unter den kalten Wasserstrahl gehalten hatte, ging es etwas besser. Er trocknete sich ab und schaute aus dem Fenster. Die Berge waren noch da, alles sah aus wie immer.

Aber dann traf ihn die Erkenntnis des Vortages wie ein Fausthieb. Er würde seine Stelle verlieren, er würde kein Professor mehr sein. Er würde nicht mehr er selbst sein. Die Schwermut erfasste ihn sofort und mit einer größeren Intensität als am gestrigen Abend, Staunen gab es nicht mehr.

Mit dem heutigen Brief der Uni Zürich war es dann Gewissheit, sie hatten nicht lange gebraucht, um eine Entscheidung zu treffen. Thomas wurde mit sofortiger Wirkung suspendiert, die Bezüge wurden einbehalten.

In diesem Moment gab er auf, er würde keine Rechtsmittel einlegen, er fühlte keinerlei Kraft für eine Gegenwehr. Und er würde sich um nichts mehr kümmern, nicht um seine privaten Dinge am Institut und nicht um sein Züricher Appartement. Es war ihm egal.

Den Brief hatte er zerrissen und in den Müll getan, genauso, wie er es mit dem vorherigen Brief getan hatte.

— Sagogn, Mittwoch, 29.8.2018

Die letzten Wochen waren für Thomas wie im Nebel zerflossen. Er aß nur noch wenig und unregelmäßig, dafür trank er umso mehr. Sein Appartement verließ er nur, um ab und zu etwas zu essen einzukaufen und seine Weinvorräte aufzufüllen. Dazu fuhr er nach Ilanz in den großen Migros, wo er sich unerkannt glaubte. Den Golfplatz hatte er nach dem ersten Brief kein einziges Mal mehr besucht.

Eine Woche nach dem Brief der Uni Zürich war die Mitteilung von Curasan gekommen. Sie bedauerten die Entwicklung und sähen sich nicht in der Lage, die Verbindung aufrechtzuerhalten. Von Rückzahlungsforderungen sähen sie ab.

Er hatte das Schreiben zerrissen wie die anderen zuvor.

Ab und zu versuchte Thomas in dieser Zeit, sich auf die Situation einzustellen. Flüchtig kam ihm in einem etwas klareren Moment der Gedanke, dass ihm die Lehre sowieso keinen Spaß mehr gemacht hatte und dass er finanziell unabhängig war. Aber diese Überlegung versank schnell in der trostlosen Schwärze, die ihn nicht mehr losließ.

Thomas konnte mit niemandem über seine Situation sprechen. Er kannte keinen Menschen, der ihm nahe genug stand, um sich einen Rat von ihm zu holen oder auch nur seine Gedanken mit ihm zu teilen. Und wenn es einen solchen Menschen gegeben hätte, wäre Thomas nicht in der Lage gewesen, sich zu äußern. In seiner lichtlosen Trauer hatte er manchmal das Gefühl, gar nicht mehr als er selbst zu existieren. Es gab ihn nicht mehr. Was sollte er da offenbaren?

Manchmal dachte er an Sybille, und sein tiefer Gram bekam eine weitere Facette. Sie war die Einzige, die ihn jemals verstanden hatte. Aber auch das war vorbei.

Allmählich bekam ein Plan Konturen, wie er dieser Dunkelheit entkommen könnte. Er würde an den Ort zurückkehren, wo es für ihn mit Sybille angefangen hatte. Und da würde er alles beenden.

Er besorgte einige Utensilien und tankte seinen Range Rover voll. Am Vormittag versuchte er aus einem aufflackernden Impuls heraus, Sybille im Amt zu erreichen, die Nummer hatte er noch, aber eine Frauenstimme teilte ihm mit, dass Frau Sygusch nicht zu sprechen sei. Egal, vielleicht würde er im Café gegenüber von ihrem Amt warten, vielleicht aber auch nicht.

Sein Handy legte er nach dem Telefonat auf das Balkongeländer. Er schaute auf die Berge, sah sie aber nicht richtig. Er war fertig.

Gerade als er aufstehen wollte, vibrierte das Handy und rutschte auf den Rand des Geländers zu. Er sprang auf, aber es war zu spät. Das Handy stürzte auf die Einfahrt zu den Garagen und zersprang in tausend Stücke. Er ärgerte sich nicht. Das Handy würde er nicht mehr brauchen. Auf die Idee, dass es ein Rückruf von Sybille gewesen sein könnte, kam er nicht.

Thomas zog die Tür seines Appartements zu, ohne den Schlüssel mitzunehmen. Unten klaubte er die Reste seines Handys zusammen und entsorgte sie im Müll. Dann fuhr er los.

— Saarbrücken, Montag, 17.9.2018

Henriette war nach einem schönen Aufwachen mit Karl, einer Dusche und zwei Lungos nach Hause gefahren. Sie zog sich schnell einen neuen Pullover an, stellte zwei Flaschen Sauvignon blanc in den Kühlschrank und packte ihre Trainingstasche. Roberta war noch weit entfernt, schließlich hatte sie sich erst vor einer halben Stunde sehr zärtlich von Karl verabschiedet. Das Packen war eher eine Routineübung.

Im Büro machte sie sich nach einem weiteren Lungo an die Überarbeitung des Leitlinien-Manuskripts. Sie kam gut voran und freute sich, dass es mit dem Schreiben bei Karl so hervorragend geklappt hatte. Sie war jetzt praktisch fertig und musste nur noch am Dienstagabend oder Mittwochvormittag die Ergebnisse von Cornelia und Sabine zu den Grenzwerten für Blutdruck, Cholesterin und Zucker und den Kinder-Psycho-Leitlinien einarbeiten.

Sie hatte bis zum Nachmittag durchgearbeitet, nur unterbrochen von einigen Lungo-Zubereitungen. Jetzt verabschiedete sie sich aus der Redaktion. Sie freute sich inzwischen sehr auf Roberta, ihre weiche Haut und ihren klugen Kopf. Auf dem Weg zum Training machte sie einen kurzen Stopp und kaufte Käse, Feigensenf und Baguette. Sie wollten in der »Tomate 2« etwas essen und dann zu ihr fahren. Ein kleiner Käsegang an der Küchentheke konnte nicht schaden.

Roberta kam erst, als Henriette schon an der dritten Station trainierte. Das war völlig ungewöhnlich, und Roberta entschuldigte sich wortreich damit, dass sie die abschließende Sitzung zum Fall Pfilzner gehabt hätten. Sie sei einfach nicht früher weggekommen.

»Dann kannst du ja jetzt den Rest des Tages völlig entspannt genießen, oder?«, lächelte Henriette sie an.

Roberta blickte zuerst noch völlig ernst und angestrengt zurück. Dann lächelte auch sie.

»Du hast recht, und zwar ab sofort.«

Während des Trainings sprachen sie nicht weiter über ernsthafte Themen, sondern turtelten wie zwei verliebte Mädels umeinander, fassten sich hier an, berührten sich dort und schwitzten miteinander. Das gemeinsame Duschen konnten sie nur mit äußerster Disziplin öffentlichkeitsverträglich gestalten.

In der »Tomate 2« war ihr Lieblingstisch in der Ecke leider besetzt. Es blieb ihnen nichts anderes übrig, als sich zu einem Pärchen an einen anderen Tisch zu setzen.

Nachdem sie bestellt hatten, die große Flasche Sprudel und zwei Gläser Sauvignon auf dem Tisch standen und sie angestoßen hatten, fragte Henriette:

»Was ist denn bei eurem Kundengespräch herausgekommen?«

Roberta blickte sie entgeistert an, bis sie verstand.

»Gute Idee. Also, bei unserem Kundengespräch sind wir zu dem abschließenden Ergebnis gekommen, dass der Kunde es selbst verbockt hat.«

»Selbst verbockt?« Henriette bekam einen Hickser.

»Das hast du aber schön formuliert.«

Sie unterdrückte ein Lachen.

Auch Roberta musste jetzt kurz lachen, fasste sich dann aber.

»Ich glaube, wir vertagen das lieber auf später. Das Thema ist doch etwas zu ernst, oder?«

»Das stimmt wohl.« Henriette lachte jetzt auch nicht mehr.

»Dann erzähle ich erst mal etwas von meinem Leitlinien-Beitrag.«

Sie fasste den aktuellen Stand zusammen, ließ aber auch hier Charlotte aus dem Spiel. Dann fiel es ihr plötzlich ein:

»Habt ihr denn in Ilanz etwas gefunden?«

»Schon, aber nicht das, was dich interessieren würde. Neben den Unterlagen zu den beeindruckenden Finanzen unseres Kunden gab es nur einen Schließfachschlüssel, mit dem die Schweizer Kollegen leider nichts anfangen konnten.«

Roberta beugte sich zu Henriette und sprach ihr leise ins Ohr:

»Was wird das denn nun mit den Küsschen, die du versprochen hast?«

»Wir werden mal sehen.« Henriette berührte sie leicht mit den Lippen an der Nase.

»Zuerst müssen wir mal zahlen.«

Als sie endlich bei Henriette angekommen waren, zogen sie sich augenblicklich gegenseitig aus. Spontan bremste Henriette ihre Fahrt, ließ Roberta nackt stehen, öffnete eine Flasche Sauvignon und goss beiden ein. Sie tranken einen Schluck, dann dirigierte Henriette Roberta zum Sofa und legte sie auf den Rücken.

»Ich hatte es dir versprochen, jetzt musst du es aushalten.«

Roberta zitterte leicht. Henriette begann mit kleinen Küsschen an den Fingern, arbeitete sich hoch bis zum Hals und dann sehr langsam abwärts. Sie kam bis kurz vor Robertas Bauchnabel.

Eine knappe Stunde später saßen sie bei Baguette, Käse, Feigensenf und dem zweiten Glas Sauvignon am Küchentresen. Roberta berichtete, dass Schäfer viele Belege für Zahlungen hoher Summen von einer Züricher Stiftung gefunden habe, aber keine Belege für Curasan-Zahlungen im Zusammenhang mit Leitlinien-Autorenschaften. Pfilzners überaus positive finanzielle Situation konnte aber mit Sicherheit bestätigt werden.

»Das war ein richtig reicher Typ. Aber wir haben den Fall jetzt endgültig als Selbstmord abgeschlossen. Es gibt keine Erben, und auch ein anderes mögliches Mordmotiv haben wir nicht entdeckt. Wir haben keinerlei Hinweis darauf, dass zur Tatzeit eine andere Person mit ihm auf dem Schwarzenbergturm war. Es gibt nur diese Spuren am Hals und den Jackenknopf, die uns aber nicht weitergebracht haben. Außerdem gibt es für beides eine Reihe anderer plausibler Erklärungen. Und schließlich hat man diesem Mann die Habilitation aberkannt. Das kann schon zu so viel Identitätsverlust führen, dass man Suizid begeht. Das meint jedenfalls auch unsere Polizeipsychologin.«

»Na, die muss es ja wissen.«

Roberta schaute Henriette fragend an.

Henriette dachte kurz nach, sie hatte Rache als mögliches weiteres Motiv im Kopf, winkte dann aber ab: »Du weißt ja, dass ich bei Psychologen immer besonders skeptisch bin.«

Roberta prustete los, und Henriette lachte mit.

Sie aßen den ganzen Käse auf, und auch die zweite Flasche Sauvignon musste dran glauben. Roberta dachte laut über eine Wiederholung ihres Elsass-Ausflugs nach, und darüber landeten sie müde und glücklich in Henriettes großem Bett. Es dauerte dann noch eine ganze Weile, bis sie wirklich zur Ruhe kamen. Henriette hatte Roberta im Arm, und beide atmeten inzwischen ruhig.

»Und weißt du«, sagte Roberta leise, »so schrecklich das auch alles ist. Leid tut mir der Pfilzner nicht.«

Henriette streichelte Robertas Wangen.

»Mir auch nicht.«

Außerdem erschienen von Robert LeFaouët:

Roter Saft

Henriette Courgette (1): Blutdoping

Wollten Sie schon immer einmal hinter die Kulissen des Hochleistungssports schauen?
Henriette Courgette, eine investigative Journalistin, nimmt Sie mit in eine Welt von andauerndem Erfolgsdruck, in der Doping wie selbstverständlich dazu gehört.

Auch Henriettes private Welt ist speziell. Die gleichzeitigen Beziehungen zu Karl Limbach, einem Psychologieprofessor, und Roberta Miltrat, einer Kriminalpolizistin, die sie auch beide bei ihren Doping-Recherchen unterstützen, funktionieren nicht immer komplikationsfrei.

Außerdem erschienen von Robert LeFaouët:

Vierte Macht

Henriette Courgette (3): Journalistische Abgründe

Medien können eine enorme und gefährliche „Vierte Macht" darstellen. Henriette Courgette, eine investigative Journalistin, nutzt diese Macht rücksichtslos für einen Feldzug gegen ihren Ex-Chef Mutschler, der in der Branche als ausgemachtes Arschloch gilt. Allerdings gibt es Kollateralschäden.

Henriettes erotische Beziehungen zu Karl und Roberta stabilisieren sich, dafür gerät ihr Verhältnis zu einer Toten in den Fokus. Wer war eigentlich ihre Mutter?

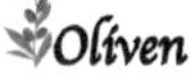